Un regalo para toda la vida

Prácticos
Familia

Biografía

Carlos González (Zaragoza, 1960), licenciado en Medicina por la Universidad Autónoma de Barcelona, se formó como pediatra en el Hospital de Sant Joan de Déu de esta ciudad. Fundador y presidente de la Asociación Catalana Pro Lactancia Materna (ACPAM), en la actualidad imparte cursos sobre lactancia materna para profesionales sanitarios. Desde 1996 es responsable de uno de los consultorios de la revista *Ser Padres*. Tras el éxito de *Mi niño no me come* (2002), publicado por Temas de Hoy y traducido a diferentes lenguas, ha escrito en esta misma editorial *Bésame mucho* (2003), *Un regalo para toda la vida* (2006) y *Entre tu pediatra y tú* (2010). En su último libro, *En defensa de las vacunas* (2011), desmonta los argumentos de quienes están en contra de la vacunación. Está casado, tiene tres hijos (que ahora ya comen y duermen) y vive en Hospitalet de Llobregat.

Más información en: www.acpam.org

Carlos González

Un regalo para toda la vida

Guía de la lactancia materna

temas 'de hoy.

Obra editada en colaboración con Ediciones Planeta Madrid – España

Edición revisada y actualizada

© 2006, 2009, Carlos González
© 2009, Ediciones Planeta Madrid, S.A. – Madrid, España

Derechos reservados

© 2014, Editorial Planeta Mexicana, S.A. de C.V.
Bajo el sello editorial BOOKET M.R.
Avenida Presidente Masarik núm. 111, 2o. piso
Colonia Chapultepec Morales
C.P. 11570, México, D.F.
www.editorialplaneta.com.mx

Diseño de la colección: Laura Comellas / Departamento de Diseño, División
Editorial del Grupo Planeta
Ilustración de la portada: Cover
Ilustraciones del interior: Pillet, 2006
Ilustración de la contraportada: © Pete Stec

Primera edición impresa en España en esta presentación en Colección Booket:
enero de 2012
ISBN: 978-84-9998-020-1

Primera edición impresa en México en Booket: mayo de 2014
ISBN: 978-607-07-2157-1

Impreso en los talleres de Litográfica Ingramex, S.A. de C.V.
Centeno núm. 162, colonia Granjas Esmeralda, México, D.F.
Impreso en México – *Printed in Mexico*

«Esta doña María Victoria es tan buena y simpática que no parece Reina, sino una señora cualquiera. Yo me quito el sombrero al verla pasar, y le perdono el ser italiana. Ya sabes que cría a sus hijos. Me consta que este verano, paseando por las inmediaciones de El Escorial, encontró un niño abandonado que chillaba pidiendo teta. Pues lo recogió y le dio de mamar, no con biberón, Tito, sino a sus propios pechos.»

BENITO PÉREZ GALDÓS,
Amadeo I

Introducción

Comencé a interesarme por esto de la lactancia al empezar la carrera de medicina, gracias a un profesor de prácticas de anatomía que se llamaba, si mal no recuerdo, Joaquín. En una facultad abarrotada por miles de estudiantes a los que nadie hacía mucho caso, él estaba deseando enseñar algo. En cuanto reunía a un grupillo de alumnos les soltaba una arenga, y la lactancia era uno de sus temas favoritos.

Durante años vi la lactancia con ojos de médico. Es la mejor nutrición, protege contra muchas enfermedades, salva miles de vidas, su promoción es una cuestión de salud pública... Una buena madre debe esforzarse por dar el pecho a su hijo, porque es lo mejor para él.

Luego tuve tres hijos, y algo cambió. Vi a mis hijos mamar y a mi esposa dar el pecho, y sentí... ¿orgullo, admiración, asombro, embeleso, envidia? Mucho he leído desde entonces sobre lo que siente un padre en tales circunstancias, pero aún no soy capaz de dar una descripción adecuada. La vida tiene profundidades que las palabras no alcanzan a sondar.

Comprendí que la lactancia no es una herramienta para conseguir la salud, sino una parte de la salud misma. No es un medio, sino un fin. «Evitar la lactancia artificial porque produce diarrea» me parece ahora tan absurdo como «evitar la ceguera, porque los ciegos corren un mayor riesgo de ser atropellados». La lactancia no es una forma de evitar infecciones, como la vista no es una forma de evitar accidentes.

Son partes normales de una vida plena. Ahora sé que la lactancia no es un esfuerzo, y mucho menos un sacrificio, que la mujer hace por el bien de su hijo, sino una parte de su propia vida, de su ciclo sexual y reproductivo. Un derecho que nadie le puede arrebatar.

Ya sé que hay mujeres que no quieren dar el pecho. Pues muy bien. Derecho no es lo mismo que obligación. También hay mucha gente que no acude a manifestaciones o que no vota, pero sigue teniendo ese derecho.

Este libro no intenta convencer a las madres de que den el pecho, sino ayudar a las que desean hacerlo para que lo consigan. El título es bien explícito, y quien prefiera dar el biberón puede comprar otros libros.

A alguien puede sorprender que sea precisamente un varón el que escriba un libro sobre lactancia. No intentaré ocultar, ni por un minuto, que nunca he dado el pecho. El que sabe hacer una cosa la hace, y el que no, escribe libros.

CAPÍTULO UNO

Cómo funciona el pecho

Al gusto del consumidor

Hace medio siglo era creencia tan extendida como errónea que la cantidad de leche que produce cada mujer es fija: unas tienen mucha leche y otras, poca leche. A algunas la leche les duraba una semana, a otras dos meses, y luego se les retiraba: se vació el depósito. También se podía, por supuesto, tener buena leche o mala leche. Eran cosas que se tenían o no se tenían. Si tienes mucha y buena leche, has tenido suerte, y podrás dar el pecho, y tu hijo se criará grande y hermoso. Si tienes poca leche, o es aguada, no hay remedio, ¡suerte que se inventaron los biberones! Nada que la madre haga o deje de hacer va a influir en el resultado; si conocías a alguna madre que hubiera dado el pecho más de tres meses (lo que en aquellos tiempos era una heroicidad), o más de seis (lo que ya era directamente una excentricidad), no se te ocurría preguntarle: «Explícame cómo lo has hecho, me gustaría poder darle también el pecho a mi hijo», sino comentar con cierta envidia: «¡Qué suerte tú, que tienes leche! ¡Ojalá yo también hubiera tenido para darle el pecho a mi hijo!» (Bueno, a decir verdad, el comentario más frecuente era: «Pues no sé para qué te sacrificas dando el pecho, yo al mío lo he criado con el biberón y está muy majo»).

¿Y no es mucha casualidad que casi nadie en Europa tenga leche, y en cambio en África casi todas las madres

9

tengan? Claro, es por las razas; las negras tienen más leche, como las gitanas; en cambio, las blancas no tenemos (algunos añadían que, claro, las negras y las gitanas eran *razas primitivas*). ¿Y por qué entonces nuestras abuelas (las abuelas de hace medio siglo, las bisabuelas o tatarabuelas del lector) sí que tenían leche si eran de nuestra misma raza? Aquí las explicaciones estaban divididas. Para unos, eran las preocupaciones de la vida moderna las que habían acabado con la lactancia (hablaremos más de esto en la página 26), para otros, era la evolución natural en acción: el órgano que no se usa se atrofia y pronto nacerán niñas sin tetas (ah, pero ¿antes nacían con tetas?).

Como en los dibujos animados, donde los bichos mutan en cinco minutos. Pero no es así como funciona la evolución. En realidad, los caracteres adquiridos no se heredan (es decir, aunque hubiera cien generaciones seguidas de madres que no dan el pecho, la ciento uno tendría los mismos genes y los mismos pechos, y podría usarlos si quisiera y supiera cómo). Y aunque por una mutación apareciera una mujer sin leche (lo que bien puede ocurrir y de hecho ha ocurrido, véase página 189), tendría una o dos hijas, dos o tres nietas... Para que una parte importante de la población llegase a tener ese gen mutante de no tener leche, harían falta miles de años, y sobre todo una ventaja reproductiva: que las mujeres sin leche tuvieran muchos más hijos, o que sus hijos sobrevivieran con más facilidad. Sin ventaja evolutiva, una mutación no tiene ningún motivo para extenderse; al cabo de miles de años podría haber solo un puñado de descendientes. En las clases medias de los países industrializados del último tercio del siglo xx, el supuesto gen de *no tener leche* no tiene ninguna ventaja reproductiva. Por el contrario, a lo largo de millones de años y todavía hoy en la mayor parte del mundo, si la madre tiene poca o mala leche, es muy probable que sus hijos mueran (salvo que otra mujer les dé el pecho). Cualquier posible gen mutante, lejos de extenderse, habría sido rigurosamente eliminado. Por eso hay tan pocas mujeres sin leche.

No, no hemos evolucionado; tenemos los mismos genes que nuestros tatarabuelos. Tenemos los mismos genes que los habitantes de la cueva de Altamira. Y una producción de leche fija o limitada en el tiempo no sería compatible con los hechos comúnmente observados.

El error se debe tal vez a que nos intentamos comparar con las vacas. Sí que existen razas de vacas que producen más leche que otras; los habitantes del campo lo saben desde hace siglos. ¿Por qué no habría de haber también mujeres de *raza lechera*? Pero, ojo, las vacas lecheras no son mamíferos normales. Son mutantes, cuidadosamente seleccionadas a lo largo de miles de años para producir mucha más leche de la que sus terneros necesitan. Una cierva que produjese tanta leche como una vaca sería una cierva enferma.

Es evidente que los niños, a medida que crecen, necesitan cada vez más leche (hasta que empiezan con otros alimentos, y entonces el consumo de leche se estabiliza y más tarde disminuye). No hay ninguna duda; cuando se cría a un niño con el biberón, hay que darle cada vez más cantidad.

Supongamos que un recién nacido toma 500 mililitros de leche, y que un bebé de cuatro meses toma 700 mililitros (cifras inventadas y redondeadas, sólo a título de ejemplo. No se asuste, para dar el pecho no hay ninguna necesidad de saber cuánta leche necesita o cuánta leche toma un bebé). Si la cantidad de leche es fija, y una mujer sólo produce 500 mililitros al día, a partir del mes su hijo empezará a quedarse con hambre, y habrá que darle un suplemento. «¡Exacto! —pensará más de una—. Eso es lo que le ocurrió a una amiga mía.» «Y algunas ni siquiera producen 500, sino apenas 300 mililitros, y sus hijos necesitan suplementos desde el primer día.» Pero también conocemos a algunas mujeres que siguen dando el pecho varios meses, a las que no *se les acaba la leche*. Incluso en los peores tiempos de los *diez minutos cada cuatro horas* había algunas; ahora hay cada vez más. Y sabemos que en tiempos de nuestras bisabuelas, todos los niños tomaban el pecho durante meses o años, igual que ocurre ahora en gran parte del mundo. ¿Cómo funcionan los pechos de esas mujeres? Las afortunadas que dan el pecho sin suplementos durante cuatro meses, que las hay y cada vez más, ¿será porque fabrican 700 mililitros desde el primer día? Pero entonces, ¿qué pasó durante los primeros meses con esos 700 mililitros de leche? ¿Se los tomó el bebé? Imposible. El que sólo necesita 500 sólo toma 500. Muchas madres que dan el biberón han intentado darle a su hijo un poquito más (aquí entre nosotros, que levante la mano la que no lo ha intentado). Sólo un poquito más, para que esté bien alimentado, para que se me ponga hermoso. Pero los bebés no se lo toman. Si se lo tomasen, casi todos los bebés de un año pesarían más de 20 kilos y algunos, más de 30.

Así que el bebé sólo toma 500, pero su madre fabrica 700. ¿Adónde van a parar, entonces, los 200 mililitros que sobran? ¿Gotean, se escapan del pecho? 200 mililitros vienen a ser un vaso lleno, esa madre no necesitaría empapadores, sino palanganas dentro del sujetador. ¿Se quedan dentro, se van acumulando? Al cabo de una semana hay 1.400 mililitros; al cabo de un mes, seis litros de leche acumulada, tres litros en cada pecho. Todas las mujeres tendrían que sacarse leche y tirarla, 200 mililitros al día, durante semanas; y la que no lo hiciera reventaría.

Así pues, la cantidad de leche no es, no puede ser fija, sino que va aumentando a medida que las necesidades del niño crecen. La misma madre que al principio fabricaba 500, al cabo de un tiempo fabricará 700.

¿Es el tiempo el que la hace aumentar? Es decir, ¿se trata de un proceso programado, como la lavadora, en el que todas las madres producen 500 al mes, 700 a los cuatro meses, un poco más a los seis, y a partir de ahí cada vez menos? ¿Será por eso por lo que damos papillas a partir de los seis meses, porque a esa edad empieza a disminuir la producción de leche? Y, lo que es peor, ¿hay mujeres con un programa *algodón* y otras con un programa *prendas delicadas,* mujeres que llegarán a los 800 mililitros y tendrán leche durante dos años, y otras que nunca pasarán de 600 mililitros y se quedarán sin leche a los tres meses?

Imposible. El ser humano no puede estar tan mal diseñado, no es así como funciona nuestro organismo. Si las variaciones en la producción de leche estuvieran prefijadas, ¿qué ocurriría, por ejemplo, cuando el bebé muere? Durante milenios, y todavía hoy en gran parte del mundo, la muerte de un bebé no era una rareza, sino algo cotidiano, una experiencia por la que casi todas las mujeres pasaban en un momento u otro. Si el bebé moría en el parto, o de meningitis a los dos meses, ¿cree usted que la madre seguía teniendo cada vez más leche hasta los seis meses, y a partir de ahí cada vez menos hasta los dos o tres años? ¡Qué sufrimiento y qué desperdicio!

¿Y las nodrizas? Durante siglos, en gran parte de Europa, las mujeres ricas no han dado el pecho a sus hijos. ¿Cree que las nodrizas se quedaban sin leche a los dos años y se jubilaban? ¡Una vida profesional más corta que la de un futbolista! No, las nodrizas, cuando acababan con un niño, empezaban con otro, y así seguían durante décadas.

¿Y los cambios en la alimentación complementaria? A comienzos del siglo xx, los pediatras recomendaban dar el pecho y sólo el pecho hasta los doce meses; luego hasta los diez, los ocho, los seis, los tres, antes del mes... y de repente otra vez a los tres meses, a los cuatro, a los seis. Si la cantidad de leche disminuye a partir de los seis meses, ¿de qué vivían nuestros abuelos entre los seis meses y los doce? ¿Será que el programador de la secreción de leche se pone automáticamente de acuerdo con las recomendaciones de la Asociación de Pediatría, como el reloj del ordenador, que se pone en hora cuando se conecta a Internet? No, el proceso es a la inversa: no empezamos con las papillas a los seis meses porque a esa edad disminuye la producción de leche; sino que la producción de leche disminuye a los seis meses porque a esa edad hemos empezado con las papillas.

Es una cuestión de diseño. Necesitamos un sistema que se adapte en cada momento a las necesidades del bebé, fabricando más leche si el bebé quiere más y menos leche si el bebé quiere menos. Un sistema que siga fabricando leche mientras el bebé la necesite, y deje de fabricarla cuando deje de mamar. Que fabrique leche para uno si hay un solo niño, y leche para tres si nacen trillizos.

La solución es genialmente sencilla: la cantidad de leche no dependerá de la raza de la mujer, ni del tiempo transcurrido desde el parto, sino de cuánto mama el bebé. Si mama mucho, saldrá mucha leche; si deja de mamar, dejará de salir leche. Es un mecanismo que ya inventaron los primeros mamíferos hace más de 200 millones de años; la naturaleza tiende a conservar las soluciones que funcionan bien.

Todavía podemos afinar un poco más. En la naturaleza, si el niño no mama, la leche deja de producirse, y punto. Pero muchas madres de niños enfermos o prematuros, que no pueden mamar, o muchas madres que van a trabajar se sacan leche para dársela a su hijo por otro medio. Lo que hace que el pecho fabrique leche no es, en realidad, el niño al mamar, sino el hecho de sacar leche. Sacarla por cualquier método: dando de mamar, o sacándosela a mano, o con un sacaleches.

El pecho, qué es y para qué sirve

Lo único que necesita saber la mayoría de los usuarios sobre el funcionamiento del televisor es cómo se aprieta el botón de encendido y cómo se cambia de canal. Si nos piden más detalles, tendremos que defendernos con un genérico: «Funciona con electricidad.» No hace falta conocer las piezas del televisor y su función para ver la tele.

Del mismo modo, para dar el pecho lo único que hace falta es saber meter el pecho en la boca del niño. Si nos piden más detalles, ahora podemos decir muy ufanos que «cuanta más leche se saca, más leche se fabrica»; los animales ni siquiera saben eso, y dan el pecho la mar de bien. Otra cosa es saber qué contiene el pecho, cómo funciona, por qué al sacar más leche se fabrica más. Aunque no hace falta saberlo para dar el pecho, explicaremos a continuación algunos detalles: porque es divertido (bueno, va a gustos), porque da un toque de seriedad, y porque algo hay que poner para que el libro no sea tan delgado.

Pero antes hemos de hacer una importante distinción. Algunas personas en este mundo han diseñado y construido su televisor. Saben exactamente qué piezas tiene (¡las que ellos han puesto!) y para qué sirve cada una. No podemos decir lo mismo del pecho, ni de ninguna otra parte de nuestro cuerpo. Aunque cada vez se saben más cosas, todavía podemos llevarnos muchas sorpresas. Lo que se sabe sobre el pecho no es más que una pequeña parte de la realidad, y probablemente algunas de las cosas que creemos saber están equivocadas. Lo que yo, personalmente, sé sobre el pecho no es más que una pequeña parte de lo que saben unos cuantos cientos de científicos en todo el mundo. Y lo que voy a explicar a continuación no es más que un resumen esquemático.

El pecho por fuera

Tradicionalmente, las mujeres tienen dos pechos. No siempre ha sido así; otros mamíferos tienen varios pares, fíjese en su gata o en su perra. Como recuerdo de esos lejanos parientes, algunas personas tienen más de dos pechos. Normalmente no es más que un pezón supernumerario, que suele aparecer en cualquier punto de una línea imaginaria entre la axila y la ingle. A veces es un pezón tan rudimentario que su portador, hombre o mujer, cree que se trata de un lunar o verruga. Otras veces hay también tejido glandular, más o menos desarrollado, que al comienzo de la lactancia puede hincharse y gotear. No se preocupe, es pasajero; siga dando el pecho normalmente, póngase hielo si eso la alivia, y en dos o tres días desaparecerán las molestias.

Hacia el centro del pecho está el pezón, una estructura a veces abultada y a veces hundida, por donde sale la leche. Alrededor del pezón hay una zona oscura más o menos grande, la areola. Tanta gente, incluyendo médicos y enfermeras, se empeña en decir *aureola* que la Academia ha acabado admitiéndolos como sinónimos; pero los puristas irreductibles recordamos que son dos cosas muy distintas: *areola* es un área pequeña, mientras que *aureola*, de *áureo*, es el halo dorado que llevan los santos en la coronilla. Diga *areola*, por favor.

En la areola hay unos granitos que crecen durante el embarazo y la lactancia. Se llaman tubérculos de Montgomery, y contienen una glándula sebácea enorme y una glándula mamaria en miniatura (cosa de un milímetro entre las dos). Las glándulas sebáceas están distribuidas por toda nuestra piel y producen sustancias protectoras; aquí en la areola son más gordas, y por tanto protegen más. La minúscula glándula mamaria produce leche, claro está, con sus anticuerpos, su factor de crecimiento epidérmico, sus numerosos factores antiinflamatorios... una auténtica pomada epitelizante.

En el borde de la areola crecen también varios pelos bastante grandecitos. Cada mujer imagina que es ella la única que tiene y se los quita con gran cuidado; pero son totalmente normales. Algunas madres preguntan si el bebé no tendrá problemas para mamar debido a esos pelos. ¿Qué problemas va a tener, si descendemos del mono?

Bajo el pezón y la areola hay una serie de fibras musculares involuntarias, hábilmente entrecruzadas de modo que su contracción produce la erección del pezón (es decir, hace que la areola se contraiga y el pezón sobresalga). El roce, el frío o el estímulo sexual pueden producir la erección del pezón.

La parte que no se ve

Pocas cosas más aburridas que el exterior del pecho. Visto uno, vistos todos.

Por dentro, en cambio, hay mucha más variación. Hay glándulas, conductos, tejido conjuntivo, ligamentos, arterias, venas, nervios, linfáticos...

La glándula en sí está formada por varios lóbulos, artísticamente entremezclados con tejido graso. Es la cantidad variable de tejido graso lo que hace que existan pechos de todos los tamaños; la glándula es siempre más o menos igual, y el tamaño del pecho no tiene nada que ver con su capacidad para producir leche. La mujer es única entre los mamíferos por su capacidad para acumular grasa en el pecho. Si ha visto a una perra o a una gata con sus cachorros, recordará que la madre está casi plana.

Curiosamente, el número de lóbulos de la mama es controvertido. Unos dicen que hay unos veinte lóbulos, aunque a veces sus conductos confluyen antes de llegar al pezón; otros, que hay unos diez conductos, pero que se ramifican muy cerca del pezón; en el fondo me parece que dicen lo mismo. En cualquier caso, en el pezón desembocan unos cuantos conductos, llamados galactóforos (es decir, que llevan la leche), y al apretar el pecho, la leche sale por varios agujeritos a la vez, como si fuera una regadera.

La zona de los conductos galactóforos cercana al pezón tiene la capacidad de distenderse y llenarse de leche, formando los llamados senos galactóforos. Es un poco confuso, ¿verdad?, porque el pecho también puede llamarse teta, mama o seno; pero cada seno contiene una decena de senos galactóforos. Muchas veces, cuando el bebé está mamando, es posible palpar los senos galactóforos llenos, por debajo de la areola, a un par de centímetros del pezón.

A partir del pezón, los conductos se van ramificando y ramificando una y otra vez, hasta que un conductillo microscópico llega a una bolsita microscópica de células, el acino mamario. Cada acino está formado por una capa de células secretoras, y rodeado por células mioepiteliales, contráctiles.

Sobre cada una de estas células actúa una hormona. La prolactina hace que la célula secretora fabrique leche; la oxitocina hace que la célula contráctil se contraiga y que la leche salga disparada.

Las hormonas de la lactancia

La hipófisis, una glándula situada en la base del cerebro, fabrica la oxitocina y la prolactina en respuesta a un reflejo neuroendocrino. Los reflejos más populares, como el de estirar la pierna cuando te dan un golpecito debajo de la rodilla, son puramente neurológicos: hay un receptor sensitivo en el tendón rotuliano, un nervio que lleva la señal hasta la médula espinal, un centro de computación que decide lo que hay que hacer, y un nervio motor que lleva la respuesta hasta el músculo, ordenándole que se contraiga. En el pezón y la areola también hay receptores sensitivos, y nervios que llevan la información hacia el hipotálamo; pero el centro de computación no responde a través de un nervio, sino con una hormona que alcanza su destino por la sangre. Por eso el reflejo es *neuroendocrino*.

La prolactina: Los niveles de prolactina son muy bajos antes del embarazo. Aumentan progresivamente a partir del primer trimestre de gestación, pero no se produce leche porque la progesterona y los estrógenos producidos por la placenta inhiben la acción de la prolactina.

Después del parto, los niveles de prolactina se mantienen altos durante meses; pero si la madre no da el pecho, vuelven a bajar en un par de semanas. Tras la expulsión de la placenta, los niveles de progesterona y estrógenos bajan espectacularmente en un par de días, lo que permite a la prolactina actuar. Es la expulsión de la placenta lo que pone en marcha la producción de leche.

El nivel de prolactina es alto, decíamos, durante meses. Pero sube mucho más, multiplicándose por 10 o 20, cada vez que el niño mama. Estos picos de prolactina sólo se producen en respuesta a la estimulación del pecho. Si el niño mama mucho, habrá mucha prolactina, y mucha leche. Si el niño mama poco, habrá poca leche. Si el niño no mama, se deja de fabricar leche.

Algunos creen, erróneamente, que hay que dejar unas horas entre toma y toma para que el pecho tenga tiempo de volverse a llenar. No es cierto. El pecho no funciona

19

como la cisterna del inodoro, que hay que esperar a que se llene para poder volver a tirar de la cadena. Funciona más bien como el grifo del lavabo: si quieres que salga más agua, tienes que volver a abrir el grifo.

Después de la toma, el nivel de prolactina baja lentamente en dos o tres horas hasta llegar al nivel basal (que, recordemos, ya es de por sí alto después del parto). Imaginemos que un bebé mama diez minutos cada cuatro horas (¿diez minutos cada cuatro horas? ¡Exacto, estamos hablando de un niño totalmente imaginario!). Por el motivo que sea (tal vez porque está creciendo), nuestro héroe quiere más leche. ¿Qué hará? ¿Se pondrá a mamar quince minutos cada cuatro horas? No es probable, sería un método poco eficaz. Alargando las tomas se produciría más o menos la misma cantidad de prolactina, y por tanto de leche. Si, en cambio, decide mamar diez minutos cada dos horas, habrá el doble de picos de prolactina a lo largo del día. Es más, como el nivel de prolactina aún no ha caído del todo, el nuevo pico es todavía más alto (digamos que, en vez de subir de 50 a 500, sube de 100 a 550). Al mamar más a menudo se produce un espectacular aumento de la secreción de prolactina, y por tanto de la cantidad de leche.

Así pues, no hay mejor manera de cargarse la lactancia que disminuir el número de tomas. Cada vez que le decimos a la madre que aguante las cuatro horas, o que aguante las tres horas, o que nunca antes de dos y media, o que es imposible que vuelva a tener hambre, o que si le da ahora el pecho está vacío y no va a servir de nada, o que el estómago tiene que descansar, o que hay que hacer un descanso nocturno, estamos poniendo serios obstáculos a la lactancia.

Durante la noche, tanto el nivel basal como los picos de prolactina son más altos. Es decir, que el bebé obtiene más leche con menos esfuerzo cuando mama de noche.

20

Por eso (entre otros motivos) la recomendación de no darles el pecho de noche es una mayúscula tontería.

La oxitocina: Varios aspectos de la vida sexual de la mujer están regidos por la oxitocina. Es la hormona que se libera durante el orgasmo, durante el parto y cada vez que el niño mama. Su principal efecto es la contracción de varias fibras musculares: las del útero, las de la vagina, las que rodean a los acinos mamarios, y las que hay bajo el pezón y la areola. Por lo tanto, todos esos episodios de la vida sexual tienen varios síntomas comunes. Durante el orgasmo hay contracciones del útero y de la vagina, y el pezón está en erección. Durante el parto hay contracciones del útero y de la vagina, y supongo que el pezón también está en erección, aunque normalmente nadie se fija. Durante la toma el pezón está en erección, y hay contracciones del útero y de la vagina, los famosos entuertos.

Los entuertos son contracciones más o menos dolorosas del útero que se producen cada vez que el niño mama, durante los primeros días después del parto. Es una lata, pero piense que es *por su bien*: las contracciones ayudan a que el útero vuelva a su tamaño normal, lo que probablemente disminuye el riesgo de sufrir hemorragias o infecciones. Se dice que con cada hijo los entuertos duelen más (como normalmente el parto duele menos, todo sea lo uno por lo otro).

Aunque la respuesta del cuerpo a la oxitocina pueda ser muy similar, las sensaciones que ello despierta en la mujer suelen ser muy diferentes, pues no dependen sólo de las hormonas, sino del estado de ánimo. La mayoría de las mujeres no sienten excitación sexual ni durante el parto ni durante la lactancia.

Pero algunas sí. Algunas madres notan sensaciones sexuales, que pueden llegar al orgasmo, mientras su hijo mama. Aunque es algo bastante raro, lo mencionamos aquí para que, si nos lee alguna de esas madres, sepa que es algo totalmente normal. No, no es usted una pervertida, no son *malos pensamientos*, no está abusando de su hijo, no son tendencias incestuosas, no hay ningún motivo para que deje de dar el pecho. Si tiene la suerte de que dar el pecho le resulta especialmente agradable, disfrútelo en buena hora, que no es cuestión de quejarse por una de las pocas alegrías que a veces nos da la vida.

Además de producir la contracción de varias fibras musculares, la oxitocina afecta a la conducta. Cuando se introduce una cría de rata en la jaula de una rata virgen, ésta se la come. Pero si primero le han administrado una inyección de oxitocina, intentará cuidarla como si fuera su madre e incluso le ofrecerá el pecho (aunque, por supuesto, no saldrá nada).

Al comienzo de la lactancia, la mayor parte de las madres notan la acción de la oxitocina: una especie de contracción u hormigueo en el pecho, la sensación de que la leche *ya viene*, la aparición de unas gotas o incluso de un chorrito de leche... Es el reflejo de eyección, que ha recibido varios nombres populares, según las zonas: el apoyo, la apoyadura, el golpe de leche, la crecida de la leche, la bajada de la leche... En España, suele llamarse *subida de la leche* a la sensación de tener los pechos llenos hacia el tercer día después del parto, y en cambio *bajada de la leche* a la sensación de que la leche empieza a salir en cada toma. Pero, ¡ojo!, en la mayoría de los países americanos se dice al revés: la leche baja al tercer día, y luego, en cada toma, vuelve a subir.

Hemos dicho *al comienzo de la lactancia* y *la mayor parte de las mujeres*. Hay mujeres que nunca en su vida han notado la bajada de la leche o como lo quieran llamar, pero eso no significa que no tengan leche o que la leche no baje. Y la mayoría de las madres, al cabo de dos o tres meses, dejan de notar la bajada, y ya no notan nada, aunque la leche siga saliendo perfectamente. No se asuste, no se ha quedado sin leche.

Aquellas lectoras que sí que notan el efecto de la oxitocina habrán observado que la bajada de la leche se produce muchas veces antes de que el niño empiece a mamar. Basta con tener la intención de dar el pecho, oír llorar a su hijo, o incluso pensar en él cuando no lo está viendo, para que sus pechos se contraigan y empiecen a gotear. ¿Cómo puede ser que el reflejo se desencadene sin necesidad de estímulo?

Pues porque se trata de un reflejo condicionado. ¿Se acuerda del famoso perro de Pavlov, que se le caía la baba cuando oía sonar una campanilla? El reflejo de salivación se desencadena por el estímulo de la comida dentro de la boca. Al hacer sonar una campanilla cada vez que daba de comer a su perro, Pavlov consiguió que el animal asociara los dos estímulos, y bastaba con el sonido de la campanilla para hacerle producir saliva. En realidad, todos los perros tienen el reflejo de salivación condicionado: enséñeles un jugoso bistec, y empezarán a babear antes de que la comida entre en su boca. También a nosotros se nos hace la boca agua cuando vemos una comida apetitosa, o simplemente cuando pensamos en ella. La originalidad de Pavlov estriba en haber usado una campanilla en lugar de un bistec; si ante la Academia de Ciencias de Moscú hubiera dicho: «Vean, vean lo que hace mi perro cuando le enseño un bistec», los sabios profesores habrían contestado con desdén: «¡Vaya cosa! A mi perro le pasa lo mismo.» Pero lo de la campanilla les dejó a todos intrigados.

Del mismo modo que el reflejo de salivación se condiciona espontáneamente en todos los perros (y personas), el reflejo de eyección se condiciona espontáneamente en todas las madres. Los efectos pueden notarse incluso años después de la lactancia; algunas mujeres notan una sensación de hormigueo en los pechos cuando oyen llorar a un bebé, o cuando ven en televisión imágenes de niños hambrientos o desvalidos. Se le ha llamado *reflejo de eyección fantasma*, por analogía con el *miembro fantasma* que siguen notando algunas personas tras haber perdido un brazo o una pierna.

Puede que el reflejo condicionado sirva para agilizar los trámites: así, el bebé no tiene que estar un rato mamando para conseguir que empiece a salir algo de leche, sino que es ponerse al pecho y ya está la leche goteando. Pero Michael Woolridge, un fisiólogo inglés, cree que la utilidad principal del condicionamiento no es desencadenar el reflejo, sino inhibirlo, como mecanismo de protección de las hembras de los mamíferos. Al ser un reflejo condicionado, ya no depende del estímulo físico de la boca en el pecho, sino de que la madre oiga al bebé, vea al bebé, piense en el bebé... En definitiva, depende de la corteza cerebral. Los pensamientos de la madre pueden desencadenar el reflejo, y pueden también inhibirlo. Es la típica historia: «Tuvo un disgusto y se le cortó la leche.»

Imagine a una cierva dando el pecho tan tranquila. De pronto, huele a un lobo. Sale corriendo después de esconder a su cría entre unos matorrales, porque su cría no puede correr. Como la cría no huele a nada (para eso se ha pasado su madre todo el día limpiándola con la lengua) y se está muy quieta, mientras que la madre sí que huele y hace ruido al moverse, el lobo probablemente seguirá a la madre y no encontrará a la cría. Si el lobo alcanza a la madre, mala suerte, la cría morirá también dentro de unas horas. Pero si la madre consigue escapar, dentro de un rato volverá con su cría y seguirá dándole de mamar.

Pero si la cierva fuera goteando leche, ningún lobo que se precie podría perder el rastro. Como el reflejo de eyección está condicionado, la secreción de oxitocina se interrumpe cuando la cierva se asusta. A diferencia de la prolactina, que tarda varias horas en bajar, la oxitocina es rápidamente destruida y solo permanece un par de minutos en la sangre; si la hipófisis deja de producirla, pronto no queda nada (por eso cuando se usa la oxitocina para acelerar el parto se ha de administrar continuamente, en gota a gota; no serviría de nada poner una inyección de oxitocina cada tres horas). Para mayor seguridad, la adrenalina, que producen los animales asustados, inhibe directamente los efectos de la oxitocina. Probablemente, el mismo mecanismo puede inhibir el parto cuando la madre está asustada. Una *hipopótama* adulta, una *rinoceronta*, una jirafa, no tienen nada que temer de las hienas; pero la cría recién nacida sería una víctima fácil. La presencia de un peligro puede inhibir la producción de oxitocina y retrasar el parto durante unas horas, hasta que el peligro ha pasado. Tal vez por eso algunos partos son tan difíciles en el medio extraño del hospital, con la mujer rodeada de desconocidos; la mayor parte de ellas se siente mejor si su marido u otro familiar las acompaña, mientras que otras prefieren dar a luz en su casa, ayudadas por una comadrona a la que conocen bien.

Perdón, ya me iba por las ramas (¿tal vez porque desciendo del mono?). Dejamos a nuestra amiga cierva regresando junto a su cervatillo. Como ya no está asustada, la adrenalina desaparece de su sangre, el reflejo condicionado se vuelve a desencadenar, la leche vuelve a salir y la cría mama tan contenta. Pero, si en vez de una cierva es una mujer, la cosa puede que no sea tan fácil. Además de la madre y su bebé, por allí están la abuela, el marido, la suegra, la cuñada, la vecina, el médico y la enfermera, y algunos de ellos, si no todos a la vez, van a prorrumpir en amenazas: «¿Se te ha cortado la leche por un disgusto? A una prima mía le pasó lo mismo, y el niño casi se le muere de hambre; su marido tuvo que salir corriendo a buscar una farmacia de guardia para comprar leche, porque era sábado por la noche...»

Ya no es el miedo al lobo, sino el miedo a no tener leche lo que aumenta el nivel de adrenalina y disminuye el de oxitocina. El niño intenta mamar, pero casi no sale leche; el niño se enfada y protesta, la suegra aprovecha para marcarse un tanto: «¿Ves? Le estás pasando los nervios con la leche. Ya te dije que en tu estado más vale que te dejes de tonterías y le des un biberón.» La madre empieza a llorar y se asusta todavía más...

Una de las mejores maneras de fastidiar la lactancia es asustar a la madre, convencerla de que no va a poder, de que dar el pecho es muy difícil... Es una estrategia habitual de los fabricantes de leche artificial. Pero, ¡ojo!, no estoy diciendo que las mujeres asustadas, nerviosas o estresadas no puedan dar el pecho. ¡Claro que pueden! La lactancia materna no es una delicada flor de invernadero, sino una de las funciones más robustas de nuestro organismo. Una función vital (no para la madre, pero sí para su cría). Todos nuestros órganos pueden fallar (de algo hay que morir), pero quedarse sin leche es tan raro como tener un paro cardiaco o una insuficiencia renal. Quienes hablan del estrés de la vida moderna olvidan que somos la primera generación de españoles que se han ido a la cama cada día con la seguridad de que al día siguiente también comerían. Las mujeres han dado el pecho durante milenios, en situaciones mucho peores. Han dado el pecho cuando vivir 35 años se consideraba «llegar a viejo», cuando la sequía anunciaba el hambre, cuando la guerra asolaba sus hogares, cuando trabajaban como esclavas, cuando las epidemias diezmaban pueblos y ciudades. El efecto del estrés sobre la lactancia es temporal: la leche no sale enseguida, el bebé se enfada y llora un poco... sigue mamando, porque tiene hambre, y la leche acaba saliendo, por estresada que esté la madre. Lo que ocurre en la actualidad y no había ocurrido nunca antes es que, cuando el bebé llora y se enfada, la madre le da un biberón. No son los nervios y preocupaciones los que hacen que *se vaya la leche*, sino los biberones.

El FIL: Durante mucho tiempo se creyó que la oxitocina y la prolactina bastaban para explicar, al menos por encima, cómo funciona la lactancia. Por encima porque hay otras varias hormonas implicadas que ni siquiera hemos mencionado.

¿Por qué cuando el niño mama más sale más leche? Porque la succión produce más prolactina. ¿Por qué un pecho gotea mientras el niño mama del otro? Porque la oxitocina va por la sangre y llega a los dos pechos a la vez. ¿Por qué las mujeres que intentaban seguir lo de *los diez minutos cada cuatro horas* solían quedarse sin leche? Porque había poco estímulo y por tanto poca prolactina. ¿Por qué las madres de gemelos tienen leche para los dos, y las madres de trillizos tienen leche para los tres? Porque, si hay el triple de niños, hay el triple de prolactina.

Pero quedaba un curioso fenómeno que no se podía explicar sólo con estas dos hormonas. En Hong Kong había una tribu en que las mujeres tenían la costumbre de dar siempre el mismo pecho. Los niños mamaban siempre del pecho derecho, jamás del izquierdo (y, por cierto, tienen más cáncer del pecho izquierdo). Sin ir tan lejos, de vez en cuando vemos niños que, por lo que sea, dejan de mamar de uno de los pechos. A veces es algo transitorio, y al cabo de dos o tres días la madre consigue que su hijo vuelva a mamar de los dos lados. Pero, de tarde en tarde, algún niño se niega en redondo y no hay nada que hacer. A veces te encuentras una madre que lleva dos semanas, o dos meses, dando un solo pecho.

Como la oxitocina y la prolactina llegan por la sangre, a los dos pechos por igual, ambos deberían responder del mismo modo y producir más o menos la misma cantidad de leche. Imagínese ese pecho que produce cada día medio litro de leche o más, y el bebé que no quiere mamar. En solo un día, el dolor sería insoportable; en tres días, tendrían que hospitalizar a la madre; en dos semanas reventaría literalmente, con siete litros de leche acumulados.

Pero eso no ocurre jamás. Cuando un niño se niega a mamar de un lado, ese pecho se hincha y molesta, y a veces la madre tiene que sacarse un poco de leche para aliviar la tensión; pero en dos o tres días las molestias desaparecen, la leche se seca, y el pecho queda blando y vacío. El pecho izquierdo produce el doble de la leche normal (sí, el doble; si el niño no muere de hambre, quiere decir que está sacando de un solo pecho lo que otros sacan entre los dos), mientras que el pecho derecho no produce ni una gota, y así durante semanas y meses. ¿Cómo se explica eso? Tiene que existir un mecanismo de control local, algo que pueda actuar sobre cada pecho independientemente.

Se creyó al principio que ese mecanismo era puramente físico. El pecho está tan lleno que la presión de la leche comprime los vasos sanguíneos, de forma que la sangre no puede entrar. Por tanto, no entra la oxitocina, no entra la prolactina, y no entran los nutrientes que la glándula necesita para seguir fabricando leche. El pecho queda colapsado, como un aeropuerto en una huelga de controladores.

Seguro que este mecanismo físico tiene su importancia; pero hace unos años se descubrió que existe también una hormona que actúa localmente para controlar la secreción de leche. Esta hormona es un péptido (es decir, una proteína pequeña) que se ha encontrado en la leche de cabra, en la de mujer y en la de otros mamíferos (que yo sepa, se ha encontrado siempre que se ha buscado). Esta hormona se denomina FIL, en inglés *Feedback Inhi-*

bitor of Lactation, inhibidor retroactivo de la lactancia. Para aprovechar las mismas siglas, podemos llamarle Factor Inhibidor de la Lactancia, que también queda bien.

El FIL constituye un hermoso ejemplo de control por producto final. La leche contiene un inhibidor de la producción de leche, de modo que si el niño mama mucho, se lleva el inhibidor y se produce más leche, mientras que si el niño mama poco, el inhibidor se queda dentro y se fabrica poca leche.

Esto lo han comprobado unos científicos australianos, midiendo de forma seriada el volumen de los pechos. Una cámara hace varias fotos del pecho desde diversos ángulos, y un ordenador calcula el volumen a partir de esa información (algo similar al método que usan durante el embarazo para decirle cuánto pesa su hijo a partir de la ecografía). Como no hace daño y es bastante cómodo, el método se puede repetir todas las veces que se quiera, varias veces en una hora. (El método antiguo para medir el volumen del pecho consistía en inclinarse sobre un barreño lleno de agua, meter el pecho y medir el agua que se derramaba; resultaba impreciso y bastante molesto.) Así que los australianos pudieron comprobar cómo el volumen del pecho va aumentando poco a poco entre toma y toma, a medida que la leche se acumula. Luego el niño mama, el volumen disminuye bruscamente, y vuelta a empezar. Si en alguna de las tomas el niño, por lo que sea, mama menos, en las siguientes horas la leche se fabrica más lentamente. Si en otra toma el niño mama más (por ejemplo, porque en la anterior mamó menos y ahora tiene hambre), la leche se fabrica rápidamente. Si mama sólo de un lado, ese pecho producirá mucha leche, mientras que el otro, que ha quedado lleno, no producirá casi nada. De este modo, la producción de leche se ajusta de forma inmediata, de una toma a la otra e independientemente para cada pecho, a las necesidades del bebé. Siempre y cuando, por supuesto, le permitan mamar lo que quiere y cuando quiere. Si un día no puede mamar, por ejemplo porque su mamá ha salido, y tiene que esperarse una o dos horas, tampoco pasa nada: cuando la madre vuelva, mamará más para compensar, y todo se arreglará. Pero si de forma sistemática le niegan el pecho cuando lo pide, mañana, tarde y noche, un día tras otro; si han engañado a la madre con los típicos consejos *diez minutos cada cuatro horas* o *alárgale un poco entre toma y toma*, el niño no tendrá manera de dar instrucciones al pecho, y este no podrá saber cuánta leche hay que fabricar. Cuando la madre espera varias horas a que el pecho esté lleno antes de darle («¿para qué le vas a dar ahora, si está vacío?»), lo que consigue es tener cada vez menos leche, porque el factor inhibidor se va acumulando a medida que el pecho se llena.

Aunque no conocíamos la existencia del FIL, habíamos observado sus efectos durante siglos. Cualquier médico o enfermera lo ha visto cientos de veces.

¿Cómo termina normalmente la lactancia? En España, no suele acabar cuando la madre o el niño quieren. En una encuesta, la mayoría de las madres entrevistadas dijeron que les gustaría haber dado el pecho más tiempo. Se quedaron sin leche a su pesar. ¿Cómo es posible?

Una madre está dando el pecho tan tranquila. De pronto, por el motivo que sea, se le mete (le meten) en la cabeza que su hijo se queda con hambre. Porque no aguanta tres horas. Porque llora. Porque se despierta. Porque se chupa los puñitos. Porque no hace caca. Porque mama mucho. Porque mama poco. El motivo es indiferente, el caso es que llega el día fatídico en que le dan al niño el primer biberón. Muchos, sobre todo si tienen más de dos o tres meses, no se lo querrán tomar, porque no tienen hambre. Pero los más pequeños, pobrecitos, a veces se dejan engañar. Y a veces, la madre insiste una y otra vez, o incluso le recomiendan no dar el pecho para que así el niño tenga hambre y se tome el biberón.

Si el niño se toma el biberón, que en realidad no necesitaba para nada, habrá quedado lleno de leche hasta la bandera. Cada día tomaba 500 mililitros de leche, y hoy se ha tomado 50 o 100 más. No estamos hablando de tomar un poquito más de lo habitual, sino de un 10 o 20 por ciento más. ¿Le quedan a usted muchas ganas de moverse, después de la comida de Navidad? Si el niño se despertaba, no se volverá a despertar en varias horas; si lloraba, no llorará; si se chupaba los puñitos, no se los chupará. «¿Ves como tenía hambre? Ha sido darle un biberón, y por fin ha podido descansar, pobrecito.» ¡Sí, descansar! Lo que está el pobre niño es empachado.

Las Navidades en España son un desafío para nuestra digestión. Hay como mínimo dos grandes atracones familiares seguidos (en algunas zonas, Nochebuena y Navidad; en otras, Navidad y San Esteban). ¿Qué hace al día siguiente? Comer fruta. Nadie puede hacer tres comidas de Navidad seguidas. Lo mismo le pasa a nuestro bebé: si un día se ha dejado engañar y se ha empachado, no lo volverá a repetir. Al día siguiente piensa: «Si me van a dar 100 mililitros de biberón, más vale que sólo tome 400 de pecho, o voy a reventar.» Puede que la madre lo note, o puede que no; pero, aunque haya mamado el mismo número de veces y durante el mismo rato, habrá tomado menos leche, porque tiene que dejar sitio para el biberón. Así que el biberón, que el primer día fue *mano de santo*, al tercer día ya no hace efecto: si lloraba, vuelve a llorar; si se despertaba, se vuelve a despertar; si se chupaba el puñito, se lo vuelve a chupar. La madre piensa: «Se me está yendo la leche, le tendré que dar otro biberón»; y en parte acierta, porque la leche se le está yendo, pero lo que ella no sabe es que la causa es precisamente el biberón, y que la solución no es añadir otro, sino suprimir el primero. Así que ahí va el segundo biberón, y luego el tercero, y luego el cuarto... Lo hemos visto cientos de veces: cuando se empieza con biberones, el pecho suele irse a hacer puñetas en un par de semanas. El biberón, decía no sé qué médico famoso hace cosa de un siglo, es la tumba del pecho.

Así que el niño que mamaba 500, luego mama 400, 300, 200... Si la madre siguiera fabricando 500, ¿dónde iría a parar la leche sobrante? En dos semanas, la madre acudiría desesperada a urgencias, con pechos inflamados de varios kilos de peso, maldiciendo su destino: «Empecé hace quince días a darle biberones, y claro, como no me vacía, mire cómo me he puesto.» Pero eso no ocurre jamás; todo lo contrario: «Empecé a darle biberones, y ahora ya no quiere el pecho y me he quedado sin leche.»

Cuando un niño mama cada vez menos, sale cada vez menos leche. El FIL no falla. No vemos jamás mujeres con los pechos a punto de explotar, cargados con uno, tres o cinco litros de leche sobrante. Pues bien, el FIL es como un ascensor: o funciona, o no funciona. Si puede bajar, es que también funciona para subir. Si le da a su hijo cada vez menos biberón, mamará cada vez más y usted tendrá cada vez más leche. En unos pocos días podrá tirar todos los biberones a la basura.

Algunos meses después del parto, la prolactina pierde importancia. El nivel basal es más bajo, y el pico que se produce en cada toma también es más bajo. Pero el volumen de leche no disminuye, sino que sigue aumentando. Parece que, no sabemos cómo ni por qué, el control local, el FIL, es cada vez más importante para regular la lactancia.

ING R, PETRAKIS NL, HO JH. UNILATERAL BREAST-FEEDING AND BREAST CANCER. LANCET 1977 JUL;2:124-7.

El control del volumen de leche

En algunos aspectos se puede comparar el funcionamiento del pecho con el de los pulmones. Normalmente, sin darnos cuenta, vamos respirando, un poco de aire dentro, otro poco fuera. Pero ni entra todo el aire que podría entrar, ni sale todo el que podría salir. Podemos hacer una inspiración forzada e introducir en nuestros pulmones más aire de lo habitual, por ejemplo antes de bucear. Podemos hacer una espiración forzada y expulsar todo el aire posible, por ejemplo cuando soplamos para apagar las velas de un pastel. Del mismo modo, el pecho puede fabricar, si hace falta, más leche de la habitual, y el bebé puede mamar, si tiene hambre, más de lo que mama normalmente.

El volumen corriente, la cantidad de aire que entra y sale normalmente, está muy lejos, en cualquier individuo sano, del volumen máximo. Siempre hay una amplia reserva, que nos permite respirar más profundamente y más deprisa cuando hay que hacer un esfuerzo especial. Cuando esa reserva disminuye, el individuo enferma, tiene insuficiencia respiratoria. Primero se ahoga si corre, luego se ahoga si sube escaleras, en los casos más graves se ahoga si se levanta del sillón; eso significa que ha llegado al punto en que el volumen corriente coincide con el volumen máximo.

Todos nuestros órganos y sistemas funcionan con el mismo principio. A no ser que una persona esté gravemente enferma, existe siempre un amplio margen para forzar la máquina. En caso de necesidad, nuestro corazón puede ir más deprisa, nuestro estómago puede digerir más comida, nuestros riñones pueden eliminar más líquido y más toxinas, nuestro hígado puede metabolizar más sustancias. Es así como funcionan los seres vivos.

Lo mismo ocurre con el pecho. Cualquier mujer puede producir leche para tres niños, probablemente también para cuatro o cinco. Además del residuo de leche que es físicamente imposible extraer, al que llamaremos reserva anatómica, hay siempre una cantidad de leche que el niño podría sacar si quisiera, pero que no saca casi nunca. Le llamaremos la reserva funcional.

Nadie ha medido el volumen exacto de estas reservas; inventaremos unas cifras sólo como ejemplo. Imaginemos que dentro del pecho hay 100 mililitros. De ellos, 10 son la reserva anatómica, y otros 20 son la reserva funcional; el niño, en condiciones normales, toma 70, y el pecho vuelve a fabricar otros 70. Un día, el niño tiene más hambre, y toma 80. Al disminuir la cantidad de FIL, la leche se produce más deprisa, y el pecho fabrica 90 para la próxima toma. Si el cambio es permanente, si a partir de ahora el bebé piensa tomar 80 en cada toma, se alcanza un nuevo nivel de equilibrio: ahora, en el pecho siempre hay 110, de los que 10 son la reserva anatómica, 20 la reserva funcional y 80 lo que toma el niño cada vez, y lo que cada vez vuelve a fabricar el pecho. Si, por el contrario, lo de tomar 80 fue solo *un extra*, y en la siguiente toma vuelve a mamar solo 70, el pecho se encuentra de pronto con un residuo mayor del habitual. La cantidad de FIL en la mama es mayor, la producción se frena, y en la próxima toma volverá a haber 100 mililitros esperando al bebé.

¿Parece complicado? Pues era sólo un ejemplo educativo, la vida real es mucho más compleja. Porque, por supuesto, ningún niño mama exactamente la misma cantidad en cada toma, ni la misma cantidad de cada pecho. La vida real es tan compleja que nadie puede someterla a normas ni predecirla. Ni el libro, ni el médico, ni la abuela ni el sursuncorda, nadie puede decirle en qué momento exacto tiene que mamar su hijo, ni cuántos minutos ha de estar en el pecho. Su hijo es el único que lo sabe.

El control de la composición de la leche

No sólo la cantidad de leche producida, sino también su composición, dependen de la forma en que mama el bebé. El niño controla el pecho para obtener el tipo de leche que necesita en cada momento.

La cantidad de grasa en la leche aumenta a lo largo de la toma. No es un aumento pequeño; se ha comprobado que la concentración de grasa al final de la toma puede ser cinco veces mayor que al principio. A veces se habla de *leche del principio* y *leche del final*; pero no es que haya dos tipos de leche, ¡flop!, se acabó la leche desnatada y ahora sale la leche con grasa. La cantidad de grasa (y, por tanto, de calorías) va aumentando gradualmente, como se muestra en el esquema de la figura 1. Al principio el niño toma pocas calorías en mucho volumen; al final, muchas calorías en poco volumen. Verá que en esa gráfica no aparece el tiempo. El tiempo depende de lo rápido que vaya el niño en esa toma; puede que tome todo lo que quiere tomar en dos o tres minutos, o puede que necesite más de veinte.

Así, cuanta más leche tome un niño de un pecho en una toma determinada, mayor será la concentración de

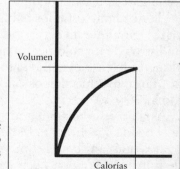

Figura 1. Al principio, el bebé toma pocas calorías en mucho volumen; al final, muchas calorías en poco volumen.

grasa que se alcance (habrá un límite máximo, por supuesto, pero ese límite nunca se alcanza, porque, como ya dijimos, el niño nunca vacía el pecho del todo). Cuando suelta el pecho, esas últimas gotas que aún caen tienen una concentración de grasa muy alta. Cuando vuelva a mamar, al cabo de unas horas, las primeras gotas de leche tendrán muy poca grasa. Aquella última leche concentrada se ha ido diluyendo en esas horas con la nueva leche, más aguada, que se ha ido fabricando en ese tiempo. Se cree que también aquí existe un autocontrol, y que si el bebé deja dentro del pecho mucha cantidad de grasa, esta inhibe la producción de más lípidos, y la siguiente leche que se produce es más aguada de lo habitual. Como si el niño dijese: «Mamá, no me puedo terminar estos macarrones, están muy grasientos», y ella respondiese: «No te preocupes, la próxima vez pondré menos aceite.»

Supongamos que el bebé mama y suelta el pecho, pero a los cinco minutos cambia de opinión y vuelve a mamar. ¿Saldrá leche con pocos lípidos? Claro que no, no ha habido tiempo para que la nueva leche recién fabricada haya diluido la que quedó en el pecho al final de la toma. Saldrá, desde el principio, la misma leche *del final* que estaba saliendo hace un momento. La cantidad de lípidos al comienzo de la toma depende del nivel al que se llegó en la toma anterior, y del tiempo transcurrido desde entonces.

Todo el rato estamos hablando de un solo pecho. Pero, claro, también está el segundo. No es lo mismo tomar 100 mililitros de un solo pecho que tomar 50 de cada uno; en el segundo caso el bebé ha tomado mucha menos grasa, y por tanto muchas menos calorías. Y tampoco es lo mismo tomar 70 y 30, u 85 y 15...

Y si no es lo mismo, ¿qué es lo mejor? ¿Cuándo sacarle el primer pecho para darle el segundo? Ni idea. No sabemos qué cantidad de lípidos necesita un bebé (los libros de nutrición pueden decir cosas como: «Los lactantes de entre seis y nueve meses necesitan entre x e y miligramos/kilo/día de lípidos»; pero no pueden decirnos cuántos lípidos necesita tomar Laura Pérez, de ocho meses, esta tarde a las 16:28), no sabemos qué cantidad de lípidos tenía la leche al principio de la toma, no sabemos cuántos mililitros de leche lleva tomados, no sabemos a qué velocidad está aumentando la cantidad de grasa en la leche en esta toma concreta, no sabemos qué cantidad de grasa tendrá la leche del segundo pecho, no sabemos qué cantidad de leche del segundo le cabrá en el estómago. ¿Y cómo hay gente capaz de decir cosas como: «A los diez minutos sáquelo del primer pecho para darle el segundo»? Pues vaya usted a saber. La ignorancia da alas a la audacia.

Cada bebé dispone, pues, de tres mecanismos para modificar la composición de la leche que toma en cada momento: puede decidir cuánta leche toma, cuánto tarda en volver a mamar, y si toma un solo pecho o los dos. Se ha comprobado experimentalmente, analizando la leche en cada caso, que los tres factores influyen en su composición. La cantidad de leche ingerida debería depender del tiempo que está un niño al pecho; pero la relación es tan variable (unos niños maman deprisa, otros despacio) que estadísticamente no hay relación: no podemos decir: «Si ha estado cinco minutos ha tomado ochenta mililitros, y si ha estado diez minutos ha tomado 130 mililitros.» La concentración de lípidos no depende del tiempo que mama el niño, sino de la cantidad de leche que ha tomado en ese tiempo. Ahora bien, para un niño determinado, y en una toma determinada, es obvio que si le sacamos el pecho antes, habrá tomado menos. Y, por otra parte, es fácil medir cuánto tiempo mama, pero es muy difícil saber cuánta leche ha tomado. Así que, a efectos puramente didácticos, podríamos decir que los tres mecanismos de control son: la duración de la toma, la frecuencia de las tomas, y el tomar un pecho o los dos. Cada niño, en cada momento del día o de la noche, modifica a voluntad estos tres factores para conseguir el alimento que necesita.

Cuando se saca al niño del primer pecho antes de que acabe (tal vez porque alguien con buena voluntad ha advertido: «Sobre todo, dale el segundo pecho antes de que se duerma»), en vez de la última leche del primer pecho tomará la primera leche del segundo pecho. Eso significa, como indica la figura 2, que necesitará tomar más volumen para obtener las mismas calorías. Si la diferencia es pequeña, probablemente no pasa nada. Toma un poco más de leche, y santas pascuas. Pero si le cambian de pecho cuando aún tenía que mamar mucho del primero (por ejemplo, cuando sacamos el pecho a los diez minutos a un niño que necesita quince o veinte minutos), la cantidad de leche que tendría que tomar es tan grande que, sencillamente, no le cabe en el estómago. En los adultos, el estómago tiene una capacidad muy superior a la que normalmente se utiliza; podríamos tomarnos un litro de agua después de comer y no notaríamos apenas molestias. Pero el estómago de un bebé es muy pequeño, casi no tiene capacidad de reserva. El niño se ve obligado a soltar el segundo pecho, porque ya no le cabe nada, pero, por

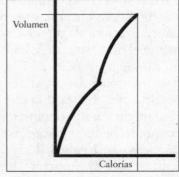

Figura 2. Si se le saca del primer pecho antes de acabar, toma la leche menos concentrada de los dos pechos, y necesita mucho más volumen para conseguir las mismas calorías.

otra parte, todavía tiene hambre; la situación es muy similar a la que se produce por la mala posición al pecho (pág. 55).

En 1988, Michael Woolridge y Chloe Fisher publicaron en la prestigiosa revista médica *Lancet* cinco casos de bebés que presentaban de forma continuada llanto frecuente, cólicos, diarrea y otras molestias. Bastó con decir a las madres que no sacaran al niño del primer pecho, sino que esperaran a que él solo lo soltase cuando acabase, para que las molestias desaparecieran. Poco después, Woolridge y otros investigadores intentaron reproducir experimentalmente la situación en un grupo de bebés sanos que no tenían ningún problema con la lactancia. Dijeron a la mitad de las madres que sacasen al niño del primer pecho a los diez minutos, y a la otra mitad que esperasen el tiempo que hiciera falta a que el bebé soltase el pecho voluntariamente. Esperaban que los niños del primer grupo tomarían demasiado líquido, demasiada lactosa y poca grasa, y por tanto tendrían cólicos, vómitos y gases. Y, en efecto, de entrada tomaban menos grasas. Pero ellos mismos modificaban los otros dos factores, el tiempo entre toma y toma y el tomar un pecho o dos, de forma que a lo largo del día conseguían tomar la misma cantidad de grasa que el otro grupo, y no tenían ninguna molestia.

Como el niño tiene tres herramientas (recuerde: frecuencia de las tomas, duración de las tomas, un pecho o dos) para controlar la composición de la leche, es posible que la mayoría de ellos se las arreglen para controlar con dos de ellas, aunque hayamos fijado la tercera arbitrariamente. Tal vez, aquellos cinco niños que sí tuvieron problemas al limitar el tiempo de succión son excepciones, son niños (o madres) con menos capacidad fisiológica de adaptación. Del mismo modo, todos caminamos, pero a la hora de correr unos van más despacio y se cansan antes que otros.

La capacidad de adaptación de los seres vivos puede ser muy grande, pero no podemos pedirle milagros. A lo largo del siglo pasado, muchos médicos se empeñaron en controlar simultáneamente los tres factores: el niño tiene que mamar exactamente diez minutos de cada lado cada cuatro horas. La exactitud llegaba a ser obsesiva; todavía algunas madres preguntan si las cuatro horas se empiezan a contar desde que el niño empieza a mamar o desde que acaba (porque, claro, con diez minutos por pecho y uno entre medias para hacer el eructo, serían cuatro horas y veintiún minutos). Muchos libros y muchos expertos ni siquiera decían «cada cuatro horas», sino que daban las horas concretas: a las ocho, a las doce, a las cuatro, a las ocho y a las doce. ¡Ni se te ocurra darle a las nueve, a la una y a las cinco! Entre doce de la noche y ocho de la mañana había un *descanso nocturno* de ocho horas (a pasar media noche en vela oyendo cómo llora tu hijo y sin poder darle el pecho le llamaban *descanso nocturno*). Lo de las cuatro horas era la recomendación de la escuela alemana. También había una escuela francesa que recomendaba dar el pecho cada tres horas, con descanso nocturno de seis. Cabe preguntarse si el haber mamado cinco o siete veces al día influía en el *carácter nacional* de los respectivos países. También había partidarios de dar en cada toma un pecho o ambos (estos últimos más numerosos), con lo que en total había cuatro teorías: uno cada tres, dos cada tres, uno cada cuatro o dos cada cuatro. Pero, habitualmente, cada médico tenía una sola teoría, y la defendía con entusiasmo. Así que los niños se encontraban totalmente desarmados: no podían elegir ni la frecuencia, ni la duración, ni el número de pechos en cada toma. Ya no podían controlar ni la cantidad ni la composición de la leche, tenían que conformarse con la que les tocaba en suerte. En la mayoría de los casos, la cantidad era insuficiente y la composición, inadecuada; los niños lloraban, se quejaban, vomitaban, no aumentaban de peso... Hace unos años, en España, dar el pecho *todavía* a los tres meses era raro, y darlo sin *ayudas* de biberón era casi heroico.

Claro, también hay casos en que, por la más rocambolesca de las coincidencias, el niño obtiene la cantidad de leche que necesita y con una composición adecuada mamando diez minutos cada cuatro horas. Esas raras excepciones no hacían más que confirmar la fe de los médicos en los horarios rígidos: «Todo esto de la lactancia a demanda son tonterías. Yo conocí a una madre que seguía al pie de la letra lo de los diez minutos y las cuatro horas, y le iba de maravilla; dio el pecho nueve meses, y el niño dormía como un bendito y engordaba perfectamente. Lo que pasa es que ahora las mujeres no quieren esforzarse, prefieren la comodidad del biberón.»

WOOLRIDGE MW, FISHER C. COLIC, «OVERFEEDING», AND SYMPTOMS OF LACTOSE MALABSORPTION IN THE BREAST-FED BABY: A POSSIBLE ARTIFACT OF FEED MANAGEMENT? LANCET 1988;2:382-4.

WOOLRIDGE MW. BABY-CONTROLLED BREASTFEEDING: BIO-CULTURAL IMPLICATIONS. EN STUART-MACADAM P, DETT-WYLER KA, EDS.: BREASTFEEDING. BIOCULTURAL PERSPECTIVES. NEW YORK: ALDINE DE GRUYTER, 1995.

WOOLRIDGE MW, INGRAM JC, BAUM JD. DO CHANGES IN PATTERN OF BREAST USAGE ALTER THE BABY'S NUTRIENT INTAKE? LANCET 1990;336:395-397.

CAPÍTULO DOS

Cómo dar el pecho

Mi mujer me decía a veces: «No sé cómo habláis tanto de la lactancia materna. Niño, teta, y no hay más que hablar.»

Pues es verdad. En la inmensa mayoría de los casos, sólo hay que saber dos cosas para dar el pecho: olvidarse del reloj y dar el pecho en posición correcta. Y, en condiciones normales, ni siquiera eso haría falta explicarle a la madre. No haría falta hablar de la lactancia a demanda si a algunos no se les hubiera ocurrido recomendar antes los horarios rígidos. Y no haría falta enseñar la posición correcta si las niñas aprendiesen, como han aprendido siempre, viendo a otras mujeres dar el pecho, y si no hubiéramos interferido en algunos procesos, como luego comentaremos. Durante un millón de años, las mujeres han dado el pecho sin cursos y sin libros, y así lo siguen haciendo en la mayor parte del mundo. Y ningún otro mamífero (y somos varios miles de especies) necesita que nadie le explique cómo se da el pecho.

Con una excepción: algunos primates en cautividad. En la mayoría de los mamíferos, la lactancia y la crianza de los hijos en general son actividades totalmente instintivas. Una gacela o una leona nacidas en cautividad pueden criar a sus hijos perfectamente. Pero con los primates, sobre todo los más cercanos a nosotros, la cosa es distinta. En los zoológicos tienen a veces grandes dificultades; las

42

hembras nacidas en cautividad y criadas por el hombre (no por su madre) no atienden a sus crías, las ignoran o las tratan de forma inadecuada. Recuerdo la foto de una gorila que, en vez de tomar a su hijo en su regazo, se lo ponía por sombrero. Una orangutana, en vez de ponerse a su cría al pecho, la besaba en la boca; parecía muy sorprendida de que el método no funcionase. Muchas veces no queda más remedio que separar a la cría de la madre y criarla artificialmente. Estos hechos admiten dos posibles explicaciones: una, que las hembras que no han tenido la oportunidad de ver a otras madres criando no han podido aprender por observación; otra, que las hembras que no han tenido una relación afectiva normal con su madre tienen trastornos afectivos, y no son capaces de mantener una relación normal con sus hijos. Posiblemente haya un poco de todo. En algunos zoológicos han recurrido a pasar vídeos educativos a las monas embarazadas, o a pedir a madres humanas que vayan a dar el pecho a sus hijos delante de la jaula.

La higiene

No es necesario lavarse el pecho ni antes ni después de las tomas, a no ser que se haya arrastrado desnuda por el suelo o algo parecido. No es necesario lavarlo con agua y jabón, ni con agua sola. Ya se limpia suficiente cuando usted se ducha (y tampoco conviene frotar mucho el pezón con la esponja). Después de la toma, basta con secarlo un poco si está lleno de babas.

El exceso de jabón puede eliminar las sustancias protectoras naturales, y probablemente favorece las grietas.

La frecuencia y duración de las tomas

Probablemente ya ha oído usted decir, en alguna ocasión, que el pecho se da a demanda. Pero es fácil que se lo hayan explicado mal.

Resulta muy difícil erradicar de nuestra cultura esa obsesión colectiva con los horarios de las tomas. Parece que sea algo *de toda la vida*. Algunos, al oír hablar de lactancia a demanda, piensan que es un nuevo invento de los *hippies*, y que con semejante desmadre vamos a criar a una generación de salvajes indisciplinados. Pero es justo al revés; la lactancia a demanda es *la de toda la vida*, y los horarios son el invento moderno. Es cierto que algún médico romano ya había hablado de horarios, pero fue un caso aislado y en aquel tiempo las madres no le preguntaban al médico cómo había que dar el pecho. Prácticamente todos los médicos hasta el siglo xviii recomendaban la lactancia a demanda (o no recomendaban nada, porque, como la lactancia no es una enfermedad, los médicos tampoco se ocupaban mucho del tema). Sólo a principios del siglo xx empezaron casi todos los médicos a recomendar un horario; y aún entonces pocas madres lo seguían, porque no había seguridad social y los pobres no iban al médico si no estaban muy enfermos. Sólo cuando las visitas al pediatra empezaron a convertirse en una ceremonia regular, a mediados del siglo pasado, empezaron las madres a intentar seguir un horario, con pésimos resultados.

Pensemos un poco. Hasta hace unos ochenta años, sólo los ricos tenían reloj de pulsera. Hasta hace dos siglos, muy poca gente tenía reloj en casa, había que orientarse por las campanadas de la iglesia. Hace seis siglos, los relojes eran de sol, y la mayor parte de la gente no había visto uno o no sabía interpretarlo. ¿Le parece que se pueden contar diez minutos cada cuatro horas con un reloj de sol? Los soldados romanos, los vikingos, los marineros de Colón, todos habían tomado el pecho a demanda; ¿le parece que estaban enmadrados y consentidos?

Mucha gente (madres, familiares, médicos o enfermeras) lee u oye lo de *a demanda* y piensa: «Sí, claro, no hay que ser rígidos con las tres horas; si llora un cuarto de hora antes, se le puede dar, o si está dormido no hace falta despertarlo enseguida.» O bien: «Sí, claro, a demanda, lo que yo siempre he dicho, nunca antes de dos horas y media ni más tarde de cuatro.» Todo eso no es *a demanda*; son sólo horarios flexibles, que desde luego no son tan malos como los horarios rígidos, pero que siguen causando problemas. A demanda significa en cualquier momento, sin mirar el reloj, sin pensar en el tiempo, tanto si el bebé ha mamado hace cinco horas como si ha mamado hace cinco minutos.

Pero ¿cómo puede volver a tener hambre a los cinco minutos? Imagine que está criando a su hijo con biberón. Suele tomarse 150 mililitros; y, de pronto, una tarde, el niño sólo toma 70. Si a los cinco minutos parece que tiene hambre, ¿le dará los 80 que quedan, o le dirá: «No puedes tener hambre, sólo hace cinco minutos que tomaste el biberón»? Estoy seguro de que todas las madres le darían el resto del biberón sin dudarlo ni un momento; de hecho, muchas pasarían más de una hora intentando enchufarle el biberón cada cinco minutos. Pues bien, si un niño suelta el pecho y al cabo de cinco minutos parece que tiene hambre, puede que sólo haya tomado la mitad. A lo mejor había tragado aire y se sentía incómodo, y ahora ha eructado y ya puede seguir mamando. A lo mejor se distrajo viendo volar una mosca, y ahora la mosca se ha ido y se da cuenta de que aún tiene hambre. A lo mejor se equivocó, pensó que ya había comido suficiente y ahora ha cambiado de opinión. En cualquier caso, sólo ese niño, en ese momento, puede decidir si necesita mamar o no. Un experto que escribió un libro en su casa el año pasado o hace un siglo, o la pediatra que visitó al niño el jueves pasado y le recomendó un horario, no podían saber si su hijo hoy, a las 14:25 de la tarde, iba a tener hambre. Eso sería atribuirles poderes sobrenaturales. Si conoce a alguien capaz de predecir a qué hora tendrá hambre su hijo, no pierda el tiempo preguntándole una cosa tan inútil; mejor pregúntele qué número saldrá premiado en la lotería.

¿No le sentará mal comer tan seguido? ¿No hay que esperar a que se vacíe el estómago, no tiene el sistema digestivo que descansar? Pues claro que no.

Lo del descanso digestivo lo he oído recomendar con auténtico entusiasmo. Oyendo a algunos, cualquiera diría que el estómago se va a recalentar y explotar. ¿Y el corazón, cuándo descansa? ¿Y los pulmones, el hígado, los riñones? No hay ni un solo órgano en nuestro cuerpo que necesite descansar, antes bien, más nos vale que no descansen nunca. No descansa ni el cerebro (de noche soñamos, y en todo caso el cerebro sigue controlando todo el organismo), ni los músculos (nos movemos en sueños). ¿Por qué iba a tener que descansar precisamente el estómago?

Y lo de vaciar el estómago también es otra creencia absurda, por desgracia muy extendida entre los pediatras. Los pediatras no estudian en los centros de salud, sino en los hospitales. Pasan cuatro años estudiando la especialidad, pero en general no salen del hospital. Eso significa que han visto muchas meningitis y muchas tuberculosis, pero pocos niños resfriados y casi ningún niño sano. Su formación sobre alimentación infantil es puramente teórica; cuando un bebé ingresa en el hospital, sólo hay que apuntar en las órdenes «dieta normal para su edad» y en la cocina ya saben lo que tienen que hacer. La única vez que al pediatra del hospital se le exige ocuparse personalmente de la alimentación de un niño es la temporada que pasa con los prematuros. Comprenderá que darle de comer a un prematuro, especialmente a un *gran prematuro* (es decir, a uno muy pequeño, de menos de un kilo), no es cosa fácil. Hay que calcular exactamente cuántos mililitros de leche hay que darle cada cuántas horas, y no se le puede dar ni uno más. Los más pequeños no pueden succionar, hay que ponerles una sonda nasogástrica. Y a veces su tubo digestivo todavía no funciona (al fin y al cabo, tendría que estar todavía dentro de la barriga de mamá, y allí no hace falta comer). Al principio, antes de darle la leche hay que aspirar por la sonda para comprobar si hay todavía leche retenida en el estómago de la toma anterior. La retención excesiva es mala señal, y seguir metiendo leche cuando el estómago no se vacía normalmente puede ser peligrosísimo. Por desgracia, algunos pediatras olvidan que esto es un problema específico de los grandes prematuros, y salen con la idea de que no se puede comer hasta que el estómago está vacío.

Pero, en el mejor de los casos, el estómago sólo está vacío al tomar el primer sorbo. Después de un minuto, el bebé ya no tiene el estómago vacío. Cuando comemos el segundo plato, el estómago no está vacío. Lo tenemos lleno de sopa, o de ensalada, o de macarrones, ¿cómo nos atrevemos a echarle un bistec? Cuando un niño toma un pecho, hace el eructo (o no lo hace) y se pone a mamar del segundo pecho, sólo hace un minuto que acabó de mamar. Si se puede mamar al cabo de un minuto sin ningún peligro, ¿por qué no se va a poder mamar al cabo de cinco o quince minutos, de media hora o de hora y media?

Y si en realidad no tenía hambre, si lloraba por otra cosa, ¿no le sentará mal volver a mamar? Claro que no. Primero, el pecho no sólo se toma por hambre, sino por otros motivos. Segundo, si no quiere mamar, no mamará. La manera más sencilla de saber si un bebé quiere mamar o no, es ofrecerle el pecho a ver qué pasa.

¿Y el tiempo máximo? ¿Hay que despertarle? ¿Cuántas horas puede estar sin mamar? En principio, las que quiera. A un niño sano, que engorda normalmente, no hace falta despertarle. Ya mamará cuando tenga hambre. El estar unas horas sin mamar no le va a producir una hipoglucemia. De hecho, hace unas décadas era *obligatorio* que estuvieran ocho horas sin mamar cada noche; curiosamente, ahora a algunas madres les dicen que es *obligatorio* despertarles cada cuatro horas.

Es distinto el caso de un bebé que está enfermo o no aumenta normalmente de peso. Un niño puede estar tan débil que no tiene fuerza para pedir el pecho. En esos casos, hay que ofrecer el pecho más a menudo. Eso también puede aplicarse a los recién nacidos (pág. 104).

Cuando el bebé duerme demasiado, muchas veces no hace falta despertarlo, sino estar atentos a sus señales de hambre. *A demanda* no significa *darle el pecho cada vez que llore.* Por una parte, los niños pueden llorar por muchos motivos; si está claro que llora por otra cosa, no hace falta darle el pecho (pero en caso de duda, decíamos, lo más fácil es darle por si acaso. Y muchas veces, aunque lloren por miedo, dolor o lo que sea, el pecho es la mejor manera de calmarlos). Por otra parte, el llanto es un signo tardío de hambre. Si un adulto estuviera tres o cuatro días sin comer, probablemente también lloraría de hambre. Pero comemos mucho antes de llegar a ese punto, ¿verdad? Desde que un niño mayor tiene hambre hasta que llora pueden pasar varias horas. Desde que un bebé tiene hambre hasta que llora pueden pasar unos minutos, o incluso algo más, dependiendo del carácter del niño. Pero es raro que, nada más sentir hambre, ya se ponga a llorar. Antes de eso habrá mostrado signos precoces de hambre: un cambio en el nivel de actividad (despertarse, moverse), movimientos con la boca, movimientos de búsqueda con la cabeza, ruiditos, llevarse las manitas a la boca... es entonces cuando hay que ponerlos al pecho, no esperar a que lloren. Si un niño que está débil porque ha perdido peso está solo en su habitación, fuera de la vista de sus padres, es probable que dé estas señales, nadie se entere y se vuelva a dormir por agotamiento. Más vale tenerlo todo el rato al lado, o mejor en brazos, para poder darle el pecho enseguida.

Un comentario como de pasada. ¿Por qué los niños, cuando quieren mamar, abren la boquita y mueven la cabeza para los lados? ¿Es un gesto, una manera de comunicarse? Creo que no. Durante millones de años, los bebés han estado todo el rato en brazos de su madre. Aunque muchas culturas llevan a los niños a la espalda, eso no fue posible hasta que nuestros antepasados aprendieron a tejer telas o cuerdas. Antes de eso, había que sujetarlos con un brazo, y por tanto no estaban a la espalda, sino por delante. Y la madre iba desnuda. Dormidos o despiertos, el pezón estaba siempre a unos centímetros de su boquita. Cuando buscaban el pecho, normalmente lo encontraban. No es un gesto, no están *haciendo como si buscasen*, están realmente buscando.

Dar el pecho a demanda no significa que mame lo que mame el niño, siempre sea *normal*. También el azúcar en la sangre o la presión arterial son *a demanda*; es decir, cada persona tiene la que tiene. Pero no todas las cifras son normales; si la presión es demasiado alta, estamos ante una enfermedad. Un médico no puede decirle al paciente: «¿Qué hace usted con la presión tan alta? ¿No le dije que la tenía que tener más baja? A partir de ahora, no pase nunca de 14/9.» El paciente no ha elegido tener la presión alta, no depende de su voluntad. Lo que tiene que hacer el médico es recomendarle un tratamiento adecuado, y entonces la presión bajará.

Pues bien, también existen unos valores normales para la duración y la frecuencia de las tomas. Para saber cuáles son los valores normales para una especie de mamífero, bastaría con observar a un número suficiente de hembras con sus crías. (Sorprendente, ¿verdad? Los zoólogos y los veterinarios dejan que las madres y sus crías hagan lo que quieran, y deciden que eso es *lo normal*. Nunca se les ocurrió escribir en un libro: «Las jirafas tienen que mamar doce minutos cada cinco horas» y luego ir a convencer a las mamás jirafa para que obedezcan. Eso sólo ha ocurrido en la especie humana.) Por supuesto, ninguna especie da el pecho siguiendo el reloj, pero hay una pauta; si sabemos que las crías de gamusina maman de tres a cinco veces al día, una que mame seis veces puede ser simplemente *rarilla*; pero una que mama 14 veces no es normal.

El problema es que no sabemos cuáles son los valores normales en el ser humano. Porque el ser humano ya no existe en estado salvaje, todos vivimos en sociedades, en civilizaciones, con nuestras creencias y nuestras normas. Las españolas, hace treinta años, daban el pecho diez minutos cada cuatro horas. No hacían lo que querían, *lo normal*, sino lo que les habían indicado el médico o el libro. Si en el Alto Orinoco hay una tribu que da el pecho cinco minutos cada hora y media, ¿es eso lo natural, o es lo que recomienda el hechicero de esa tribu? Así que en el ser humano no basta, como en los animales, con la observación para establecer los valores normales de la lactancia. Hay que usar también un criterio de eficacia: si a las madres que lo hacen *así* les funciona, habrá que admitir que, si no es lo normal, como mínimo es compatible con nuestras necesidades.

En Occidente, los niños que maman a demanda suelen hacerlo, al principio, unas diez veces en veinticuatro horas (la mayoría entre ocho y doce, algunos unas pocas más o unas pocas menos), irregularmente repartidas. Suelen hacer salvas: maman dos o tres veces bastante juntas, luego duermen un rato más largo... Los recién nacidos, como todavía no saben mamar, a veces están quince o veinte minutos o más en un pecho; pero a medida que le cogen el tranquillo van cada vez más deprisa, y hacia los tres meses muchos maman en cinco o siete minutos, o incluso en dos. Las diez tomas al día, más o menos, se mantienen durante todo el primer año y parte del segundo. Llega un momento en que el niño va mamando cada vez menos, una o dos veces al día; pero hacia los dos o tres años suele haber una especie de frenesí, los niños maman a todas horas, incluso cada quince minutos (no las 24 horas, por supuesto. Maman muy seguido durante un rato, y luego están varias horas sin mamar). Parece como si jugasen a mamar. Familiares y amigos, siempre tan amables, suelen aprovechar para minar tu moral con el típico: «Ya te digo yo que este niño lo que tiene es vicio; se casará y tendrás que ir a la iglesia a darle la teta.» (Uno de los factores que hace que los niños de esa edad se pongan a mamar todo el rato puede ser el estar con personas extrañas..., así que los familiares y amigos tienen sobradas oportunidades de observar el fenómeno.) Tranquila, es la traca final; tras unas semanas (o meses) de vorágine, algunos niños se destetan casi de golpe, y otros mantienen una lactancia casi testimonial (una o dos tomas al día) durante unos años más.

En otras culturas, los niños maman mucho más a menudo. El récord del mundo parecen tenerlo los Kung o bosquimanos del Kalahari, que maman unas seis veces por hora durante el día, pero cada toma sólo dura como media unos noventa segundos. Para que se haga una idea, los antropólogos se dedicaban a observar durante períodos de quince minutos a los niños menores de dos años con sus madres, para anotar lo que hacían. Sólo en un 25 por ciento de las observaciones el niño estuvo los quince minutos sin mamar. Los menores de tres años siempre mamaban por la noche. Sin llegar a esas cifras, los pueblos tradicionales de África, Asia o América suelen dar el pecho más a menudo que las madres occidentales.

De modo que podríamos decir que hay dos patrones de lactancia que funcionan en el ser humano: pocas tomas (es decir, sólo unas diez al día) pero relativamente largas, o muchas tomas pero más cortas. Con todas las variedades intermedias. Lo que no es normal, ni aquí ni en el Kalahari, es que haya muchas tomas y muy largas, que el niño esté *colgado* del pecho. Eso, habitualmente, indica que la posición no es correcta, como veremos más adelante.

Incluso dentro de Europa hay diferencias. En un estudio multinacional sobre el crecimiento de los niños, observaron con sorpresa que el número medio de tomas al día a los dos meses iba desde 5,7 en Rostock (Alemania) hasta 8,5 en Oporto, pasando por 6,5 en Madrid o 7,2 en Barcelona. Mujeres de cultura muy similar, que supuestamente están dando el pecho a demanda. ¿Cómo es posible que los niños demanden más teta en un país que en otro?

La respuesta es sencilla, pero inquietante. Resulta que la lactancia a demanda, el concepto en torno al cual gira este libro y cualquier libro moderno sobre el tema, en realidad no existe. No existe porque los bebés no saben hablar.

Si los bebés hablasen, un observador imparcial podría certificar: «En efecto, esta madre está dando el pecho a demanda»; o bien «esta madre no da el pecho a demanda, porque a las 11:23 la niña dijo: "Mamá, teta", y a las 11:41 volvió a pedir, pero no le dio el pecho hasta que lo pidió por tercera vez, a las 11:57.» Como los niños no hablan, queda a discreción de la madre el decidir cuándo está demandando y cuándo no. Dos niños lloran, una madre le da teta enseguida y la otra mira el reloj y dice: «Hambre no será, porque no hace ni hora y media que mamó, deben de ser los dientes», y le da un aro de goma para morder. Dos niños mueven la cabeza y la boquita, buscando; una madre se lo pone al pecho enseguida y la otra ni se entera porque el niño estaba en la cuna y la madre no miraba.

Dos niños dicen «ajo»; una madre piensa: «Huy, ya se ha despertado», y se lo pone al pecho, y la otra se lo mira embelesada y exclama: «¡Qué mono, ya dice "ajo"!»

Muchas madres occidentales han oído decir que «a medida que crezca aguantará cada vez más entre toma y toma.» Y la profecía se cumple; las madres que están convencidas de que «aguantará cada vez más» tienen cada vez más tendencia a desoír la demanda de su hijo o a interpretarla como otra cosa (frío, calor, dolor, cólicos, dientes, aburrimiento... lo que sea menos ganas de pecho). Sus hijos, efectivamente, maman cada vez menos, y antes del año están destetados. Pero está comprobado que, cuando la madre descarta ese mito y de verdad intenta dar el pecho a demanda, el niño sigue demandando lo mismo. Sí, desde luego, llega un momento en que el número de tomas disminuye; pero eso no suele ocurrir a los tres meses, sino más bien al año y medio.

En nuestra sociedad, los diez minutos y las tres horas han calado tan hondo que probablemente casi todas las madres, incluso las más entusiastas de la lactancia, han intentado alguna vez que el niño *aguante* un poco más entre toma y toma, o que siga mamando un poco más cuando lo suelta a los dos minutos. Tal vez, si les dejasen, los niños no mamarían diez veces, sino 15, o 20, o más. Tal vez ese periodo que he descrito como *traca final* en que los niños maman a todas horas dura sólo unas semanas porque todas las madres intentan que no dure, porque el niño advierte la preocupación y desasosiego de su madre y se rinde; tal vez si la madre lo aceptase encantada, el niño seguiría así durante meses y años.

Tal vez no hay tantas diferencias entre los bosquimanos y nosotros. Como los Kung suelen dar el pecho unos cuatro años, cuando los antropólogos se dedicaron a contar el número de tomas, igual no vieron muchos recién nacidos, sino sobre todo niños de dos o tres años. A lo mejor, los recién nacidos Kung no maman seis veces por hora, sino bastante menos. A lo mejor, sus madres están tan acostumbradas a dar el pecho muy a menudo a un niño de dos, tres o cuatro años que cuando tienen otro bebé se extrañan de que mame *tan poco*, y hacen todo lo posible para darle el pecho más veces, justo al revés que las madres de aquí. Igual influye el calor del desierto, y los bebés bosquimanos necesitan ir tomando sorbitos de leche a cada rato.

Por último, cabe recordar que *a demanda* no sólo significa *cuando el bebé quiere*, sino también *cuando la madre quiere*. Por supuesto, las necesidades de un recién nacido son absolutamente prioritarias. Pero, a medida que el niño crece, cada vez tiene su madre más posibilidades de meter baza y decidir cuándo da el pecho y cuándo no. Desde luego, un horario rígido es inadecuado a cualquier edad, y siempre conviene que el niño decida la mayoría de las tomas. Pero tampoco pasa nada por adelantar o retrasar un poco alguna de las tomas.

Por ejemplo, si su hijo de tres meses le pide pecho en plena calle, puede dárselo al momento; pero también puede distraerlo un rato y darle el pecho al volver a casa. A los cinco meses, la madre que sigue un horario no puede ir al cine a las siete porque a su hijo *le toca* a las ocho. La madre que da el pecho a demanda, en cambio, puede darle el pecho a las seis, intentar darle un poco más a las seis y media, dejar al niño con la abuela y ver la película tranquilamente. Y si a las ocho menos cuarto el niño protesta, la abuela lo entretiene como buenamente puede, que mamá volverá en media hora y le dará tetita.

Así que, contrariamente a lo que mucha gente piensa, la lactancia a demanda no es una esclavitud, sino una liberación para la madre. La mayoría de las veces puede hacer lo que quiere su hijo, con lo que el niño está contento y no llora, y por tanto la madre también está contenta y tampoco llora. Y de vez en cuando puede hacer lo que ella quiere, que tampoco está mal. La esclavitud es el reloj. Tener que dar vueltas arriba y abajo, llorando con un niño que llora durante quince minutos, o durante dos horas, porque «aún no le toca». Tener que intentar despertar a un niño que duerme como un tronco, porque «ya le toca». Tener que explicarle a la peluquera: «A las 5:30 me va muy mal. ¿No me puede dar hora para las 6:30? Es que a las seis le toca una toma...»

KONNER M. NURSING FREQUENCY AND BIRTH SPACING IN KUNG HUNTER-GATHERERS. IPPF MED BULL 1978;15:1-3. MANZ F, VAN'T HOF MA, HASCHKE F. THE MOTHER-INFANT RELATIONSHIP: WHO CONTROLS BREASTFEEDING FREQUENCY? LANCET 1999;353:1152.

La posición, clave del éxito

El niño no chupa el pecho succionando, haciendo el vacío, como se chupa un refresco con una pajita; sino que lo ordeña o exprime, apretando con la lengua los senos galactóforos en los que se ha acumulado la leche por efecto de la oxitocina.

Para poder mamar, por tanto, hace falta que los senos galactóforos estén dentro de la boca, y que la lengua esté debajo.

Se han hecho ecografías de la boca de un niño mientras mama. La figura 3 muestra que la areola se alarga y ocupa, junto con el pezón, toda la cavidad bucal. La punta de la lengua está sobre las encías, a veces incluso sobre el labio inferior, por debajo de la areola. La lengua se mueve hacia arriba y luego hacia atrás, exprimiendo así la leche acumulada en los conductos. En realidad, la lengua no se desplaza físicamente, sino que una onda de presión la recorre desde la punta hasta la base. No hay, por tanto, rozamiento entre la lengua y el pecho. A medida que la onda de presión se desplaza hacia el pezón, los conductos quedan vacíos, y por tanto la presión en su interior es muy baja. Como la presión en los acinos mamarios es alta (por efecto de la oxitocina), la leche vuelve a llenar los senos galactóforos, para que la lengua los pueda volver a exprimir. Tras uno o varios movimientos de la lengua, se acumula en la garganta suficiente cantidad de leche para desencadenar el reflejo de deglución, y el bebé traga.

Cuando mama, el bebé tiene la boca muy abierta, el pecho metido hasta el fondo, los labios evertidos (es decir, el labio superior doblado hacia arriba y el inferior doblado hacia abajo). La nariz está cerca del pecho. El mentón suele tocar el pecho. A veces, la mejilla también toca el pecho, de forma que ni siquiera se ven los labios. Las mejillas no se hunden, sino que abomban rítmicamente (mamar, insisto, no es como chupar por una pajita, sino como masticar). Al comenzar a mamar, el bebé suele mover rápidamente los labios, probablemente para estimular el pezón y que se produzca más oxitocina. Pero pronto cambia el ritmo de succión, y los movimientos rápidos alrededor de la boca dejan paso a otros movimientos más lentos y más amplios de la mandíbula. Se puede ver cómo se mueve el ángulo de la mandíbula y la oreja, y cómo se contraen los músculos temporales, a los lados del cráneo.

Consecuencias de una mala posición

Cuando el bebé está mal colocado, y en vez de abarcar un buen pedazo de pecho chupa sólo el pezón, se produce una cascada de síntomas:

1. Mejillas hundidas

Como no puede apretar el pecho con la lengua, se ve obligado a succionar haciendo el vacío.

2. Dolor y grietas

El bebé ejerce una fuerza mayor sobre una superficie menor (solo el pezón), y por tanto una presión mayor. La madre nota dolor durante la toma, y en pocos días puede sufrir grietas.

3. Tomas muy largas, no suelta el pecho

Hacer el vacío es una forma poco eficaz de mamar y el bebé necesita mucho más tiempo. Típicamente, la madre exclama: «Media hora o tres cuartos en cada pecho, y porque yo lo saco, que si no seguiría.»

Cuando mama bien, el bebé suelta el pecho espontáneamente al acabar, sea a los dos minutos o a los veinte (según su edad). Incluso cuando la madre dice: «Se duerme al pecho», normalmente lo que quiere decir es que suelta el pecho y se duerme. Si un niño, de forma ocasional, se queda dormido con el pecho en la boca y hay que sacárselo, pues bueno, cosas que pasan. Pero si eso lo hace en casi cada toma, casi siempre es porque mama en posición inadecuada (o porque por otro motivo, como debilidad general o problemas con la lengua, no puede mamar bien).

4. Se queda con hambre

A pesar de estar más de media hora, se le nota intranquilo, quejoso, insatisfecho.

5. Mama muy a menudo

Y, como se ha quedado con hambre, al cabo de poco rato vuelve a pedir. La madre se queja de que lo tiene «todo el día enganchado». Es normal que un bebé pase unas horas del día (habitualmente las tardes) o unos días esporádicos pidiendo pecho más a menudo de lo habitual; y también es normal que haga muchas tomas pero muy cortas, de uno o dos minutos. Pero muchas tomas y muy largas; mamar media hora o tres cuartos y al cabo de unos minutos volver a empezar, y así todo el día, suelen indicar una mala posición.

6. Pechos llenos, ingurgitación, mastitis

En los casos extremos, si un niño no mama prácticamente nada, la producción de leche se va inhibiendo y el pecho se queda vacío. Pero cuando el niño mama mal pero va mamando, es más probable que el pecho quede demasiado lleno. Aparentemente, el pecho es capaz de diferenciar cuándo un niño mama bien, pero poco (cuando ya es mayor y está comiendo otras cosas) y cuándo mama poco porque mama mal. En el primer caso, el pecho produce menos leche. Pero en el segundo se pone en marcha un mecanismo de seguridad. Porque a la naturaleza no le gusta que los niños se mueran de hambre; no es cosa de que un bebé se quede en los huesos sólo porque tiene el labio un centímetro más acá o más allá. Cuando el pecho *nota* que el bebé no está mamando de forma eficaz, empieza a fabricar más leche *del principio*, al tiempo que la hipófisis fabrica más oxitocina para que esa leche salga disparada. Podríamos decir, simplificando mucho, que la leche del principio, *aguada*, es la que gotea sola, y la leche del final, rica en grasas, es la que el bebé saca cuando mama correctamente. Como el bebé no puede sacar bien la leche, el pecho se la sirve en bandeja. Este mecanismo de seguridad permite que el bebé vaya tirando, pero con dificultades. Entre el pecho que fabrica demasiada leche y el bebé que no mama bien, el resultado son los pechos siempre llenos, tal vez dolorosamente llenos, y a veces incluso una mastitis.

7. Reflejo de eyección exagerado

Decíamos que las madres suelen notar el golpe de leche al comienzo de la toma, sobre todo en los primeros meses (pág. 22). Pues bien, cuando el niño mama en mala posición, la madre suele notar esa bajada de la leche muy fuerte y varias veces en cada toma. La leche puede salir literalmente a chorro. El bebé, más que mamar, está esperando a que la leche, que sale sola por efecto de la oxitocina, le caiga en la boca. Por eso tarda tanto tiempo. En algunos libros, sobre todo americanos, se menciona un supuesto exceso de oxitocina como si fuera una enfermedad específica. Supuestamente, cuando la hipófisis de la madre produce un exceso de oxitocina, la leche sale a chorro, el niño se atraganta, y al cabo de un tiempo, frustrado por tan molesta experiencia, acaba rechazando el pecho. Como tratamiento recomiendan sacarse a mano un poco de leche antes de la toma, para que el primer chorro más fuerte no caiga en la boca del niño, o dar el pecho estirada en la cama boca arriba, para que la leche vaya contra la gravedad. Tal vez exista alguna mujer con exceso de oxitocina, lo mismo que hay mujeres con hipertiroidismo; pero muchos estamos convencidos de que eso es muy raro, y que muchos de los problemas atribuidos a un exceso de entusiasmo de la hipófisis se deben en realidad a la mala posición. Colocando al niño en posición correcta, puede mamar eficazmente, y la madre ya no se ve obligada a producir un exceso de oxitocina.

8. Vómitos y regurgitaciones

Todos los niños vomitan, y unos más que otros. Es algo normal, y se les va pasando hacia el año. Pero el que mama en mala postura está tomando más volumen de leche diluida, en vez de tomar la leche del final, más concentrada. Puede ser que simplemente no le quepa en el estómago. Regurgita y vomita en abundancia.

9. *Diarrea*

Al tomar más leche del principio, consume menos grasa pero más lactosa de lo habitual. Esto puede producir una sobrecarga relativa de lactosa. No es que el niño tenga intolerancia a la lactosa; el niño está bien y podría tolerar una cantidad normal de lactosa. Pero hay tanta que no puede digerirla toda. La lactosa no digerida llega al intestino grueso, donde las bacterias se la comen, produciendo gases y ácido láctico. Las cacas son más líquidas (más aún, porque en un niño de pecho siempre son líquidas) y más ácidas, y eso le escuece el culito si no le cambian rápido el pañal.

10. *Llanto y cólico*

A nuestro héroe no le falta motivo para llorar. Tiene hambre. Está cansado. Su madre le pone mala cara, porque le duelen los pezones. Puede tragar aire al mamar, porque los labios mal colocados no cierran herméticamente. Las bacterias producen gas a partir de la lactosa no digerida, y se nota pesado. Le escuece el culito.

11. *¿Y el peso?*

Pues depende. Si la madre intenta darle diez minutos cada cuatro horas, evidentemente no va a engordar casi nada. Con eso no tiene ni para empezar. Pero si la madre le da el pecho a demanda, mañana, tarde y noche, si lo tiene todo el día enganchado, es posible que el niño engorde lo suficiente. O incluso, en raros casos, puede que engorde demasiado. Al tomar poca grasa, no tiene sensación de saciedad; incluso cuando ya ha tomado suficientes calorías, puede seguir sintiendo hambre. Algunos niños engordan como fieras, a pesar de estar mamando en mala posición.

Este detalle es importante. No basta con el peso para valorar la lactancia, no podemos decir: «El niño engorda, así que todo va bien.» Si, para que el niño engorde, la madre ha de estar día y noche dando el pecho, aguantándose el dolor de las grietas y de la ingurgitación, y el niño ha de pasar el tiempo mamando, llorando y vomitando, es que la lactancia no va bien. La lactancia va bien cuando, además de engordar, el niño está feliz y su madre también.

La posición en el pecho no es una cuestión de todo o nada. Hay toda una gama de posibilidades, desde el que está perfectamente agarrado hasta el que está fatal. Por tanto, no todos los niños presentan todos los síntomas anteriores, o los presentan en la misma intensidad. Casi siempre se observan al menos las tomas muy largas y el dolor en los pezones. Puede que haya habido grietas, pero ahora sólo quede el dolor; a medida que el niño crece, crece también su boca y le cabe mejor el pecho, y entre eso y la experiencia parece que los síntomas de la mala posición tienden a mejorar.

Una amplia gama de posibilidades implica que la frontera entre lo normal y lo anormal es borrosa. Chloe Fisher es una comadrona de Oxford, tal vez la persona que más sabe sobre la posición para mamar. Le preguntaron cuál era el límite, hasta cuándo se puede considerar normal que dure una toma (¡cómo nos gustaría tenerlo todo bien organizado, poder decir: «Diecisiete minutos es normal, dieciocho minutos es demasiado!»). Contestó: «Lo normal es lo que la madre acepte.» Si la madre está disfrutando con la lactancia y el niño también, si dar el pecho es el mejor momento del día, un momento de calma y reposo, ¿qué importa que mame dieciocho minutos? Para otra madre, en cambio, la situación puede ser molesta. Tal vez le duelan los pezones, o el niño llore todo el rato, o simplemente puede que tenga otros hijos u otras actividades, o que dedicar tanto tiempo a dar el pecho la haga sentirse *atada* y agobiada. En esos casos, bueno es saber que un pequeño cambio en la posición del bebé puede ayudarla.

Cómo conseguir una posición adecuada

Hemos visto que, para mamar eficazmente, el bebé tiene que tener un buen pedazo de pecho dentro de la boca, y la lengua debajo. Hace años decíamos a las madres: «Que el niño no agarre sólo el pezón, sino toda la areola.» Pero había un problema. La madre sólo ve el pecho por encima, no sabe lo que ocurre en la parte de abajo. Al intentar meterle la parte superior de la areola en la boca, a veces se le salía por debajo. El pezón quedaba demasiado cerca del labio inferior, y no había espacio para colocar la lengua y mamar. No se trata, pues, de abarcar toda la areola, sino de abarcar un buen pedazo de pecho, y que el pezón esté en la parte superior de la boca. Entre el pezón y el labio inferior ha de haber espacio suficiente para poner la lengua (fig. 3).

Para ello, conviene acercar al niño al pecho con el pezón a la altura de la nariz. Si se le pone el pezón a la altura de la boca, es posible, desde luego, que mame correctamente. Pero también es fácil que el pezón quede en el centro o incluso en la parte baja de la boca, y no pueda colocar la lengua.

En cambio, si el pezón está a la altura de la nariz, cuando el niño abra la boca seguro que habrá espacio suficiente para la lengua (fig. 4).

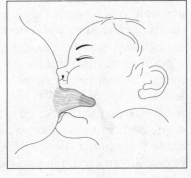

Figura 3. El bebé abarca gran parte de la areola (en color gris claro) y la exprime con la lengua.

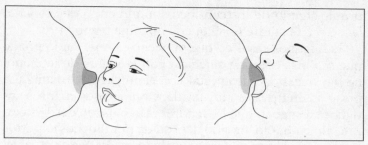

Figura 4. Coloque al bebé con la nariz a la altura del pezón; así el pezón quedará en la parte superior de la boca.

La posición del resto del cuerpo es importante, pero secundaria. Al cabo de unos meses, los niños suelen tener tal habilidad que son capaces de mamar en casi cualquier posición. Mientras la boca esté en su sitio, tanto da dónde esté el resto del cuerpo. Pero, claro, existen posiciones en que es más fácil o más difícil colocar la boca en su sitio. Los recién nacidos, sobre todo, tienen serias dificultades para mamar si la posición del cuerpo no es adecuada.

En la situación ideal, el cuello está recto en prolongación del tronco, o más bien, ligeramente inclinado hacia atrás. En otras posiciones es difícil mamar, y en el caso extremo casi no se puede ni tragar. Si no lo cree, haga la prueba con un vaso de agua, e intente beber con el cuello doblado (mentón tocando el esternón), extendido (mirando las estrellas), girado (mentón tocando el hombro) o ladeado (oreja tocando el hombro).

En la mayoría de los casos, no es necesario ni conveniente sujetar el pecho mientras el niño mama; en vez de mover el pecho para llevarlo a donde está el niño, es mejor mover al niño para llevarlo a donde está el pecho. Sujetar el pecho puede causar varios problemas: la misma mano puede estorbar, impidiendo que el bebé se acerque lo bastante al pecho; la presión de los dedos puede comprimir alguno de los conductos impidiendo que salga la leche, y a la madre no le queda ninguna mano libre.

En algunos casos en que el pecho es muy caído puede que sea más cómodo sujetarlo con la palma de la mano; no hay necesidad de apretar con el pulgar por encima. La posición en tijera es muy usada, y numerosos cuadros antiguos atestiguan que las madres la han usado desde siempre. Sin embargo, ha sido denostada por muchos expertos porque, si se hace mal, con los dedos demasiado cerca del pezón, el niño no tiene sitio para poner la boca. Si los dedos están lo bastante alejados del pezón, la tijera no causará problemas, aunque tampoco parece que sirva para nada útil (fig. 5).

A veces es conveniente comprimir un pecho muy voluminoso para que el bebé lo pueda agarrar con más facilidad (fig. 6), sobre todo en las primeras semanas (cuando tiene la boca más pequeña). Una vez el bebé se ha prendido, puede soltar el pecho. No olvide comprimir el pecho en la misma dirección que la boca del niño, Wiessinger lo ha explicado perfectamente con la analogía del sándwich (fig. 7).

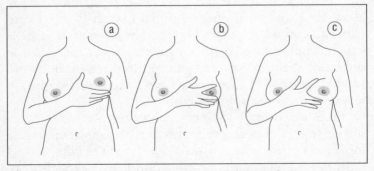

Figura 5. Si fuera preciso sujetar el pecho durante la toma, es mejor hacerlo con la palma de la mano (a). Los dedos en tijera muchas veces tapan la areola e impiden que el bebé se agarre (b), hay que mantenerlos bien apartados (c).

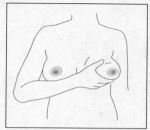

Figura 6. Un pecho grande y voluminoso se puede comprimir para que al bebé le sea más fácil agarrarlo.

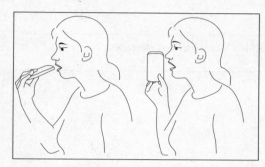

Figura 7. La boca y el sándwich deben estar en el mismo plano.

La cabecita debe estar orientada de tal manera que el eje de la cavidad bucal y el eje del pecho estén alineados (fig. 8). Según la forma del pecho, el cuerpo del bebé deberá estar totalmente de lado, mirando a la madre, o bien algo inclinado en diagonal. Pero si el cuerpecito está mirando hacia arriba, el bebé no podrá mamar cómodamente. Todo el cuerpo del bebé debe estar en contacto con el de la madre, rodeándolo como un cinturón; la niña de la figura 9-c está muy separada de su madre; lo que la obliga a extender demasiado el cuello hacia atrás. A veces se usa la frase: «Ombligo con ombligo», lo que es una exageración (he visto a algunas madres tomárselo al pie de la letra e intentar hacer coincidir su ombligo con el del bebé). Basta con ponerlo *barriga con barriga*.

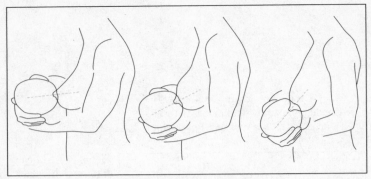

Figura 8. La cabeza del bebé apunta en la dirección del pecho.

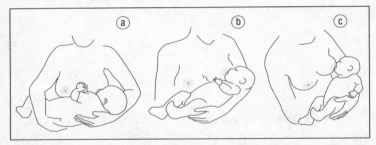

Figura 9. Para mamar cómodamente, el bebé ha de estar pegado a la madre y encarado hacia ella (a). Las posiciones b y c son incorrectas; en la posición b, el bebé se ve obligado a girar el cuello; en la c, está demasiado separado y se le escapa el pecho.

En muchos libros, sobre todo americanos, se recomienda sujetar al bebé con una mano en el culito, de modo que su cabecita repose en el ángulo del codo de la madre. Pero el codo está a un lado del cuerpo, mientras que el pecho no está a un lado, sino delante. Sin duda, muchas madres dan el pecho sin problemas con la cabecita en el codo, habitualmente gracias a que el pecho es grande y blando, y lo pueden orientar hacia el codo, o a que la madre mueve el brazo hasta poner la cabecita delante del pecho (posición un poco incómoda que puede acabar con un dolor de hombro). Pero si tanto el pecho como el codo están en su lugar habitual (fig. 10), el bebé se verá obligado a doblar el cuello para llegar al pecho. Estará incómodo, sólo podrá agarrar el pezón, y tendrá que hacer grandes esfuerzos para que no se le salga de la boca.

Es mejor sujetar al bebé con la mano en su espalda, de modo que su cabecita repose sobre el antebrazo de la madre. Otra posibilidad es sostener su cabecita con la otra mano (fig. 11).

Al colocarlo frente al pecho, rozando su bigote con el pezón, el bebé empezará a buscar, moviendo la cabeza y lameteando. Más de una madre novata, al ver a su hijo moviendo la cabeza de un lado a otro, ha exclamado: «¡Está di-

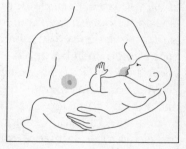

Figura 10. Un bebé mal colocado. Tiene la cabecita en el codo de la madre, y se ve obligado a doblar el cuello para alcanzar el pecho.

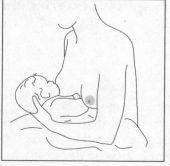

Figura 11. También puede sujetar al bebé con el otro brazo.

ciendo que no! ¡No quiere el pecho!» Si lee usted esto durante el embarazo, o cuando ya lleva semanas o meses dando el pecho, pensará que exagero... pero agotada tras un largo parto, insegura y con las hormonas revueltas, créame, no es tan difícil hundirse por algo así. Recuerde, su hijo no está diciendo que no; el movimiento de la cabeza de un lado a otro es instintivo, y sirve para encontrar el pezón. Nuestras primas las monas no llevan a su cría al pecho; simplemente lo toman en brazos, y la cría se encarga de los detalles.

Antes de mamar, el bebé tiene que asegurarse de que aquello, en efecto, es el pezón. No es cosa de ponerse a mamar del brazo o de la barriga de mamá; además de no sacar nada de leche, le dejaría un buen moretón. Para decidirse pone en funcionamiento casi todos los sentidos: ve la areola, toca el pezón con la piel de la cara y luego con los labios, lo huele y lo lame. Cuando por fin se decide, abre la boca y se lanza a fondo. En ese momento, empújelo hacia usted con la mano que tiene en su espalda, para que el pecho le quede bien metido en la boca. No le empuje por la nuca; eso provocaría un reflejo y el bebé echaría la cabeza hacia atrás.

Muchos niños maman mejor si la madre está inclinada hacia atrás, como en una tumbona, y el bebé sobre ella boca abajo. En esta posición, el peso del bebé no cae sobre el brazo de la madre, sino sobre el cuerpo de la madre: puede retirar el brazo y el bebé no se cae. Eso les mantiene muy juntos (como debe ser) y con el pecho bien metido en la boca.

Otras posiciones

Conviene conocer otras posturas para dar el pecho (fig. 12).

— Con los pies hacia atrás (en balón de rugby). Especialmente útil para dar de mamar a la vez a dos gemelos, o si los pies del bebé le molestan en la cicatriz de la cesárea.

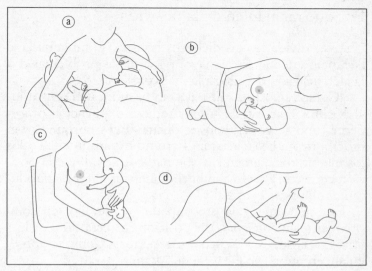

Figura 12. Otras posiciones (véase texto).

— Estirada en la cama. Imprescindible de noche, y muy cómoda durante el día. Lo más cómodo suele ser ponerse la madre boca arriba, y el bebé encima, boca abajo. Poner su cabecita entre los pechos y esperar a que busque. También pueden ponerse madre e hijo de lado, frente a frente. Para darle el segundo pecho puede inclinarse un poco más y dárselo desde arriba, o abrazar a su hijo, girar con él y ponerse del otro lado. Si los pechos están muy llenos, puede resultar más cómodo darle primero el de arriba y luego el de abajo.

— A horcajadas. Muy útil para bebés que han de mamar en posición muy vertical, por ejemplo por una fisura en el paladar.

— La loba romana y otras posturas *de fantasía*. Lo crea o no, a veces van bien. Por ejemplo, en caso de obstrucción o mastitis en el pecho, hay que buscar la posición en que la lengua del bebé queda justo debajo de la zona inflamada. No olvide hacerse una foto de recuerdo.

Por qué maman en mala posición

Una vez olvidados los dichosos horarios e implantada la lactancia a demanda, la mayor parte de los problemas con la lactancia son debidos a la mala posición.

¿Cómo es posible que haya tantos niños mal colocados al pecho? Tras leer la larga y tediosa explicación precedente, uno se ve tentado de decir: «Pues porque es tan difícil que nadie se aclara.» Pero no es tan difícil. Todos los mamíferos maman sin que nadie les explique la posición correcta, y así lo han hecho nuestras antepasadas durante millones de años.

Este tema me traía preocupado. Tardé años en comprender realmente cuál es la posición correcta, años de leer libros, ver vídeos y escuchar a expertos. ¿Cómo lo conseguían, entonces, en la cueva de Altamira?

Interferencias tras el parto

Encontré la respuesta en un estudio científico realizado en Suecia en 1990 por Righard y Alade. Comparaban dos grupos de recién nacidos, unos en contacto piel con piel con su madre desde el nacimiento, y otros separados temporalmente. A su vez, dentro de cada grupo había madres que habían recibido petidina (un potente analgésico) durante el parto, y otras que no. Prácticamente todos los bebés que estaban en contacto con la madre y no estaban bajo los efectos de la petidina se dirigían ellos solitos hacia el pecho, y se agarraban en posición perfecta. Los movimientos reptantes empezaban hacia los veinte minutos del parto; y entre los cuarenta y noventa minutos casi todos se ponían a mamar. De los niños en contacto con la madre, pero bajo los efectos de la analgesia, sólo la mitad mamaron en buena posición, y lo mismo ocurrió con los que no habían recibido analgesia, pero fueron separados de su madre. Es decir, los niños nacen con el instinto y la capacidad para buscar el pecho, encontrarlo y mamar correctamente, pero cuando interferimos, ya sea con la petidina, ya sea separando al niño de la madre, muchos no lo consiguen. Y cuando se juntaban los dos factores, el resultado era devastador; ni uno solo consiguió mamar en buena posición, y la inmensa mayoría no mamaron, ni bien ni mal. A las dos horas de nacer no habían tomado el pecho todavía.

Lo más curioso (visto desde España) es cómo definen los suecos *en contacto con la madre* y *separado de la madre*. Los niños del primer grupo, segundos después de nacer, antes de lavarlos o de ponerles gotas en los ojos o de cualquier otra cosa, se colocaban desnudos sobre el cuerpo desnudo de su madre, y allí se quedaban durante dos horas. Los del grupo *separado*, segundos después de nacer, antes de lavarlos o pesarlos o ponerles gotas se colocaban desnudos sobre el cuerpo desnudo de su madre. Pero a los veinte minutos de nacer los separaban de la madre, los lavaban y pesaban y a los cuarenta minutos de nacer los volvían a poner desnudos sobre el cuerpo desnudo de su madre, y allí se quedaban hasta las dos horas. Esa separación de sólo veinte minutos y que ni siquiera eran los primeros veinte, ya interfería con la capacidad del niño para mamar. ¿Y qué decir entonces de los recién nacidos que no tocan y a veces no ven a su madre hasta las tres, seis, doce o incluso más horas? Ojalá todos los niños que nacen en España tuvieran tanto contacto con su madre como los recién nacidos *separados* en Suecia.

Por cierto, no piense que el detalle del contacto piel con piel es una especie de ceremonia *new age* o de terapia naturista. No se trata de transmitir buenas vibraciones ni energías telúricas. Se transmite calor, en el más estricto sentido de la palabra. Varios estudios (entre ellos los realizados en España, en el hospital Doce de Octubre de Madrid y en el Joan XXIII de Tarragona, centros pioneros en estos temas) demuestran que el niño en contacto piel con piel con su madre mantiene la temperatura normal, o la recupera si se había enfriado.

Los mamíferos somos animales de sangre caliente, necesitamos mantener una temperatura corporal constante. Para luchar contra el frío tenemos que quemar más azúcar, movilizando nuestras reservas, y empleando más oxígeno, lo que obliga a nuestros pulmones, corazón e hígado a trabajar más deprisa. Para un recién nacido es mucho más difícil que para un adulto, por lo que están expuestos a sufrir una peligrosa hipotermia.

Los adultos nos abrigamos para no enfriarnos. Pero la ropa no calienta, solo aísla. Nuestro organismo produce calor fácilmente, y la ropa impide que ese calor se escape. El mismo abrigo que hace que usted no se enfríe puede hacer que un bloque de hielo no se derrita. Pero el problema del recién nacido es, precisamente, que le cuesta producir suficiente calor. Necesita una fuente de calor externa. Dentro del útero, está evidentemente a la misma temperatura que la madre, unos 37 °C. Si se coloca desnudo sobre el cuerpo desnudo de su madre, seguirán estando a la misma temperatura, es una ley de la física. La madre es la mejor fuente de calor, eficaz, segura, siempre a la misma temperatura, sigue calentando aunque corten la luz y el gas, y el niño jamás se quemará en sus brazos. Pero si ponemos entre madre e hijo una o varias capas de aislante en forma de ropa, el bebé ya no recibirá el calor que necesita.

CHRISTENSSON K, SILES C, MORENO L, BELAUSTEQUI A, DE LA FUENTE P, LAGERCRANTZ H ET AL. TEMPERATURE, METABOLIC ADAPTATION AND CRYING IN HEALTHY FULL-TERM NEWBORNS CARED FOR SKIN-TO-SKIN OR IN A COT. ACTA PÆDIATR 1992;81: 488.493.

GÓMEZ PAPÍ A, BAIGES NOGUES MT, BATISTE FERNÁNDEZ MT, MARCA GUTIÉRREZ MM, NIETO JURADO A, CLOSA MONASTE-ROLO R. MÉTODO CANGURO EN SALA DE PARTOS EN RECIÉN NACIDOS A TÉRMINO. AN ESP PEDIATR 1998;48:631-3.

FIGUERAS ALOY J, GARCÍA ALIX A, ALOMAR RIBES A, BLANCO BRAVO D, ESQUÉ RUIZ MT, FERNÁNDEZ LORENZO JR. RECOMENDACIONES DE MÍNIMOS PARA LA ASISTENCIA AL RECIÉN NACIDO SANO. ANAL PEDIATR 2001;55:141-5.

Confusión entre pezón y tetina

Todo el mundo sabe que cuando los niños se acostumbran al biberón pueden acabar dejando el pecho. Muchas madres dicen: «Me aborreció el pecho.» La explicación más popular es que «como el biberón es más fácil, se vuelven comodones y no se quieren esforzar con el pecho».

Pero eso no es cierto. El biberón no es más fácil. Varios estudios, tanto en niños prematuros como en bebés con graves malformaciones cardiacas, demuestran que la frecuencia cardiaca y respiratoria y el nivel de oxígeno en la sangre se mantienen más estables cuando maman del pecho que cuando toman un biberón. Los niños nacen para mamar, sus músculos y sus reflejos están especialmente diseñados para ello, mientras que tomar un biberón requiere un aprendizaje específico.

El problema no es que sea más fácil o más difícil, sino que es distinto. La leche hay que sacarla del pecho, excepto las pocas gotas que salen solas, y para ello la lengua tiene que empujar rítmicamente hacia atrás. Además de sacar la leche, este movimiento tiende a introducir el pecho cada vez más en la boca, lo que a su vez permite al bebé mamar mejor. Del biberón, en cambio, la leche sale sola; el bebé ha de lograr que deje de salir un momento para poder tragar la que ya tiene en la boca. Con el biberón, la lengua se mueve rítmicamente hacia delante. Este movimiento tiende a sacar el biberón fuera de la boca. Para impedirlo, todas las tetinas y chupetes del mundo se ensanchan por la punta, formando una especie de bola que hace de tope. Detrás del tope, la tetina tiene un estrechamiento, para que el bebé pueda tomar el biberón con la boca casi cerrada; si abriese tanto la boca como para tomar el pecho, de nada le serviría el tope, y el biberón se le escaparía sin remedio.

Algunos bebés mayorcitos alternan sin ningún problema pecho y biberón (o chupete), haciendo cada vez los movimientos precisos con la lengua y los labios. Pero en las primeras semanas son muchos los que se hacen un lío; si toman bien uno, no se aclaran con el otro. Durante los primeros días, muchas madres dicen: «Todo el rato está pidiendo el pecho, pero no hay manera de que coja el chupete» (*todo el rato* significa aquí *antes de tres horas*), y muchas otras exclaman: «No quiere mamar, y no entiendo qué le pasa, porque todo el rato está chupando el chupete» (y claro, la típica explicación: «No quiere el pecho porque no sale nada» no es válida; nunca ha salido nada de un chupete, y bien que lo chupan).

La primera vez que le dan un biberón a un recién nacido (por ejemplo, cuando en medio de la noche alguien decide darle un biberón para no despertar a la madre), muchas veces no lo quiere. Aparte de que la leche sabe rara y la tetina también, y está dura y tiene una forma extraña, cuando intenta mamar como si fuera un pecho, la leche sale a tal velocidad que se atraganta. El bebé expulsa la tetina, escupiendo y llorando. Pero la enfermera sigue insistiendo. La enfermera cariñosa dice: «No es nada, ea ea ea, esta niña tan lista se va a tomar su lechita»; la enfermera malhumorada dice: «Ya está bien de hacer marranadas, pues qué se habrá creído la niña esta»; pero las dos insisten. Tras unos segundos de angustia la niña descubre que haciendo así y *asao* con la lengua ya no se atraganta. «Muy bien, ¿ves qué fácil?», dice una enfermera; «¿ves como era cuento?», dice la otra.

Horas más tarde, cuando llevan al recién nacido con su madre, *piensa* lo que más tarde dirá cientos de veces: «¡Mira, mamá, mira qué sé hacer!» Intenta hacer con el pecho lo que acaba de aprender con el biberón, empujando con la lengua. Sorpresa y consternación, el pecho se le sale de la boca. Porque los pechos no tienen tope; todos los pechos del mundo acaban *en punta*.

«Me rechaza, el pecho, llorando», dice la atribulada madre. Agotada tras el parto, en pleno huracán hormonal, presa de la tristeza posparto (más leve pero mucho más frecuente que la depresión), la madre en realidad está diciendo: «Me rechaza, el pecho, llorando.» Se siente rechazada por su propio hijo; ¿es posible caer más bajo? «No te preocupes, ya se cogerá», dice la enfermera cariñosa. «Claro, porque no tienes leche», dice la enfermera malhumorada. Se llevan al bebé y le dan otro biberón. Es el principio del fin.

Porque, claro, todas las enfermeras (y todas las madres, abuelas, padres o vecinas) saben que es posible darle el biberón a un niño. Siempre. Si no lo quiere, es sólo cuestión de paciencia. Nadie dice: «Déjalo ya; lo has intentado, pero hay veces que el biberón simplemente no funciona»; «a mi cuñada le pasó lo mismo, el niño no se cogía al biberón y casi se le muere de hambre, hubo que acabar dándole el pecho»; «no hay que ser fanáticos del biberón, hoy en día con el pecho también se crían la mar de bien»; «yo soy el primer defensor del biberón, pero hay que reconocer que algunas mujeres no pueden»; «es mejor darle el pecho con cariño que el biberón con resentimiento»; «no le haces ningún bien a tu hijo; dándole el biberón de esta manera lo que estás haciendo es pasarle tus nervios»; «no tienes por qué sentirte culpable, no es obligatorio dar el biberón para ser buena madre».

Si todas las madres tuvieran la misma absoluta seguridad de que siempre, siempre es posible darle el pecho a un niño, seguirían insistiendo, y casi todos los niños dejarían de *rechazar* el pecho en unos minutos. Y para los casos más difíciles, les ayudaría la enfermera, igualmente segura y con más experiencia. Si todas las madres, enfermeras, abuelas, padres y vecinas tuvieran tanta confianza en el pecho como en el biberón, yo no habría tenido que escribir este libro.

Este *rechazo* del pecho cuando el niño se ha acostumbrado al biberón se conoce como *confusión del pezón* o *confusión entre el pezón y la tetina*. Para evitarla, se recomienda no dar biberones ni chupetes a los bebés, al menos durante el primer mes. Después del mes, muchos niños rechazan con energía el biberón o el chupete, ya no se dejan engañar tan fácilmente como un recién nacido. Y otros toman biberón, o usan chupete, pero ya no se confunden, y en cada caso mueven la lengua de la forma más adecuada. Pero también hay niños que, tengan la edad que tengan (incluso más de seis meses), cuando empiezan a usar chupetes o biberones empiezan a *rechazar* el pecho, o a mamar de forma dolorosa para la madre.

Algunos médicos insisten en que la confusión del pezón no existe, y en que darle uno o varios biberones a los recién nacidos no perjudica para nada la lactancia materna. Lo cierto es que no existen pruebas experimentales, porque para eso habría que darles biberones a propósito a un grupo de niños, escogidos al azar, para ver qué pasa. Los que creen que eso no es malo no se molestan en hacer el estudio, los que creemos que sí que es malo pensamos que no sería ético hacer un estudio así. «¿Qué más da que exista o no exista?», pensará el lector; ante la duda, mejor no darle biberones, y ya está. Pues resulta que algunos de los que no creen en la confusión recomiendan darles a todos los niños de pecho un biberón cada semana, como mínimo, para que se acostumbren. Porque si no, cuando la madre vuelva a trabajar, o por cualquier motivo tenga que salir de casa, el bebé rechazará el biberón. Vamos, que reconocen que la confusión funciona al menos en un sentido, y que el niño que *se acostumbra* al pecho luego rechaza el biberón.

Falta de modelos culturales

La lactancia en los primates superiores no es puramente instintiva (pág. 42). Hace falta un aprendizaje por observación; aprendizaje que en la naturaleza se da de forma espontánea. Pero muchas madres dan a luz sin haber visto nunca dar de mamar a otra mujer. Algunas ni siquiera han tenido a otro bebé en brazos. Muchas adolescentes no han pasado por la experiencia de ver a una madre cuidando a su hijo, sino por la de trabajar como canguro, cuidando a un niño (y dándole el biberón) mientras su madre está ausente.

En cambio, sí que es relativamente fácil ver niños tomando el biberón. En los parques, en las películas, en las fotos de las revistas. Eso contribuye a que, en muchos países europeos, las inmigrantes den menos el pecho que las autóctonas. Las turcas que viven en Suecia, por ejemplo, no sólo dan menos pecho que las turcas que se quedaron en Turquía; también dan menos pecho que las suecas. Suecia es uno de los países de Europa donde más se da el pecho, pero las inmigrantes no se enteran. No entienden los libros, no tienen amigas con las que hablar, solo pueden ver las fotos de las revistas, y llegan a la conclusión de que «el biberón debe de ser mejor, porque aquí es lo que toman todos los niños».

Como dar el biberón sí que lo han visto muchas veces, en foto o al natural, muchas madres intentan dar el pecho sujetando al niño como si le fueran a dar un biberón, con la cabeza en el codo y mirando hacia arriba. Así colocado, el bebé tiene que torcer y doblar el cuello y casi no llega al pecho.

También el arte puede ofrecer modelos inadecuados. En muchos cuadros el niño Jesús mama sentado y con el cuello torcido. Pero fíjese en el niño, suele tener varios meses, y a veces uno o dos años. Los recién nacidos la verdad es que no son muy fotogénicos; el cuadro queda mejor con un niño mayorcito. Los niños mayores, como ya hemos dicho, consiguen mamar bien en casi cualquier posición. Y en algunos cuadros el niño ni siquiera está mamando; está mirando al pintor (lo más interesante que ha visto en su vida, por supuesto) mientras le pega al pezón un tirón de miedo.

La abnegación

El mito de la madre abnegada también contribuye a que muchos niños mamen en mala posición.

¿Por qué el pezón duele tanto? Un pellizco en el pezón es mucho más doloroso que en cualquier otro punto de la piel. ¿Tal vez tiene que ser muy sensible, para poder reaccionar a los estímulos y desencadenar los reflejos de la oxitocina y de la prolactina? No necesariamente. Lo que conocemos como *tacto* es en realidad varios sentidos distintos, con distintos receptores y distintos nervios. El pezón podría ser muy sensible a la presión o al contacto, pero poco sensible al dolor.

Pienso que la exquisita sensibilidad al dolor sirve para garantizar que el niño agarra bien el pecho. ¿Por qué daban el pecho las mujeres de las cavernas, por qué dan el pecho los animales? ¿Porque se lo recomienda el veterinario, porque han oído que es muy nutritivo y protege contra las infecciones? Está claro que no. El primer motivo por el que las madres animales y humanas dan el pecho es, simplemente, para que el niño calle. El llanto es un sonido muy desagradable, que impulsa a la madre a hacer algo para calmarlo. Pecho, brazos, caricias, canciones, lo que sea, pero que calle.

¿Qué pasaba en la cueva de Altamira cuando un niño mamaba en mala posición? «El niño llora, le doy pecho. Me duele, le quito el pecho. Vuelve a llorar, le doy pecho. Me vuelve a doler, se lo quito...» Y así hasta que acertaban con la posición correcta: «¡Anda, esta vez no me duele! Pues que mame todo lo que quiera...» El dolor es un aviso de nuestro cuerpo para que la madre cambie de posición. Así puede corregir el problema antes de que aparezcan las grietas, las mastitis, los vómitos, los cólicos...

Pero en tiempos mucho más recientes, la lactancia se tiñó de connotaciones morales. Una *buena madre* sigue dando el pecho, aunque le duela. Una *buena madre* se sacrifica y cumple con su deber:

> ¡Ved la cara de sufrimiento de aquella madre que está dando el pecho a costa de violentos y horribles dolores! ¡Cómo se le saltan las lágrimas que, en un esfuerzo supremo, quiere contener, y cómo, escapándosele un fuerte grito, retira bruscamente al niño de su pecho!

> DR. JOSÉ J. MUÑOZ,
> *¡¡Madre... cría a tu hijo!!*, 1941

Una *buena madre* desoye los mensajes de su cuerpo, y sigue dando el pecho en mala posición, hasta que le salgan grietas. Y cuando ya no pueda soportar más el dolor, la ansiedad y el agotamiento, cuando se rinda y se pase al biberón, los mismos que por delante le dicen: «No te preocupes, con las leches modernas se crían igual de bien», a sus espaldas comentarán: «Lo que pasa es que las madres de ahora no aguantan nada.»

En conclusión, durante millones de años no debía de haber casi problemas de posición. Tras un parto natural, cuando el niño estaba en brazos de la madre desde el primer segundo y no se movía de allí en meses (¿dónde iba a estar, en la cueva-nursery?), sin chupetes ni biberones y con abundantes oportunidades para observar a otras madres con sus hijos, casi todos los bebés mamaban bien. Y en caso de problema, el dolor avisaba a la madre para que lo corrigiese de inmediato. La naturaleza no podía prever que nuestra sociedad llegaría a hacerlo todo al revés.

¿Y por qué no ideó la naturaleza un sistema más sencillo? Si la oxitocina fuese un poco más efectiva, y toda la leche saliese a chorro sin esfuerzo para el bebé, este podría mamar aunque estuviera mal colocado, y como no tendría que hacer fuerza, tampoco habría dolor ni grietas. La idea es tentadora, pero no puede funcionar. Si la leche saliera sola, el bebé no tendría ningún control. Para que la cantidad y composición de la leche se adapten a las necesidades del lactante, es necesario que éste mame de forma activa. Por eso, la leche no sale sola en ningún mamífero, siempre hay que hacer un esfuerzo. Por eso, a las vacas, cabras y ovejas hay que ordeñarlas, no basta con poner un balde debajo y esperar.

Por cierto, ya que estábamos hablando de abnegación materna, me permito hacer un alegato contra el sacrificio. La palabra *sacrificio* tiene varias acepciones, y alguna de ellas no está mal: «Acto de abnegación o altruismo inspirado por la vehemencia del cariño.» Pero también puede ser: «Acción a que uno se sujeta con gran repugnancia», de modo que se presta a confusiones.

¿Se sacrifica un montañero para alcanzar la cima? ¿Se sacrifica el que estudia oposiciones para notario, o practica horas y horas al piano? No están haciendo algo que les repugna; están haciendo lo que desean hacer. Yo no quiero subir a una montaña ni ser notario, y por eso no lo hago.

Si quiere usted llevar a su hijo en brazos, o darle el pecho, hágalo. Si quiere dejar de trabajar durante meses o años para cuidarlo, o rechazar una magnífica oportunidad de trabajo en el extranjero para estar con su familia, hágalo. Pero sólo si quiere. Si no quiere, pues no lo haga. Decir: «He sacrificado mi carrera profesional para estar con mi hijo» es tan absurdo como: «He sacrificado la relación con mi hijo por mi carrera.» No son sacrificios, son elecciones. Vivir es elegir, los días sólo tienen veinticuatro horas, y el que hace una cosa no puede hacer otra al mismo tiempo. Elija lo que en cada momento le parezca mejor, y ya está. Quien hace lo que quiere no está renunciando, sino logrando; no se sacrifica, sino que triunfa.

El matiz es importante, porque quien hace (o cree hacer, o quiere creer que hace) un sacrificio lo hace, por definición, con gran repugnancia. No se considera pagado, cree que le deben algo. Tarde o temprano tendrá usted conflictos con sus hijos. En esos momentos, quienes creen haberse sacrificado piensan (o lo que es peor, dicen): «Parece mentira, después de todo lo que he hecho por ti» o «por tu culpa, yo no pude llegar a...» Las palabras, una vez pronunciadas, no pueden recogerse. En cambio, los que son conscientes de haber hecho lo que deseaban más bien piensan: «Qué lástima que después de todos los años de felicidad que me has dado, ahora tengamos un conflicto» o «gracias a ti he disfrutado del privilegio de ser padre». O, lo que es mejor, lo dicen.

CAPÍTULO TRES

El embarazo

Hace unas décadas, cuando se empezó a recuperar el interés por la lactancia materna, se idearon diversas maneras de preparar los pezones durante el embarazo. Frotarlos, estirarlos, retorcerlos, untarlos con diversas cremas, pomadas y potingues... Las recomendaciones eran a veces contradictorias: unos querían *suavizar* los pezones con cremas, mientras que otros querían *endurecerlos* o *curtirlos* con alcohol.

El fracaso de la lactancia estaba tan extendido en Occidente, daban el pecho tan pocas mujeres y durante tan poco tiempo, que se buscaban soluciones desesperadas por todas partes. Muchos creyeron que el problema principal estaba antes del parto; hoy sabemos que el problema está después. La solución no era que las madres hicieran más cosas (preparar los pezones, tomar una dieta especial, tomar ciertas hierbas...); sino que los profesionales hiciéramos menos cosas (dejar de separar al niño de la madre, dejar de repartir muestras gratuitas, dejar de recomendar un horario para las tomas...).

Preparar el pezón para la lactancia es como preparar los pies para andar o la nariz para respirar. Son para eso: la nariz es para respirar y los pechos para amamantar, ya vienen preparados de fábrica. Una versión suave habla de exponer los pezones al aire y al sol, y de ir sin sujetador para permitir el roce de la ropa, argumentando que esa es la preparación natural que recibirían los pechos si no estuvieran siempre tan tapados. La idea parece razonable, especialmente cuando hace unas décadas comparábamos el fracaso de la lactancia en Europa y su éxito en África. Pero las europeas, tanto o más tapadas que ahora, dieron el pecho sin problemas hasta principios del siglo xx. Y las madres esquimales también dan el pecho. Si le gusta ir sin sujetador o tomar el sol en los pechos (con precaución, que se queman), ningún problema; pero desde luego no es obligatorio para poder darle de mamar a su hijo, pues esa supuesta obligatoriedad es el mayor peligro. En general, la preparación de los pezones es físicamente inocua. Teóricamente, la estimulación excesiva del pezón podría desencadenar contracciones, e incluso un parto prematuro; pero lógicamente cualquier madre que notase tales contracciones dejaría de frotarse los pezones al instante. Teóricamente, los conductos del pezón podrían dañarse por estirarlos y retorcerlos de forma exagerada; pero eso, si es que alguna vez ha ocurrido, debe de ser muy muy raro.

Sí que es frecuente, en cambio, que algunas mujeres se vean obligadas a hacer durante el embarazo cosas que les molestan, les duelen o les incomodan porque les han dicho que *si no se preparan, no podrán dar el pecho*. En los casos extremos, algunas mujeres deciden no dar el pecho para no tener que pasar por la *preparación*. Y otras, cuando después del parto tienen grietas o dolor en los pezones, en vez de buscar ayuda para solucionarlo, se quedan en casa llenas de culpa: «Ahora me tengo que aguantar; si me hubiera preparado los pezones como me dijeron...»

Y entonces, ¿no hay que hacer ninguna preparación durante el embarazo? Así, obligatoria, no hay ninguna. Aunque no haya hecho nada de nada, incluso si tenía pensado dar el biberón y el día del parto, vaya a saber por qué, cambia de opinión, podrá usted dar el pecho. Pero si tiene tiempo y ganas, sí que hay un tipo de preparación que puede resultar beneficiosa: aprender.

Busque a otra mujer que le pueda enseñar. Su propia madre (o suegra), o alguna abuela, puede que hayan dado el pecho. Pero tenga en cuenta que hace unas décadas las mujeres fueron sometidas a un importante lavado de cerebro; se les convenció de que todo lo que hacían estaba mal hecho. Algunas madres o abuelas dieron el pecho dos años, y, sin embargo, se pasan el día diciendo: «No le des antes de las tres horas»; «este niño se queda con hambre»; «tu leche no alimenta»... Probablemente no hace sino repetir lo que le dijeron a ella. Pregúntele: «Pero, abuela, ¿de verdad tú dabas el pecho cada tres horas? ¿Los dos años que le diste a mamá estuviste mirando el reloj?» «Bueno, no, en aquellos tiempos no había tantos conocimientos, lo hacíamos todo de cualquier manera. ¡Si hasta me la metía en la cama para darle el pecho! Pero cuando tu madre te tuvo a ti, el doctor le explicó muy bien los horarios. Lástima que tu madre, a las dos semanas, se quedó sin leche, con lo bien que lo estaba haciendo...»

Pues eso, si tiene la suerte de tener a alguien en la familia que dio el pecho y le funcionó, pregúntele. Y si conoce a alguna amiga o cuñada que está dando el pecho ahora, vaya a verla y observe (¡sin criticar, por favor! Pronto verá la rabia que da que la critiquen...).

Grupos de apoyo a la lactancia

En los últimos años han surgido por toda España docenas de grupos de madres lactantes. Organizan reuniones periódicas, atienden consultas por teléfono, publican folletos. En ellos encontrará información, apoyo, amistad, y la posibilidad de ver a otras madres dando el pecho.

Intente contactar con un grupo de madres y asista a sus reuniones. Es muy útil acudir durante el embarazo, pues aunque la idea es seguir yendo después del parto, a veces con el bebé no es tan fácil desplazarse.

Encontrará las direcciones y teléfonos en

WWW.FEDALMA.ORG

CAPÍTULO CUATRO

El parto

Anestesia

Se discute mucho si la anestesia durante el parto influye sobre el éxito de la lactancia.

Hoy en día se usa raramente la anestesia general durante el parto. En un estudio, las madres que habían tenido cesárea con anestesia epidural dieron el pecho el mismo tiempo (como media) que las que habían tenido un parto normal; en cambio, la cesárea con anestesia general conducía frecuentemente al destete precoz. Claro, la anestesia no afecta de por sí a la producción de leche, pero puede iniciar una bola de nieve de pequeños problemas que se van sumando: la primera toma se retrasa, el bebé está adormilado y no mama bien, la madre tiene grietas, el bebé pierde mucho peso y recibe suplementos... En un estudio en que todas las madres recibían la ayuda de una enfermera especializada en lactancia, las que habían dado a luz con anestesia o analgésicos dieron el pecho igual que las otras; pero, por desgracia, no todas las madres cuentan con tanta ayuda, y es probable que un mal comienzo lleve al destete.

El efecto de la anestesia epidural es controvertido. Algunos estudios encuentran que el comportamiento de los bebés está alterado durante varios días (alteraciones muy leves, que se detectan con pruebas neurológicas pero no se notan a simple vista), y que al mes de edad las madres que habían dado a luz sin epidural consideraban a sus bebés más fáciles de cuidar y les daban el pecho más a menudo (a priori, los que no tienen hijos podrían pensar que es precisamente el que pide menos pecho el más *fácil de cuidar*, pero las madres lo veían al revés. Tal vez los niños estaban más despiertos y pedían más pecho, o tal vez pedían lo mismo pero sus madres respondían más porque los veían *más adorables*. La relación madre-hijo es una delicada coreografía, en que resulta muy difícil separar lo cultural de lo biológico). En cambio, otros estudios no encontraron tales efectos cuando se usaban dosis bajas de anestésicos epidurales (la tendencia moderna es a usar dosis bajas, pero tal vez algunos anestesistas todavía estén usando dosis más altas).

En cualquier caso, lo que es seguro es que la anestesia, ya sea general o epidural, no perjudica al bebé a través de la leche. Si el recién nacido está algo adormilado, no es por la ridícula cantidad del fármaco que pueda pasar a la leche, sino por la gran cantidad que recibió a través de la placenta. Es absurdo retrasar la primera toma *para dar tiempo a que la madre elimine la medicación*, todo lo contrario, hay que dar el pecho lo antes posible y con frecuencia para que la lactancia funcione bien, a pesar de la anestesia.

En cuanto al dolor después del parto, en general se administran simples analgésicos que no interfieren para nada con la lactancia. Incluso, en algún estudio, las madres que reciben analgésicos dan más el pecho, tal vez porque es más fácil atender a tu hijo cuando no te duele nada. Algunos medicamentos (raramente usados) sí que podrían afectar a la lactancia, pero eso lo deberían saber los médicos del hospital donde dé a luz. Así que si le dicen: «No puede dar el pecho porque le hemos recetado un medicamento muy fuerte para el dolor», usted conteste: «Pues deme otro medicamento para el dolor que sí

que pueda tomar, porque voy a seguir dando el pecho.»
Y ya está.

No usar yodo

El yodo de los antisépticos (tipo Betadine® o Topionic®)
se absorbe por la piel y por las mucosas (por ejemplo, la
vagina) y pasa a la placenta. En un niño mayor o en un
adulto, eso no hace ningún daño. Antes bien, la aplicación esporádica de yodo en las heridas probablemente ha
evitado muchos déficits de yodo cuando no se consumía
sal yodada. Pero la cantidad de yodo que se absorbe con
el desinfectante es enorme, cientos de veces superior a la
que una persona necesita cada día.

Los fetos y los recién nacidos son muy sensibles a esta
sobrecarga de yodo, que puede bloquear su tiroides y
provocar un hipotiroidismo transitorio. Algunos de los
sustos que produce el diagnóstico precoz de metabolo-
patías (*la prueba del talón*) son debidos al yodo: llega un
aviso urgente, los resultados están alterados y hay que
comprobarlos, y el segundo análisis sale bien. Bastantes
problemas causa ya una falsa alarma; pero lo gordo es que
no es falsa, sino verdadera. No es que el yodo haya alterado los resultados, sino que ha producido un verdadero
hipotiroidismo, afortunadamente transitorio. No es una
buena cosa que el bebé haya sufrido hipotiroidismo, aunque sólo sea durante unos días.

Por todo ello, jamás se debe aplicar yodo a una embarazada ni a un recién nacido durante los dos primeros meses. Ni en una herida sin importancia de la embarazada, ni
en la barriga antes de hacerle la cesárea, ni en el brazo
antes de ponerle un suero, ni en la vagina antes de hacer
la episiotomía, ni en el ombligo del bebé... En el hospital
ya sabrán qué desinfectante hay que usar, en casa use agua

y jabón. (Tampoco es muy recomendable la mercromina, que lleva mercurio.)

En cambio, la embarazada y la madre que lacta sí que tendrían que tomar suplementos de yodo (pág. 207). La cantidad de yodo en la pastilla es cientos de veces menor que en el desinfectante, y no hace ningún daño.

ARENA ANSOTEGUI J, EMPARANZA KNÖRR JI. LOS ANTISÉPTICOS YODADOS NO SON INOCUOS. AN ESP PEDIATR 2000;53:25-9. HTTP://DB.DOYMA.ES/CGIBIN/WDBCGI.EXE/DOYMA/MREVISTA. FULLTEXT?PIDENT=11048.

El pinzamiento del cordón umbilical

Desde hace muchas décadas, es costumbre cerrar el cordón umbilical con una pinza en cuanto sale el niño, cuestión de segundos. Eso se hace por temor a que la sangre de la placenta pase al bebé. En efecto, el exceso de sangre en el bebé (poliglobulia) puede producir graves problemas, como trombosis o dificultad respiratoria. Imagino que este temor tiene un fundamento real; tal vez hace un siglo a alguien se le ocurrió mantener la placenta en alto, como un gota a gota, o incluso exprimirla bien para dejar al bebé bien llenito de sangre, con resultados desastrosos, y los médicos de entonces decidieron pinzar el cordón urgentemente.

Pero estudios modernos demuestran que el pinzamiento demasiado precoz del cordón también da problemas. Cuando se coloca al bebé sobre el cuerpo de su madre (que es donde hay que ponerlo al nacer) y se espera unos tres minutos para pinzar el cordón, el bebé recibe un 30 por ciento más de sangre; se ha demostrado: a) que ese aumento moderado no es perjudicial para el bebé, no produce trombosis ni afecta a la circulación de la sangre, y b) que las reservas de hierro aumentan, y eso disminuye el riesgo de anemia al cabo de unos meses. Y todo eso se ha comprobado tanto en niños nacidos a término como en prematuros.

Así que ya ve, muchas anemias en bebés de un año, que dicen que son culpa de la leche materna por tener poco hierro y de la madre por empeñarse en dar el pecho, en realidad son *culpa* del que cortó el cordón con tantas prisas. La cantidad de hierro en la leche es adecuada, pero la naturaleza no había previsto que alguien inventaría las pinzas y las tijeras. Evidentemente, en la naturaleza ningún mamífero pone una pinza en el cordón umbilical; esperan a que se cierre solo (en unos minutos) y lo cortan con los dientes.

Coméntelo durante el embarazo con su comadrona y su ginecólogo. Puede imprimir los siguientes artículos y llevárselos (es fácil encontrar un resumen en Medline, buscando el nombre de los autores, véase página 296).

PISACANE A. NEONATAL PREVENTION OF IRON DEFICIENCY. BR MED J 1996;312:136-7. HTTP://BMJ.COM/CGI/CONTENT/FULL/312/7024/136

NELLE M, ZILOW EP, KRAUS M, BASTERT G, LINDERKAMP O. THE EFFECT OF LEBOYER DELIVERY ON BLOOD VISCOSITY AND OTHER HEMORHEOLOGIC PARAMETERS IN TERM NEONATES. AM J OBSTET GYNECOL. 1993;169:189-93.

MCDONNELL M, HENDERSON-SMART DJ. DELAYED UMBILICAL CORD CLAMPING IN PRETERM INFANTS: A FEASIBILITY STUDY. J PAEDIATR CHILD HEALTH. 1997;33:308-10.

IBRAHIM HM, KROUSKOP RW, LEWIS DF, DHANIREDDY R. PLACENTAL TRANSFUSION: UMBILICAL CORD CLAMPING AND PRETERM INFANTS. J PERINATOL 2000;20:351-4.

RABE H, WACKER A, HULSKAMP G, HORNIG-FRANZ I, SCHULZE-EVERDING A, HARMS E ET AL. A RANDOMISED CONTROLLED TRIAL OF DELAYED CORD CLAMPING IN VERY LOW BIRTH WEIGHT PRETERM INFANTS. EUR J PEDIATR. 2000;159:775-7.

MERCER JS. CURRENT BEST EVIDENCE: A REVIEW OF THE
LITERATURE ON UMBILICAL CORD CLAMPING. J MIDWIFERY
WOMENS HEALTH. 2001;46:402-14.

GRAJEDA R, PEREZ-ESCAMILLA R, DEWEY KG. DELAYED
CLAMPING OF THE UMBILICAL CORD IMPROVES HEMATOLO-
GIC STATUS OF GUATEMALAN INFANTS AT 2 MO OF AGE. AM
J CLIN NUTR. 1997;65:425-31.

GUPTA R, RAMJI S. EFFECT OF DELAYED CORD CLAMPING ON
IRON STORES IN INFANTS BORN TO ANEMIC MOTHERS: A RAN-
DOMIZED CONTROLLED TRIAL. INDIAN PEDIATR 2002;39:130-5.
WWW.INDIANPEDIATRICS.NET/FEB2002/FEB-130-135.HTM

CAPÍTULO CINCO

Inicio de la lactancia

Hospitales amigos de los niños

En 1989, la OMS y UNICEF publicaron un documento conjunto titulado «Protección, promoción y apoyo de la lactancia materna, la función especial de los servicios de maternidad», en el que por primera vez se presentaban los diez pasos para una feliz lactancia materna:

Todos los servicios de maternidad y atención a los recién nacidos deberán cumplir los siguientes diez pasos hacia una feliz lactancia natural:

1. Disponer de una política por escrito relativa a la lactancia natural que sistemáticamente se ponga en conocimiento de todo el personal de atención de salud.
2. Capacitar a todo el personal de salud de forma que esté en condiciones de poner en práctica esa política.
3. Informar a todas las embarazadas de los beneficios que ofrece la lactancia natural y la forma de ponerla en práctica.
4. Ayudar a las madres a iniciar la lactancia durante la media hora siguiente al parto.
5. Mostrar a las madres cómo se debe dar de mamar al niño y cómo mantener la lactación incluso si han de separarse de sus hijos.

6. No dar a los recién nacidos más que la leche materna, sin ningún otro alimento o bebida, a no ser que esté médicamente indicado.
7. Facilitar la cohabitación de las madres y los niños durante las veinticuatro horas del día.
8. Fomentar la lactancia materna a demanda.
9. No dar a los niños alimentados al pecho tetinas o chupetes artificiales.
10. Fomentar el establecimiento de grupos de apoyo a la lactancia natural y procurar que las madres se pongan en contacto con ellos a su salida del hospital o clínica.

He modificado ligeramente la traducción oficial, que en el paso ocho dice: «Fomentar la lactancia materna siempre que se solicite», lo que parece que quiera decir: «Si alguien solicita que fomentes la lactancia, la fomentas; y si no, pues no.»

Más tarde, en 1991, la OMS y UNICEF lanzaron la Iniciativa Hospital Amigo de los Niños (IHAN), con el objetivo de que todos los hospitales del mundo cumplan esos diez pasos. En cada país se establece un comité que administra la iniciativa. El comité español está formado por representantes de UNICEF, el Ministerio de Salud, organizaciones profesionales de comadronas, enfermeras pediátricas, ginecólogos, gestores de hospital y pediatras, grupos de madres y asociaciones de apoyo a la lactancia.

Los hospitales que voluntariamente lo solicitan son evaluados (muy duramente). Si cumplen con los diez pasos, se les concede el título de *Hospital Amigo de los Niños*. En España hay actualmente (2009) catorce de tales hospitales, puede consultar la lista en www.ihan.es.

Si en su localidad existe un hospital amigo de los niños, vale la pena dar a luz en él. Si no lo hay, no desespere. Cumplir plenamente los diez pasos y obtener el galardón es muy difícil, pero por fortuna hay muchos otros hospitales que, aunque no lleguen a la perfección, se acercan bastante.

Pregunte a su ginecólogo y a su comadrona, pregunte a amigas y conocidas que hayan dado a luz recientemente, y no dude tampoco en visitar personalmente los hospitales y preguntar.

Le interesará saber cómo es la atención al parto, si podrá andar durante la dilatación y ponerse en cuclillas o en la posición que desee durante el parto en sí, si podrá estar presente su marido o la persona que usted elija, si tienen la costumbre de rasurar, de poner enemas o hacer episiotomías... Hablar en detalle de cómo debería ser un parto normal se aparta del propósito de este libro; encontrará documentos de la OMS sobre la atención al parto normal en

WWW.SARDA.ORG.AR/REVISTA%20SARD%C3%A1/99B/78-80.PDF

WWW.WHO.INT/REPRODUCTIVEHEALTH/PUBLICATIONS/EN/

La Federación de Asociaciones de Matronas de España promueve la Iniciativa Parto Normal:

HTTP://WWW.FEDERACION-MATRONAS.ORG/IPN

Aún más: el Ministerio de Sanidad español, de acuerdo con todas las consejerías autonómicas de salud, tiene una estrategia para la atención al parto normal, que intenta cambiar las prácticas en todos los hospitales del país. Puede consultar un resumen y un amplio documento de más de 80 páginas:

HTTP://WWW.MSC.ES/GABINETEPRENSA/NOTAPRENSA/
DESARROLLONOTAPRENSA.JSP?ID=990

HTTP://WWW.MSC.ES/NOVEDADES/DOCS/ESTRATEGIAATEN-
CIONPARTONORMAL.PDF

También resulta muy interesante la descripción que en su libro *Maternidad y lactancia* hace la Dra. Nylander sobre la asistencia al parto en Noruega.

Es también importante saber cuál es la tasa de cesáreas en su hospital. Por supuesto, en algunos casos, la cesárea es imprescindible, y permite salvar la vida de la madre, del niño o de ambos. Pero también se hacen muchas cesáreas innecesarias. En España, la media nacional es de poco más del 20 por ciento. Lógicamente, las clínicas pequeñas y hospitales comarcales, que no atienden embarazos de alto riesgo, deberían tener menos cesáreas; y los hospitales de primer nivel, adonde acuden precisamente esas embarazadas de alto riesgo, deberían tener más cesáreas. Y sin embargo, hay hospitales de primer nivel en nuestro país con menos de un 15 por ciento de cesáreas, y pequeñas clínicas con más del 35 por ciento. No tema preguntar cuál fue el porcentaje de cesáreas de su hospital el año pasado; es un dato que le deberían facilitar sin ningún problema.

HTTP://WWW.ELPARTOESNUESTRO.ES

Pero vamos a lo nuestro: la lactancia. Averigüe cuáles de los diez pasos anteriores cumplen los hospitales de su zona. Es especialmente importante saber si le ponen al niño al pecho en la sala de partos, y si lo puede tener en la habitación día y noche. Compruebe, preguntando a otras madres, si de verdad cumplen lo que le han dicho o si son sólo bonitas teorías. Averigüe también si el personal es amable, si apoya la lactancia, si han sabido solucionar los pequeños problemas de las madres.

Si no le queda más remedio que dar a luz en un hospital donde la madre no puede tener a su hijo hasta al cabo de no sé cuántas horas, o en que se llevan al bebé por la noche (puede que incluso quede algún hospital en que se llevan al bebé también de día, y sólo lo traen cada 3 horas

95

para mamar), o en que les den suero glucosado a todos, todavía está a tiempo de intentar cambiar las cosas. Le quedan varios meses de embarazo; luche por su salud y por la de su hijo.

Cuenta con dos armas importantes, la razón y las recomendaciones de la Asociación Española de Pediatría, que cualquiera puede consultar en su página web www.aeped.es/lactanciamaterna/lactmat.htm. Si es preciso, puede imprimirlas y llevárselas a quien haga falta. Los médicos no están obligados a seguirlas (no es una ley, sólo una recomendación científica), pero al menos no pueden decir: «Esto son tonterías de los fanáticos de la lactancia.» Tendrán que escucharla, tal vez hacerle caso, y como mínimo intentar argumentar su negativa.

Si el problema es que la madre o el niño han de estar dos horas (o las que sean) en observación después del parto, pues muy bien, pida que les observen a los dos juntos. Para el hospital debería ser hasta más cómodo, no hace falta que haya una enfermera observando al bebé mientras una comadrona observa a la madre, sino que la misma persona los puede observar a los dos. Si el problema es que «aquí siempre lo hemos hecho así» o «son las normas», ¿quién tiene autoridad para permitir una excepción? En estos momentos no está usted pidiendo que cambien las normas; no les está pidiendo que pongan a todos los niños con sus madres. Sólo quiere que pongan a su hijo con usted. ¿No tiene el jefe de pediatría suficiente autoridad para permitirlo? ¿O el director médico? Llegue hasta donde tenga que llegar. Si ha encontrado mucha resistencia, pero al final ceden, es conveniente pedir que lo anoten en su historia clínica (no diga que no se fía, ¡claro que se fía usted!... pero ¿y si doy a luz un domingo, y los médicos de guardia no saben que el jefe lo ha autorizado?). Si para tener a su hijo con usted toda la noche ha tenido que rogar y suplicar, intente que alguien (su marido o su madre, por ejemplo) la acompañe por las noches para ayudarla con el bebé. Porque, si después de haber *dado la lata* se le ocurre *molestar* a media noche para cualquier cosa, imagínese los comentarios.

Hace más de diez años supe de una clínica en que decían que sólo dejarían al bebé en la habitación de la madre si ésta firmaba un documento conforme el hospital no se hacía responsable si el bebé moría por la noche. ¡Como si los recién nacidos no hicieran otra cosa que morirse! No era más que un golpe bajo para someter a las madres mediante el terror. Naturalmente, un documento así no tendría ningún valor legal; el hospital sigue estando obligado a atender a su hijo si hay cualquier problema. Y las salas nido no son unidades de vigilancia intensiva, los niños suelen pasar la noche solos sin que nadie los vigile más que de tanto en tanto y desde lejos. También supe de una clínica privada donde el problema, en último término, era económico. El servicio de *nursery* se cobraba aparte; si la madre aceptaba pagarlo de todos modos, podía quedarse con el niño en su habitación. Quiero creer que estos abusos ya no se producen en nuestro país.

La subida de la leche

Hacia el tercer día, la madre suele notar los pechos algo más llenos, lo que se conoce como subida de la leche (en muchos países americanos lo llaman *bajada*).

Hace décadas, cuando no ponían al pecho al niño hasta las veinticuatro o cuarenta y ocho horas del parto (o más), e incluso entonces con estrictas limitaciones, las subidas de la leche eran espectaculares. A nuestras madres o abuelas se les ponían los pechos *como piedras*, e incluso tenían fiebre (la *fiebre de leche*, que no se debe a una infección, sino a una inflamación, a la rotura de los conductos por la presión de la leche acumulada, que se extravasa y actúa como cuerpo extraño). Algunas abuelas cuentan estas historias con el mismo entusiasmo con que los abuelos cuentan sus batallitas, y el resultado es que algunas madres se sienten decepcionadas y preocupadas. Porque hoy en día, incluso en los hospitales en que no se hace todo perfecto, las cosas han cambiado. Se inicia la lactancia en las primeras horas, el niño está con la madre al menos durante el día y el horario como mínimo es flexible, si no completamente a demanda. Como el bebé va vaciando el pecho, no se llega a acumular tal cantidad de leche. Aquellos pechos como piedras se consideran hoy una enfermedad, ingurgitación mamaria (pág. 169), y la mayoría de las madres sólo notan un aumento leve o moderado del tamaño de los pechos. Algunas no notan nada. Más de una madre me ha dicho, a los quince o veinte días, que todavía no le ha subido la leche. Si el niño estuviera perdiendo peso, me lo podría creer; pero cuando el niño está engordando y más contento que unas pascuas, y no toma biberones, pues de algún sitio lo estará sacando.

En ocasiones se producen dos subidas de la leche. Por ejemplo, si un recién nacido está mal agarrado al pecho, o no succiona bien, y no aumenta de peso, y con una o dos semanas empieza a mamar bien (o empieza la madre a sacarse leche intensivamente con un sacaleches), es posible que dos o tres días después del cambio se note la madre los pechos de repente muy llenos. Es importante saberlo, porque alguna madre, asustada, se ha ido a urgencias. Si únicamente le dicen con una sonrisa: «No se preocupe, señora, que es la subida de la leche», sólo habrá perdido el tiempo. Pero es que a más de un caso le diagnosticaron mastitis (primer error, porque no lo era), le dieron amoxicilina (segundo error, este antibiótico casi nunca funciona en las mastitis) y le dijeron que tenía que destetar al niño (tercer error, porque en la mastitis no hay que destetar).

También ha habido madres que han notado una nueva subida de la leche cuando su hijo, de varios meses o años, ha aumentado súbitamente la frecuencia de las tomas. Por ejemplo, una niña de dos años que estaba de vacaciones, y que no encontraba de su agrado ninguno de los platos del bufet libre del hotel.

La pérdida de peso

Los recién nacidos pierden peso, y al cabo de unos días lo vuelven a recuperar. Todo eso es normal.

Habitualmente pierden de un 4 a un 6 por ciento del peso al nacer, y lo recuperan antes de una semana. Algunos pierden un poco más, o tardan más días en recuperarlo, pero se sigue considerando normal. ¿Hasta cuándo (y hasta cuánto) se puede aceptar como normal? No conozco ningún dato científico que permita fijar un límite. Casi todos los pediatras admiten que se puede perder un 10 o incluso un 12 por ciento. Algunos niños que nacen con un peso muy alto (como cuatro kilos o más) pueden perder un poco más, un 14 o 15 por ciento. El peso tan alto al nacer se debe a veces a retención de líquidos, y se va todo por la orina; esos niños pierden más y tardan más en recuperarlo. Cuando se ha administrado mucho suero endovenoso a la madre durante el parto, a veces el bebé nace *hinchado*, y en pocas horas pierde mucho peso, que era sólo exceso de líquido. ¿Cómo se sabe si ha perdido *chicha* o sólo agua? Porque la grasa no se puede perder de un día para otro, el peso va bajando poco a poco en varios días.

En cuanto a la fecha límite para recuperar el peso del nacimiento, todavía hay menos datos. Algunos autores dicen máximo dos semanas, otros, máximo tres, la mayoría simplemente no dicen nada. Evidentemente, son cifras arbitrarias y redondeadas. Personalmente, he visto dos niñas

que tardaron veintidós días en recuperar el peso del nacimiento.

Lo que no se puede hacer es quedarse de brazos cruza-
dos esperando a que el bebé engorde por sí mismo. Seguro
que muchos de esos niños que pierden un 8 o 10 por ciento de peso se recuperarán espontáneamente en unos días,
haga lo que haga la madre. Pero también hay algunos que
pierden, y pierden, y pierden, hasta sufrir graves problemas. Llega un momento en que se entra en un círculo vicioso: el bebé está tan débil que no llora, sólo duerme, parece tranquilo; y si a pesar de no llorar lo ponen al pecho,
casi no mama porque no tiene fuerza para succionar. Ha
habido niños ingresados en una uci tras perder alrededor
del 30 por ciento de peso. Han muerto niños. Todo esto no
lo digo para asustar a las embarazadas; esos problemas son
raros y, sobre todo, son previsibles. Un niño no pierde el
30 por ciento de peso, ¡flop!, de un día para otro. Primero
ha perdido un 10, un 15, un 20 por ciento. Necesita varios
días. En esos días, una persona con experiencia puede notar que el niño no está mamando bien, que su comportamiento no es normal, que está demasiado adormilado. Y, a
falta de experiencia, una simple báscula nos avisa con suficiente antelación de que hay que tomar medidas.

Hay que hacer algo mucho antes de que pierda un 10
por ciento. Hay que hacer algo si no recupera el peso en
unos días. Hay que comprobar que está mamando en buena posición y con suficiente frecuencia, al menos ocho o
diez veces al día (y mejor si son 12 o más). No le distraiga
para que «aguante un poco entre toma y toma»; todo lo
contrario. No le haga perder el tiempo con un chupete,
¡el chupete no engorda! No espere a que llore de hambre
para darle de mamar. Hay que estar atenta a los signos
precoces de hambre: se despierta, se mueve, mueve la cabeza buscando, emite sonidos, mueve los labios y la lengua, se lleva las manitas a la boca...

Si a pesar de todo lo anterior pierde como un 8 por ciento, conviene practicar la compresión mamaria (véase más adelante), y si eso no le acaba de funcionar (o si le queda tiempo), sacarse leche para luego dársela con un vasito o cuentagotas.

Cuando un bebé está mamando mal, por el motivo que sea, sacarse leche tiene varias ventajas: se estimula la producción, se ve la leche (con lo que puede hacer callar a todos los que están diciendo: «No tienes leche»), puede dársela con otro método y conseguir que engorde. Si se saca leche y se la intenta dar al bebé pero él no la quiere y no se la toma, si tiene que tirar la leche porque no sabe qué hacer con ella, entonces puede estar segura de que el problema no es la falta de leche, y de que no se solucionaría con biberones. Si el bebé no engorda, pero tampoco quiere más leche, probablemente es que algo le pasa. Su pediatra tendrá que mirarlo bien.

Muy importante: sacarse leche no es fácil, y al principio no sale nada. Eso no significa que no tenga leche, sólo que no se sabe sacar. Necesitará varios días para aprender.

Compresión del pecho

La compresión mamaria es una técnica muy útil cuando un bebé no mama bien. Tal vez porque está muy dormido, o porque ha perdido peso y está débil, o porque no consigue colocarlo en buena posición, o porque no coordina bien la lengua, o porque está enfermo o es prematuro y se cansa al mamar... También es útil para acortar las tomas cuando la madre tiene grietas o dolor de pezones.

Normalmente, el bebé mama bien (o al menos pasablemente) unos minutos, y luego se queda con el pecho en la boca sin hacer nada. No suelta el pecho, pero tampoco mama. Puede que esté media hora o tres cuartos en cada pecho, pero la mayor parte del tiempo no está mamando. No sirve de nada tener el pecho en la boca sin mamar; es mejor comprimir el pecho; y si eso no le funciona bien, sacarse leche.

Esos primeros minutos en que el bebé mama activamente, déjelo a su aire. Cuando se quede quieto, con cuidado y sin sacarle el pecho de la boca, comprima el pecho por la base (tocando las costillas) entre el pulgar y el índice. Un buen apretón, pero sin hacerse daño. No se trata de bombear, apretando y soltando. Apriete, y mantenga apretado. Al apretar suele salir un chorro de leche, y el bebé, que estaba sin hacer nada, se lleva una agradable sorpresa y se pone a mamar otra vez. Mientras vea que mama, mantenga apretado, sin soltar. Cuando se vuelva a quedar quieto (o casi), suelte el pecho (a veces, al soltar, sale un poco más de leche y mama un poco más). Cuando se vuelva a quedar quieto, vuelva a apretar. Cuando se vuelva a quedar quieto, vuelva a soltar. Puede ir alternando la posición: arriba y abajo, a lado y lado, arriba y abajo... Repita la maniobra hasta que deje de funcionar, hasta que, apretando el pecho, su hijo siga sin hacer nada porque no sale nada. Es el momento de sacarlo de ese pecho y volver a empezar con el otro. Esta es una excepción al principio de la lactancia a demanda, dejarles mamar hasta que lo sueltan. Pero tampoco es exactamente una excepción: una cosa es *dejarles mamar* y otra cosa es *dejarles estar con el pecho en la boca sin mamar*. Es mejor hacer una toma corta, y al cabo de una hora volverle a dar, que estar toda la hora con el niño enchufado sin hacer nada. Si hace tomas frecuentes, pero no tan largas, tendrá usted tiempo de descansar, e incluso, si es necesario y tiene tiempo y ganas, de sacarse leche.

Suplementos

En algunos casos, cuando la pérdida de peso es excesiva, o tarda mucho en recuperarse, y todo lo anterior ha fallado, hay que darle al bebé un suplemento de leche artificial. Por supuesto, es mejor darle un suplemento de leche materna; pero a veces la madre no consigue sacarse suficiente leche, y llega un momento en que no se puede esperar más.

No se puede dar una norma fija. No se puede decir: «Necesita un suplemento si pierde un 12 por ciento.» Algunos lo necesitarán antes, otros no. El médico tendrá que decidir en cada caso. Depende de su estado general, de la evolución. Por ejemplo, un niño que ayer perdió 100 gramos y hoy ha perdido 20 se puede decir que «sigue perdiendo». Pero no es lo mismo que uno que ayer perdió 20 y hoy 100. Tal vez en el primer caso se puede esperar a ver si sigue mejorando, y en el segundo hay que dar un suplemento ya.

Tanto la Academia Americana de Pediatría como la ESPGHAN (Sociedad Europea de Gastroenterología, Hepatología y Nutrición Pediátricas) recomiendan que, en niños con antecedentes familiares de alergia, el suplemento sea de leche hidrolizada (no una de esas leches *hipoalergénicas* que no sirven para nada, sino un *hidrolizado de alto grado*, las leches que se dan a los niños con alergia a la leche). Porque, cuando un niño toma siempre biberón, se suele producir un fenómeno de tolerancia inmunológica. Pero cuando un niño toma el pecho, y sólo durante unos días toma un poco de leche artificial, no se produce la tolerancia y es fácil que se desencadene una alergia a la leche de vaca. Muchos pediatras desconocen estas recomendaciones; pueden pasarles el artículo científico que menciono más abajo. Es probable que el alergólogo del hospital les apoye y convenza al pediatra.

En principio, es mejor dar el suplemento con un vasito o con un cuentagotas, o con un suplementador de lactancia. Venden suplementadores ya hechos (fig. 13), y también puede hacerse casero, con una jeringa y con una palomita a la que se ha cortado la aguja. Ahora bien, si el bebé ha perdido mucho peso, y no hay manera de darle la leche con estos métodos, no dude en usar un biberón. Tampoco es el fin del mundo, ya volverá a quitar los biberones más adelante.

Cuando se llega a la necesidad de administrar un suplemento, es importante ser generosos. Cuando de verdad está justificado dar un suplemento, es porque la situación es seria, y no se va a solucionar con 30 mililitros al día. Un bebé que sólo necesita 30 mililitros probablemente no necesita nada. No queremos prolongar la situación, que el bebé pase dos o tres semanas engordando 30 o 40 gramos por semana. Queremos que engorde rápidamente, que se ponga sano y fuerte. Entonces mamará mejor, saldrá más leche y podremos retirar los suplementos. Por tanto, ofrézcale de entrada 30 o 60 mililitros cada tres horas, más o menos, siempre justo después de tomar el pecho. Y si se lo toma todo y parece que quiere más, pues 30 más.

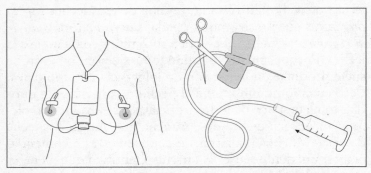

Figura 13. Un suplementador de lactancia, y la forma de fabricar uno casero.

Una advertencia importante. Como siempre estamos diciendo que la leche materna es maravillosa, algunos parece que han entendido que la leche artificial es mala. He visto algunos padres que parecen decididos a darle a su hijo cualquier cosa menos leche artificial (leche de biberón). Prefieren usar leche de soja, leche de almendras, leche de arroz, leche de cabra...

Es un grave error. Existe leche de soja adaptada, especial para bebés, pero muchos expertos recomiendan no usarla si no es por indicación médica. La soja lleva fitoestrógenos naturales de los que no conviene abusar. Y eso es la soja para bebés, que venden en la farmacia y en la etiqueta dice «preparado para lactantes». La leche de soja normal, para adultos, que venden en muchas tiendas de dietética, no se parece en nada a la leche para bebés, y no se debe administrar jamás antes del año. Peor aún, la leche de almendras, la leche de arroz o la leche de avena. Esos productos no se parecen en nada a la leche materna, y un recién nacido que sólo tomase eso se moriría. Suelen tener pocas proteínas, casi nada de grasas, un montón de azúcar... y de vitaminas, minerales y otros nutrientes más vale no hablar. Se les llama *leche* porque son líquidos de color blanco, pero no tienen nada que ver. Sería más correcto decir *horchata de almendra, horchata de arroz*... En cuanto a la leche de cabra, es muy parecida a la de vaca, y no se parece nada a la leche materna. En Alemania venden una marca de leche de cabra adaptada para bebés. Es decir, que le quitan un montón de cosas y le añaden otro montón de cosas, igual que se hace con la de vaca, para convertirla en algo que los bebés puedan tomar. En ocasiones se encuentra esa leche en tiendas de dietética o se compra por Internet. No tiene ninguna ventaja sobre la leche adaptada basada en leche de vaca. En todo caso, antes de darle a su hijo leche de cabra, asegúrese de que en la etiqueta pone bien claro que está adaptada para bebés.

Por favor, no ponga en peligro la salud de su hijo con inventos exóticos. La industria lleva un siglo investigando y mejorando la leche artificial, y una legislación internacional muy estricta regula su composición. Cuando un bebé no puede tomar leche materna, lo siguiente mejor es la leche adaptada para lactantes.

ZEIGER RS. FOOD ALLERGEN AVOIDANCE IN THE PREVENTION OF FOOD ALLERGY IN INFANTS AND CHILDREN. PEDIATRICS 2003;111:1662-71.
HTTP://PEDIATRICS.AAPPUBLICATIONS.ORG/CGI/REPRINT/111/6/S2/1662
AMERICAN ACADEMY OF PEDIATRICS COMMITTEE ON NUTRITION. SOY PROTEIN-BASED FORMULAS: RECOMMENDATIONS FOR USE IN INFANT FEEDING. PEDIATRICS 1998;101:148-153.
HTTP://AAPPOLICY.AAPPUBLICATIONS.ORG/CGI/CONTENT/FULL/PEDIATRICS;101/1/148
NEW ZEALAND MINISTRY OF HEALTH. SOY-BASED INFANT FORMULA. WELLINGTON 1998. WWW.SOYONLINESERVICE.CO.NZ/DOWNLOADS/MOHSOY.PDF

CAPÍTULO SEIS

Algunas curiosidades de los niños de pecho

El pecho del niño

Los niños, tanto varones como mujeres, suelen tener los pechos hinchados al nacer, por efecto de las hormonas femeninas que han recibido a través de la placenta. En algunos casos incluso producen unas gotas de leche, la llamada leche de brujas. Es totalmente normal, incluso en varones. No hay que hacer nada. No hay que apretar o intentar sacar la leche, porque el exceso de toqueteo podría producir una mastitis. No tiene nada que ver con que el niño tome pecho o biberón, y por supuesto que puede seguir tomando el pecho.

En niñas de menos de dos años se produce a veces el crecimiento de uno o ambos pechos, lo que se conoce como telarquia prematura. El tamaño es variable en todos los sentidos de la palabra (es decir, no sólo es distinto en cada caso, sino que puede aumentar y disminuir en la misma niña). No hay otros signos de pubertad (no hay vello pubiano, ni axilar...). No se debe confundir con la pubertad precoz. En caso de duda, es posible que su pediatra le haga pruebas. En la pubertad precoz, la edad ósea está adelantada y los niveles de LH (hormona luteinizante) aumentados, mientras que en la telarquia prematura ambos son normales. Hacia los tres o cinco años de edad los pechos suelen volver a deshincharse; pero en algunas niñas se mantienen crecidos hasta empalmar con la pubertad.

Es totalmente normal, no es debido a la lactancia materna, y puede seguir dándole el pecho.

El ombligo y el baño

El cordón umbilical se seca y se cae en una media de diez días o menos, pero es frecuente que tarde dos o tres semanas, y a veces tarda casi un mes y medio en caer. La aplicación de alcohol y otros desinfectantes retrasa la caída. No conviene aplicar yodo (pág. 88) ni mercromina (que lleva mercurio).

El ombligo del recién nacido puede ser la puerta de entrada de peligrosas infecciones, y por eso se instauró la costumbre de aplicar desinfectantes (antisépticos). Pero varios estudios científicos con diversos productos han demostrado que ninguno tiene ventajas sobre la simple higiene: mantener el ombligo limpio y seco.

Hace unos años se solía bañar a los bebés a los pocos minutos de nacer, pero luego se prohibía volverlos a bañar hasta que se les cayera el ombligo. Curiosamente, se ha demostrado que las dos recomendaciones eran erróneas. Es mejor no bañar a los niños durante las primeras veinticuatro horas (o más), principalmente por el peligro de hipotermia (enfriamiento), incluso con agua caliente. En los minutos que pasan desde que el niño se moja hasta que se seca, el agua se evapora de su piel, enfriándolo rápidamente. Hoy en día los recién nacidos se secan rápidamente con una toalla calentita, se colocan en contacto piel con piel sobre su madre y se cubren ambos con una manta.

En los días sucesivos normalmente no hay necesidad de bañar al niño, porque se ensucian muy poco. Puede limpiarlo con una esponja húmeda. Pero si hace una caca muy líquida y abundante, no dude en bañarlo rápidamente con agua calentita y secarlo enseguida. (Bañarlo rápidamente porque, claro, no va a estar diez minutos en remojo en agua llena de caca...).

Por cierto, ya que hablamos de baño, es curiosa la obsesión por bañar a los bebés que hay en nuestra sociedad. Cuando no gatean, los bebés casi no se ensucian (salvo por la caca). Se dice que el baño es un momento muy agradable y relajante para los bebés, y que debe hacerse antes de dormir. Pero lo cierto es que a unos les resulta agradable y otros protestan enérgicamente; que a algunos les relaja y a otros más bien les excita tanto chapoteo, y que puede bañar a su hijo a la hora del día en que le resulte más cómodo.

Si a su bebé no le gusta el baño, con un par de veces por semana es suficiente. También puede limpiarlo con una esponja, si es de los que no soportan estar en remojo.

No hace falta limpiarles los ojos con una gasa ni con ninguna otra cosa (salvo para retirar suavemente las legañas). No hay que limpiarles los oídos con un palito. Los bastoncillos para los oídos son peligrosos, es fácil dañar el tímpano, y en todo caso el bastoncillo empuja y compacta la cera hacia adentro, provocando tapones. Si dejamos la oreja en paz, la cera irá saliendo sola. Limpie si hace falta el exterior de la oreja, pero nunca el orificio.

No hay que retraer el prepucio (la piel del pene) de los varoncitos para limpiarlo. Casi todos los recién nacidos tienen el prepucio cerrado, es decir, que no se puede retirar hacia atrás. El prepucio se abre solo a lo largo de los años (*años*, no *meses*), y a veces no se abre nunca. Es normal y no da ningún problema. Los intentos intempestivos de retirar el prepucio pueden provocar lesiones que, al cicatrizar, producen un mayor estrechamiento y una auténtica fimosis. Insisto: no toque el prepucio de su hijo, ni aunque se lo diga el pediatra, y no permita que el pediatra lo retire a la fuerza (se ven muchos prepucios sangrantes por absurdas maniobras sin sentido).

La caca

La primera caca que hace un recién nacido es bastante líquida, negra y pegajosa como pintura, y se llama meconio. Luego, durante unos días, hace las llamadas deposiciones de transición, muy líquidas y de color grisáceo verdoso. Por fin aparecen las cacas típicas del niño de pecho, semilíquidas, de consistencia grumosa (con grumos o hebras de mucosidad), de olor agradable (para lo que puede ser una caca, se entiende) y de color amarillo dorado (aunque también se fabrica en versiones *amarronadas* y verdosas).

Estos cambios reflejan los cambios en la alimentación del bebé. En el útero, el bebe no come nada (aunque traga mucho líquido amniótico), y el meconio es el resultado de digerir las células de la mucosa intestinal que se han ido descamando durante meses (una dieta exclusiva de carne humana). Durante los primeros días después del parto, el bebé come poco (no por falta de leche, sino porque tiene que comer poco), y por eso sus deposiciones son poco más que agua. Las cacas típicas del niño de pecho indican que está tomando una cantidad apreciable de leche materna, y son diferentes de las del niño que toma el biberón (normalmente más espesas, más oscuras y más malolientes; a veces duras, como bolas que no manchan el pañal).

Si a los cinco días de nacer el bebé todavía no hace las cacas típicas, amarillas, grumosas y con la consistencia de un puré, cabe sospechar que el niño no está mamando lo suficiente. Las sospechas se han de comprobar pesando al niño; si está engordando bien, pues será que no, que esas cacas en realidad son normales y no tienen ninguna importancia. Cuando, por cualquier motivo, el niño (o el adulto) no come lo suficiente, puede volver a hacer esas cacas muy líquidas, grisáceo-verdosas, llamadas deposiciones de hambre. Esto explica por qué muchos niños tienen otitis y diarrea, moquitos y diarrea, anginas y diarrea... no es verdadera diarrea, sino sólo cacas líquidas porque, al estar enfermos, han perdido el apetito. También explica por qué se ha abandonado la antigua costumbre de poner a dieta a los niños (o adultos) con diarrea. Al no comer, o comer muy poco, la diarrea se alarga; comiendo de todo la diarrea se cura antes.

Durante las primeras semanas, las deposiciones suelen ser muy frecuentes. Los bebés hacen caca cada vez que maman (parece como si no les cupieran las dos cosas en un cuerpecito tan pequeño, para meter algo hay que sacar algo). Pero algunos no hacen tantas, sino *sólo* cuatro o cinco al día. Y otros hacen aún más caca entre toma y toma, incluso más de veinte veces al día. Todo esto es completamente normal, no es diarrea, y por tanto no hay que hacer nada: ni dejar de darle pecho, ni darle agua, ni otros líquidos, ni medicamentos, ni nada. Es difícil que un niño que sólo toma pecho tenga de verdad diarrea; aunque, por supuesto, puede ocurrir. La diarrea se detecta por un cambio repentino en las deposiciones, mucho más líquidas y abundantes que el día anterior, o por la presencia de otros síntomas, como sangre en la caca o fiebre. Sin duda, muchas diarreas leves en niños de pecho pasan completamente desapercibidas; ¿qué más da que haga seis cacas o que haga ocho?

Poco después, en algún momento entre el mes y medio y los seis meses (algunos algo antes o algo después, aunque lo más frecuente es hacia los tres o cinco meses) los niños que toman lactancia materna exclusiva suelen pasar una temporada en que casi no hacen caca. Solo los que toman lactancia exclusiva; basta con un poco de biberón para cambiar las deposiciones. Hace unas décadas eran muy pocos los niños españoles que llegaban a los tres meses con el pecho, y no digamos exclusivo, de modo que muchas madres y abuelas, y muchos pediatras y enfermeras, no saben que esto es normal. Pero ahora, cuando cada vez son más los niños que toman sólo pecho y nada más que pecho hasta los seis meses, vemos que de hecho lo raro es que un bebé haga caca todos los días. La mayoría hace cada dos o tres días, muchos cada cinco o siete. Si acude a un grupo de madres lactantes, no le será difícil conocer a algún niño que estuvo diez o doce días sin hacer caca. Personalmente he visto a un niño que estuvo veintitrés días; y el doctor Newman (un especialista en lactancia materna que ve los casos más raros de Toronto) ha visto dos niños que estuvieron más de treinta días.

Eso sí, cuando al final hacen caca, es completamente normal, semilíquida o pastosa, como solían hacerla antes. Y se ponen hasta la bandera. No se le ocurra pesar al niño antes y después de hacer caca, porque se llevaría un susto de muerte. Todo eso es totalmente normal, no es estreñimiento. Repito, no es estreñimiento, porque no hacen bolas duras y secas. El estreñimiento es una enfermedad que consiste en hacer bolas duras y secas. Si hace usted cacas como bolas de billar, pida al cielo que sea solo una por semana, porque si hace tres bolas de billar al día, está igual de estreñida, y encima va a sufrir mucho más. En cambio, el que hace la caca blanda no está estreñido, aunque sólo haga una al mes. Todavía encontrará algunos pediatras que no saben que esto es normal, y querrán tratar a su hijo como si tuviera estreñimiento. Y algunas abuelas y cuñadas pueden ponerse muy pesadas. Manténgase firme. No hay que darle ni agua, ni zumo de naranja, ni otros zumos, ni manzanilla u otras malas hierbas, ni remedios naturales, homeopáticos o tradicionales chinos, ni laxantes u otros medicamentos, ni agua de remojar ciruelas pasas. No hay que ponerle lavativas, ni supositorios de glicerina, ni de ningún otro tipo, ni meterle por el culito el termómetro, ni la ramita de perejil con aceite de oliva, ni el rabito de la hoja de geranio, ni una cerilla... Nada de nada.

Algunas madres aseguran que su hijo está incómodo y lloroso cuando lleva unos días sin hacer caca, y que cuando hace, se le pasan todos los males. La mayoría, sin embargo, dice que su hijo está la mar de bien. Es un poco arriesgado poner en duda lo que dicen las madres, porque casi siempre tienen razón; pero se me hace muy difícil creer que esa caca blanda, a veces líquida, pueda causar dolor o molestias serias al bebé. En el verdadero estreñimiento, sin duda hay molestias: sacar esa bola dura ha de doler, y es posible que también duela antes, a medida que va recorriendo el intestino. Pero ¿una caca blanda? Me parece que al no hacer caca le ha ocurrido como a los dientes, que les echan la culpa de cosas que son pura coincidencia. Cuando un niño de dos a seis meses llora, protesta o no duerme, no es difícil que lleve un par de días sin hacer caca, y cuando un niño de seis a dieciocho meses llora o protesta, es muy probable que le esté saliendo, le acabe de salir o esté a punto de salirle un diente. Cuando el que llora tiene dos años, como ya no le salen dientes, se dice que son *los terribles dos años*; y a partir de los tres cualquier problema se atribuye a la preadolescencia.

Si su hijo no pasa por esta fase, si sigue haciendo varias cacas al día durante toda la lactancia, no pasa nada, también es normal.

Si, en cambio, durante el primer mes o mes y medio no hace varias cacas al día, también puede ser normal, pero compruebe el peso. A esa edad, algunos niños hacen poca caca porque no maman lo suficiente. Si el peso ha aumentado lo suficiente, pues nada.

Si desde el mismísimo día del nacimiento su hijo hace caca una vez cada varios días, si no ha pasado ninguna temporada, ni corta ni larga, de hacer varias veces al día, consulte a su pediatra. Podría ser normal, pero también podría tener un problema digestivo. Fíjese en si, al menos, se tira peditos; es buena señal.

El pipí

Los bebés pequeños suelen hacer pipí al menos de seis a ocho veces al día. Excepto los primeros dos días, cuando están perdiendo peso, en que hacen menos veces.

Pero eso no significa que mojen seis u ocho pañales. Los pañales desechables son muy absorbentes, y a veces se puede pasar un día con cuatro o cinco pañales (si no hay que cambiarlo porque ha hecho caca). Tampoco es fácil, cuando se cambia a un bebé porque ha hecho caca, saber si también ha hecho pipí (con un bebé mayor se nota, pero uno pequeño hace poca cantidad cada vez, y la madre es más novata).

El que un niño haga poco pipí puede sugerir que ha mamado poco. Pero eso se ha de comprobar con el peso. Lo mismo ocurre cuando hacen poca caca (en el primer mes) o cuando esa caca es muy líquida y grisácea verdosa. Son sólo datos orientativos que nos indican que hay que comprobar el peso. Si está engordando normalmente, y si está contento y feliz, no importa cuánto pipí y cuánta caca haya hecho.

Importaría, desde luego, si pudiéramos medir la cantidad exacta. El que de verdad orina poco es porque no ha tomado suficientes líquidos, y por tanto suficiente leche. Pero en la práctica sólo contamos pañales mojados. Un niño que hace diez veces, y cada vez hace 30 mililitros, ha orinado menos que el que ha hecho cinco veces, y cada vez 80 mililitros.

Además, el hecho de que un niño orine mucho no garantiza que esté tomando suficientes líquidos. Los niños que toman pecho no necesitan beber agua; con la leche ya tienen agua de sobra. Les sobra agua. Si toman un poco menos de la leche que necesitan, seguirán haciendo mucho pipí. Tienen que estar mamando muy poco de verdad para que la cantidad de orina disminuya.

114

Por todo ello, observar y contar pañales mojados es muy poco útil para saber qué tal mama un niño. Pero la idea ha salido en algunos libros, en el apartado *Cómo saber si mi hijo toma suficiente leche*, se ha extendido por el boca a boca y ha alcanzado una calidad de dogma que, sin duda, los autores de esos libros no esperaban. Algunas madres pasan meses contando obsesivamente los pañales, cuando basta con ver la cara de felicidad del niño para saber que está mamando todo lo que necesita (y si hubiera dudas, tendríamos el peso). Otras veces, cuando todos los síntomas indican que hay un problema, se busca en los pañales una falsa (y peligrosa) seguridad («Mi hijo sólo ha engordado 250 gramos entre el mes y los dos meses.» «Pero ¿moja bien los pañales?» «Sí, orina bastante.» «Pues no te preocupes.») El otro día vi el caso opuesto: un niño de cinco meses, mamando perfectamente, sano y rollizo, con un perfecto aumento de peso, y la madre preocupada a pesar de todo («Sé que tengo poca leche, porque desde que nació está orinando poco; pero no hay manera de que se tome los biberones»). Un niño que de verdad orina poco desde que nació... a los cinco meses, en el mejor de los casos, está hospitalizado.

Olvídese de la orina, por favor. Si su hijo está activo, contento, se le ve sano y mama lo que quiere, es que todo va bien. Si está engordando normalmente, es que todo va bien. Si todo va bien pero moja pocos pañales, simplemente quiere decir que su hijo aguanta la orina más tiempo y hace más cantidad cada vez. Si un niño de tres meses, de pronto, se queda con hambre, no serán los pañales los que nos avisen: será el mismo niño, que pedirá el pecho más a menudo (y, si se lo da, se le quitará el hambre y asunto resuelto).

Lo de la orina podría tener cierto interés durante las primeras semanas, cuando los niños están muy dormidos y no se les nota tanto la salud en la cara. Si parece que mama mal (porque está mucho rato y le duelen los pezones, o porque no se agarra), o que se queda con hambre (porque está todo el día llorando), o que está débil (porque está todo el día durmiendo), puede ser buena idea fijarse en la orina mientras lo lleva a pesar. Pero de todas maneras, tanto si el pañal está seco como si está mojado, tendrá que pesarlo.

El sueño

¿Debo despertarlo para mamar?

En general, no.

Los niños suelen mamar muy bien nada más nacer, pero luego suelen pasar ocho, diez o doce horas muy adormilados, y casi no se cogen al pecho. Eso es normal, y si bien hay que darles toda clase de oportunidades para mamar (permaneciendo cerca de la madre, y a ser posible en contacto piel con piel, y ofreciéndoles el pecho a la más mínima oportunidad, en cuanto parecen un poco despiertos, sin esperar a que lloren), tampoco hace falta insistir en despertarlos. Ya mamarán.

Pero, claro, tampoco pueden estar toda la vida sin mamar. A las diez o doce horas se empieza a insistir un poco más, y si pasan aún más horas y no mama, conviene por un lado que el pediatra mire al niño para asegurarse de que no le pasa nada, y por otro que la madre se saque leche y se la intente dar con un cuentagotas o una jeringuilla. Si pasase muchísimo tiempo sin mamar y no hiciéramos nada para darle leche, entraría en un círculo vicioso, seguiría durmiendo de pura debilidad y perdería cada vez más peso.

Releo el párrafo anterior y ya me temo: «Esto va a asustar a las embarazadas.» Pues no, no se asuste, por favor, la inmensa mayoría de los recién nacidos maman con energía y elegancia y no tenemos que preocuparnos para nada.

Pero comprenda que justo en las excepciones es donde está el peligro, y que en un libro como éste tenemos que advertirlo. No es cosa que aparezca una madre con su niño de cinco días y diga: «Le doy el pecho a demanda, y como todavía no ha demandado, todavía no le he dado.»

Una vez que la lactancia está encarrilada, cuando el niño ha mamado durante varios días sin problemas, y se le ve contento, y engorda normalmente, no hay ninguna necesidad de despertarle. Si un día duerme ocho horas, disfrútelo y descanse, que probablemente a los cuatro meses no dormirá tanto (una vez más, usemos el sentido común: si de pronto un bebé duerme mucho más de lo que solía dormir, obsérvelo, vea si respira normalmente, tóquelo a ver si tiene fiebre...).

Pero si está perdiendo peso, o ganando muy poco, y encima duerme mucho, sí que conviene intentar despertarlo. En la mayoría de los casos, más que despertarlo (no es fácil despertar a un niño profundamente dormido), basta con estar atentos y aprovechar la menor oportunidad, cuando se empieza a mover o parece *casi* despierto, para ponerlo al pecho. Lo que significa tenerlo todo el rato al lado. Un niño poco llorón por carácter, o por debilidad debida a enfermedad o a la pérdida de peso, puede saltarse muchas tomas si duerme lejos de su madre. Se *medio despierta*, mueve la cabeza de un lado a otro, se queja débilmente, nadie se entera y se vuelve a dormir. «Ha dormido seis horas de un tirón», dicen luego.

Durante los primeros días, todos los niños pierden peso, y por tanto siempre hay que estar atentos para intentar darles el pecho con frecuencia. No se puede poner un límite, ni *máximo cuatro horas* ni ningún otro. Hay que usar el sentido común. No es lo mismo un niño que por la mañana ha mamado varias veces y ha mamado bien, movía la mandíbula y se le oía tragar, y por la tarde duerme cinco horas, que otro niño que duerme cinco horas, y luego otras cinco, y luego cinco más, y entre siesta y siesta apenas se agarra, pelea con el pecho y no mama ni dos minutos, o bien se está media hora con el pecho en la boca pero sin mamar.

¿Cuándo dormirá toda la noche?

Últimamente se han puesto muy de moda diversos métodos para *enseñar a dormir a los niños*. Eso es una tontería; todos los niños saben dormir. Los fetos ya duermen antes de nacer, y los recién nacidos suelen pasar más (algunos, mucho más) de quince horas al día durmiendo. Un niño que no durmiera moriría en pocos días, lo mismo que un adulto.

En realidad, lo que los niños *aprenden* con el tiempo no es a dormir, sino a estar despiertos. Tienen que pasar de dormir las quince o veinte horas del recién nacido a las siete u ocho del adulto, es evidente que han de dormir cada vez menos. Pero no es un verdadero aprendizaje (es decir, algo que te tienen que enseñar), sino un proceso de maduración, lo mismo que el sentarse o el caminar: todos los niños lo harán cuando les llegue el momento, sin que los padres hagan nada especial (solo lo de siempre: quererlos y cuidarlos), y ninguna estimulación intensiva o precoz puede conseguir que lo hagan antes o lo hagan mejor.

Uno de los hitos en este proceso de maduración tiene lugar hacia los cuatro meses, cuando los niños empiezan a despertarse con frecuencia por la noche. Muchas madres se extrañan, se preocupan o incluso se asustan, pues les han dicho que el niño dormiría cada vez más (¿más todavía? ¡Entraría en coma!). Pero usted ya está avisada: a los dos o tres meses su hijo puede que duerma seis horas seguidas, tal vez incluso ocho; pero hacia los cuatro o cinco meses probablemente empezará a despertarse varias veces cada noche, más o menos cada hora y media o dos horas. Recuerde, es un proceso normal de maduración. No hace falta que le enseñe, que intente despertar a su hijo cada dos horas, ya lo hará él. (Parece que algunos niños no se despiertan, sino que duermen siempre de un tirón. Si por casualidad su hijo es de esos, no se preocupe, también es normal.)

A partir de ahí entramos en territorio desconocido; tenemos muy pocos datos sobre la evolución natural del sueño normal de los niños. Seguro que es muy variable, y cada niño es distinto. Parece que hacia los dos años los niños se despiertan bastante menos, y hacia los tres años suelen dormir de un tirón (al menos, la mayoría de aquellos niños que no han sufrido experiencias traumáticas porque nadie ha intentado dejarlos solos por la noche contra su voluntad). Hacia los tres años, muchos niños que dormían con sus padres aceptan dormir en otra habitación, siempre y cuando les hagan compañía hasta que se duermen. Hacia los siete años muchos niños pueden quedarse dormidos solos (es decir, les das un besito, les dices adiós, y se quedan en su cama sin llorar, sin protestar, sin llamar...).

Los gases

Tanto los niños como los adultos podemos tener gas en el estómago o en el intestino (sobre todo en el intestino grueso). Pero son dos cuestiones completamente diferentes.

El gas en el estómago es aire, aire normal y corriente que el individuo ha tragado (lo que los médicos llamamos aerofagia, comer aire). Los bebés pueden tragar aire al comer, o al llorar, puede que también al chupar un chupete o el dedo.

El gas que hay en el intestino es distinto, no hay más que olerlo para darse cuenta. Contiene nitrógeno del aire deglutido (el oxígeno ha sido absorbido a través del tubo digestivo) y gases que se producen en el mismo intestino por la digestión de ciertos alimentos y que le dan su olor característico.

Cuando el niño traga demasiado aire, sería posible que se tirase demasiados peditos, pero es más fácil que el exceso de gas salga por arriba, con los eructos. Un exceso de gas en el intestino es más probable que provenga de la digestión que del aire deglutido. Cuando el bebé no mama correctamente, porque está mal colocado o tiene alguna otra dificultad, es posible que tome demasiada lactosa y poca grasa, y la sobrecarga relativa de lactosa puede producir un exceso de gas (pág. 60). Además, al estar mal colocado es más probable que trague gas mientras mama. Pero ni la mala posición es la principal causa de gases, ni los gases son el principal síntoma de la mala posición.

El exceso de gas en el intestino sólo puede expulsarse en forma de pedos. Por fortuna, no puede hacer el camino inverso y salir por la boca.

Es más fácil expulsar el aire del estómago (es decir, hacer el eructo, con *c*, no confundir con las erupciones volcánicas) en posición vertical que en posición horizontal. Como nuestros antepasados estaban siempre en brazos de su madre, en posición más o menos vertical, no debían tener mucho problema. En el siglo pasado se generalizaron los biberones y las cunas. Con el biberón, el niño puede tragar mucho aire, y en la cuna le cuesta echarlo; por eso parecía importante poner al niño a hacer el eructo antes de dejarlo en la cuna.

Sin embargo, no parece que los gases molesten a los bebés, salvo tal vez en casos extremos. Mucha gente piensa que la principal causa de llanto en los niños pequeños son los gases; y muchos de los medicamentos que a lo largo de la historia se han recomendado para el cólico del lactante se suponía que ayudaban a expulsarlos (ese es el significado de la palabra *carminativo*), o a evitar la formación de burbujas (nunca he entendido por qué, pero sí, ciertas gotas para el cólico son antiespumantes).

No todo el mundo está de acuerdo en cuál es la causa del cólico (más adelante le explicaré mi teoría favorita), pero parece que ya no quedan defensores serios de la teoría de los gases. Hace muchos años, cuando no se sabía que el exceso de rayos X era malo y se hacían radiografías por cualquier tontería, a alguien se le ocurrió hacer radiografías de los niños que lloraban (el gas se ve perfectamente como una gran mancha negra en la radiografía). Se comprobó que los niños tienen poco gas cuando empiezan a llorar, pero mucho gas cuando llevan un rato llorando. Lo que ocurre es que tragan aire al llorar, y como no pueden llorar y eructar al mismo tiempo, se les va acumulando todo hasta que dejan de llorar. La madre suele explicarlo así: «Pobrecito, lloraba mucho porque tenía gases. Lo cogí y le di unas palmaditas, y por fin pudo hacer el eructo y se le pasó todo.» En realidad, la interpretación correcta probablemente sería: «Pobrecito, lloraba porque me echaba de menos. Cuando le cogí en brazos y le acaricié la espalda, se tranquilizó y entonces echó un eructo enorme con todo el aire que había tragado mientras lloraba.»

Creo que eso explica la importancia del eructo en el siglo pasado. Cuando la madre intentaba poner al niño en la cuna nada más acabar de comer, el bebé lloraba desesperado. En cambio, si lo tenía en brazos y lo mecía y acariciaba un rato antes de dejarlo en la cuna, era más fácil que el bebé se tranquilizase y se durmiese. Durante ese rato que estaba en brazos, claro, el bebé eructaba. Y como nadie quería reconocer que los brazos de la madre eran buenos para el bebé (¿cómo van a ser buenos?, ¡los brazos de la madre son malos, malcrían, el bebé no tiene que estar en brazos, o se volverá un llorón!), prefirieron pensar que era el eructo, y no la presencia de la madre, lo que había obrado el milagro.

El caso es que muchas madres modernas tienen la idea de que el eructo es importantísimo, fundamental para la salud y el bienestar de su hijo. Tiene que eructar cueste lo que cueste. Pero los niños de pecho, si han mamado correctamente, no tragan casi nada de aire (los labios se cierran herméticamente sobre el pecho, por lo que el aire no puede entrar; y dentro del pecho no hay aire, a diferencia del biberón). Muchas veces, los niños de pecho no eructan después de mamar. En cambio, cuando están mal colocados al pecho, es posible que traguen aire, haciendo un ruido como de besuqueo, porque queda una rendija entre los labios y el pecho.

Alguna vez me ha explicado una madre que a su hijo *le cuesta mucho hacer el eructo*, que hay que tenerlo una hora dándole golpes en la espalda, que llora y todo de lo mal que se encuentra, hasta que por fin puede echar los gases. Pobre criatura, lo que pasa es que no tiene ningún gas que echar; llora de tantos golpecitos y meneos que le dan, y al final echa el aire que ha tragado mientras lloraba.

No se obsesione con el eructo. Después de mamar, es buena idea tener al bebé un buen rato en brazos. Eso les gusta. Si en ese tiempo echa los gases, pues muy bien. Y si no, pues será que no tenía gases. No le golpee la espalda, no le dé manzanilla, ni anís, ni agua, ni ningún *remedio* para los gases (ni natural ni artificial, ni de la farmacia ni de la herboristería, ni comprado ni hecho en casa).

El cólico

Los bebés occidentales suelen llorar bastante durante los primeros meses, lo que se conoce como cólico del lactante o cólico del primer trimestre. *Cólico* es la contracción espasmódica y dolorosa de una víscera hueca; hay cólicos del riñón, de la vesícula y del intestino. Como el lactante no es una víscera hueca, y el primer trimestre todavía menos, el nombre ya de entrada no es muy afortunado. Se le llamaba cólico porque se creía que les dolía la barriga; pero eso es imposible saberlo. El dolor no se ve, lo tiene que explicar el paciente. Cuando se les pregunta «¿por qué lloras?», los bebés se obstinan en no contestar; cuando se les vuelve a preguntar años después, siempre dicen que no se acuerdan. Así que nadie sabe si les duele la barriga, o la cabeza, o la espalda, o si les pica la planta del pie, o si les molesta el ruido, o si simplemente están preocupados por alguna noticia que oyeron por la radio. Por eso, los libros modernos suelen evitar la palabra *cólico*, y prefieren llamarlo *llanto excesivo en la infancia*. Es lógico pensar que no todos los bebés lloran por lo mismo; a alguno tal vez le duela la barriga, pero otro tendrá hambre, o frío, o calor, y otros (probablemente los más) simplemente necesitan estar en brazos.

Típicamente, el llanto se produce sobre todo por las tardes, de seis a diez, *la hora tonta*. A veces es de ocho a doce, a veces de doce a cuatro, y algunos parece que estén de guardia las veinticuatro horas. Suele empezar después de las dos o tres semanas, y suele mejorar hacia los tres meses (aunque no siempre).

Cuando la madre da el pecho y el bebé llora por las tardes, siempre hay algún alma caritativa que le dice: «¡Claro, se nota que por las tardes se te acaba la leche!» Pero entonces, ¿por qué tienen cólico los niños que toman el biberón? (la incidencia de cólico parece ser la misma con pecho o con biberón). ¿Acaso hay alguna madre que por la mañana prepare los biberones de 150, y por la tarde sólo de 90, para fastidiar y para que el niño llore? ¡Claro que no! Los biberones son exactamente iguales, pero el bebé que por la mañana dormía más o menos tranquilo por la tarde llora y llora. No es por hambre.

«Entonces, ¿por qué mi hija se pasa toda la tarde enganchada a la teta, y por qué me noto los pechos vacíos?» Cuando un bebé llora, la madre que da el biberón puede hacer varias cosas: puede tomarle en brazos, mecerle, cantarle, acariciarle, ponerle el chupete, darle un biberón, dejarle llorar (no estoy diciendo que sea conveniente o recomendable dejarle llorar, sólo digo que es una de las cosas que la madre podría hacer). La madre que da el pecho puede hacer todas esas cosas (incluyendo darle un biberón y dejarle llorar), pero además puede hacer una exclusiva: darle el pecho. La mayoría de las madres descubren que dar el pecho es la manera más fácil y rápida de que el niño se calme (en casa, al pecho le llamábamos *la anestesia*), así que dan el pecho una y otra vez a lo largo de la tarde. Claro que el pecho se queda blando, pero no es porque no haya leche, sino porque toda la leche está dentro de la barriga del niño. El bebé no tiene nada de hambre, al contrario, está de leche hasta la bandera.

Si la madre está contenta dando el pecho todo el rato, y no le duele el pezón (si el niño pide todo el rato y el pezón duele, es probable que esté en mala posición), y si el bebé se calma así, no hay inconveniente. Puede darle todas las veces y todo el tiempo que quiera. Puede meterse en la cama y descansar mientras su hijo mama. Ahora bien, si la madre está cansada, desesperada, harta de tanto dar el pecho, y si el niño está engordando bien, tampoco hay inconveniente en que le diga al padre, a la abuela o al primer voluntario que pille: «Toma a este niño, llévatelo a pasear a otra habitación, o a la calle y no vuelvas en dos horas.» Porque si un niño que mama bien y engorda normalmente mama cinco veces en dos horas y sigue llorando, de una cosa podemos estar razonablemente seguros: no llora por hambre (otra cosa sería un niño que engorda muy poco, o que estaba engordando poco o nada hasta hace dos días y ahora empieza a recuperarse: a lo mejor ese niño necesita mamar muchísimas veces seguidas). Eso sí, si recurre a que alguien se lleve al niño a paseo, aproveche para descansar, y si es posible para dormir. Nada de lavar los platos y ponerse al día con la plancha, entonces no adelantamos nada.

Ocurre a veces que la madre está desesperada, lleva dos horas pecho, brazos, pecho, brazos, y vuelta a empezar. Recibe a su marido como si fuera el séptimo de caballería: «Por favor, haz algo con esta niña, porque estoy a punto de volverme loca.» Papá la toma en brazos (no sin cierta aprensión, dadas las circunstancias), la niña apoya la cabecita sobre su hombro y ¡cloc!, cae dormida. Hay varias explicaciones posibles para este fenómeno. Dicen que los varones tenemos el hombro más ancho, y que se duerme mejor. Como llevaba dos horas danzando, es lógico que la niña esté bastante cansada. A lo mejor lo que necesitaba era un cambio de aires, es decir, de brazos (y muchas veces ocurre al revés: el padre ya no sabe qué hacer, y la madre consigue tranquilizar al bebé en segundos).

Tengo la impresión (pero es sólo una teoría mía, no tengo ninguna prueba) de que, en algunos casos, lo que ocurre es que el bebé también está harto de mamar. No tiene hambre, pero no es capaz de reposar la cabeza sobre el hombro de su madre y dormir tranquilo. Como si no conociera otra forma de relacionarse con su madre que mamando. Tal vez se siente como nosotros cuando nos ofrecen nuestro postre favorito después de una opípara comida. No podemos negarnos, y luego andamos toda la tarde con indigestión. En brazos de mamá es un continuo quiero y no puedo; en cambio, con papá, no hay duda posible: no hay teta, así que a dormir.

Mi teoría tiene muchos puntos flojos, desde luego. Para empezar, la mayor parte de los niños del mundo están todo el día en brazos (o colgados a la espalda) de su madre, y en general descansan tranquilos y apenas lloran. Pero tal vez esos niños sí que conocen otra manera de relacionarse con su madre, sin necesidad de mamar. En nuestra cultura nos empeñamos en dejar al bebé en su cuna varias horas al día; tal vez así les transmitimos la idea de que sólo pueden estar con su madre si maman.

Porque lo cierto es que el cólico del lactante parece casi exclusivo de nuestra cultura. Algunos lo consideran una enfermedad de nuestra civilización, la consecuencia de dar a los niños menos contacto físico del que necesitan. En otras sociedades, el concepto mismo de *cólico* es desconocido. En Corea, el doctor Lee no encontró ningún caso de cólico entre 160 lactantes. Al mes de edad, los niños coreanos sólo pasaban dos horas al día solos, frente a las dieciséis horas de los norteamericanos. Los niños coreanos pasaban el doble de tiempo en brazos que los norteamericanos, y sus madres respondían prácticamente siempre a su llanto. Las madres norteamericanas ignoran deliberadamente el llanto de sus hijos casi la mitad de las veces.

En Canadá, Hunziker y Barr demostraron que se podía prevenir el cólico del lactante recomendando a las madres que llevasen a su hijo en brazos varias horas al día. Es muy buena idea llevar al bebé colgado, como hacen la mayor parte de las madres del mundo. Hoy en día es posible comprar varios modelos de bandoleras y portabebés en los que puede llevarlo cómodamente por casa y por la calle. No corra a dejar al bebé en la cuna cuando se duerma; les gusta estar con su mamá, aunque estén durmiendo. No espere a que el bebé empiece a llorar, con dos o tres semanas, para tomarlo en brazos; entonces puede que esté *pasado de rosca* y ni con los brazos se calme. Los bebés necesitan mucho contacto físico, muchos brazos, desde que nacen. No les conviene estar separados de su madre, y mucho menos solos en otra habitación. Durante el día, si lo deja un rato durmiendo en su cunita, es mejor que tenga la cunita en el salón; así se sentirán los dos (madre e hijo) más seguros, y descansarán mejor.

A nuestra sociedad le cuesta mucho reconocer que los niños necesitan brazos, contacto, afecto; que necesitan a su madre. Es preferible cualquier otra explicación: que si inmadurez del intestino, que si el sistema nervioso... Se prefiere pensar que el niño está enfermo, que necesita un medicamento. Hace unas décadas, las farmacias españolas vendían medicamentos para el cólico que contenían barbitúricos (mano de santo, desde luego, el niño se quedaba frito). Otros prefieren las hierbas e infusiones, los remedios homeopáticos, los masajes. Todos los tratamientos de que tengo noticia tienen algo en común: hay que tocar al niño para dárselo. El niño está en la cuna, llorando; la madre lo toma en brazos, le da manzanilla, el niño se calla. Se hubiera callado igual sin manzanilla, con el pecho, o solo con los brazos. Si, por el contrario, inventasen un aparato electrónico para administrar manzanilla, activado por el sonido del llanto del niño, una microcámara que explorara la cuna, un ordenador que identificara la boca abierta y controlara una jeringa que lanza un chorro de manzanilla directo a la boca... ¿cree que el niño se calmaría así? ¡No es la manzanilla, no es el medicamento, no es el remedio homeopático! Son los brazos de la madre los que *curan* el cólico.

Taubman, un pediatra estadounidense, demostró que unas sencillas instrucciones para la madre (tabla 1) hacían desaparecer el cólico en menos de dos semanas. Los niños a los que su madre hacía caso pasaron de llorar una media de 2,6 horas al día a hacerlo sólo 0,8 horas. Mientras, los del grupo control, a los que se dejaba llorar, lloraban cada vez más: de 3,1 horas pasaron a 3,8 horas. Es decir, que los niños no lloran por gusto, sino porque les pasa algo. Si se les deja llorar, lloran más, si se les intenta consolar, lloran menos (¡una cosa tan lógica!, ¿por qué tanta gente se esfuerza en hacernos creer justo lo contrario?).

Tabla 1.
INSTRUCCIONES PARA TRATAR EL CÓLICO, SEGÚN TAUBMAN.
PEDIATRICS, 1984;74:998

1. Intente no dejar nunca llorar a su bebé.
2. Para descubrir por qué llora su hijo, tenga en cuenta las siguientes posibilidades:
   a. El bebé tiene hambre y quiere comer.
   b. El bebé quiere chupar, aunque no tenga hambre.
   c. El bebé quiere que le tomen en brazos.
   d. El bebé está aburrido y quiere estimulación.
   e. El bebé está cansado y quiere dormir.
3. Si sigue llorando durante más de cinco minutos con una respuesta, pruebe con otra.
4. Decida usted misma en qué orden probar las anteriores opciones.
5. No tenga miedo de sobrealimentar a su hijo. Eso no va a ocurrir.
6. No tenga miedo de malcriar a su hijo. Eso tampoco va a ocurrir.

En el grupo control, las instrucciones eran: cuando el niño llore y no sepa qué le pasa, déjelo en la cuna y váyase de la habitación. Si a los veinte minutos sigue llorando, vuelva a entrar, compruebe (un minuto) que no le pasa nada, y vuelva a salir de la habitación. Si a los veinte minutos sigue llorando, etc. Si a las tres horas sigue llorando, le vuelve a dar de comer, y vuelta a empezar.

Las dos últimas *instrucciones* del doctor Taubman me parecen especialmente importantes: es imposible sobrealimentar a un niño por ofrecerle demasiada comida (que se lo digan a todas las madres que intentan enchufarle la papilla a un niño que no quiere comer); y es imposible malcriar a un niño por hacerle demasiado caso. *Malcriar* significa *criar mal*. Malcriar a un niño es pegarle, insultarle, ridiculizarle, ignorar su llanto. Por el contrario, hacerle caso, cogerlo en brazos, acariciarlo, consolarlo, hablarle, besarlo, sonreírle, son y siempre han sido *biencriar*.

No existe ninguna enfermedad mental causada por un *exceso* de brazos, de cariño, de caricias... No hay nadie en la cárcel, o en el manicomio, porque sus padres le cogieron *demasiado* en brazos, o le cantaron *demasiadas* canciones, o le dejaron dormir con ellos. En cambio, sí que hay gente en la cárcel, o en el manicomio, porque no tuvo padres, o porque sus padres le maltrataron, le abandonaron o le despreciaron. Y sin embargo, la prevención de esa supuesta enfermedad mental totalmente imaginaria, el *malcriamiento infantil crónico*, parece ser la mayor preocupación de nuestra sociedad. Y si no, amiga lectora, haga memoria y compare: ¿cuántas personas, desde que se quedó embarazada, le han advertido de la importancia de poner enchufes de seguridad, de guardar en lugar seguro los productos tóxicos, de usar una sillita de seguridad para el automóvil o de vacunar a su hijo contra el tétanos? ¿Cuántas personas, en cambio, le han advertido de que no coja al niño en brazos, que no se lo meta en la cama, que no lo *malacostumbre*?

LEE K. THE CRYING PATTERN OF KOREAN INFANTS AND RELATED FACTORS. DEV MED CHILD NEUROL. 1994;36:601-7.
HUNZIKER UA, BARR RG. INCREASED CARRYING REDUCES INFANT CRYING: A RANDOMIZED CONTROLLED TRIAL. PEDIATRICS 1986;77:641-8.
TAUBMAN B. CLINICAL TRIAL OF THE TREATMENT OF COLIC BY MODIFICATION OF PARENT-INFANT INTERACTION. PEDIATRICS 1984;74:998-1003.

Seguro que ahora alguien dirá que por culpa del doctor González (y del doctor Taubman, ¡tal para cual!), las pobres madres van a estar esclavizadas, todo el día pendientes de sus hijos. Mentira. Yo no le digo al niño que llore, llora él solito. Si su hijo llora, habrá quien le diga que sólo puede hacer una cosa: salir de la habitación y dejar que llore. Tiene que hacerlo tanto si le funciona como si no, una vez y otra, un día y otro. Y durante ese tiempo, ¿qué hace la madre?, ¿cree que se pone a leer un libro, o a dormir la siesta, o a planchar? Todo el que ha oído llorar a un niño, llorar de verdad, ¡y además su propio hijo!, sabe que esa madre no puede hacer nada. El llanto de un niño es uno de los sonidos más desagradables de la naturaleza (en eso consiste, el llanto de un niño está especialmente diseñado para provocar una reacción en los adultos, para no dejar a nadie indiferente). Esa pobre madre no puede hacer otra cosa que apretar las mandíbulas, mirar las manecillas del reloj y esperar los veinte minutos. En cambio, la madre a la que han recomendado hacer caso a su hijo tiene cinco opciones para elegir (y si se le ocurre la sexta, pues magnífico), puede decidir por cuál de ellas comienza, y si un truco no funciona y el niño sigue llorando, puede probar con otra cosa. De hecho, una de las posibilidades, *el niño tiene sueño y quiere dormir*, podría interpretarse como *dejarlo en la cuna e irse*; solamente que, si no funciona, la madre no está obligada a esperar veinte minutos para sacarlo.

La madre esclavizada es aquella a la que obligan a dejar llorar a su hijo, mientras que la madre liberada es aquella que tiene derecho a hacer lo que le parezca conveniente para calmarlo. Y, además, así conseguirá que su hijo llore cada vez menos.

Entonces, si dejo llorar a mi hijo, ¿sufrirá un trauma para toda la vida? No, no he dicho eso. No estoy hablando de traumas para toda la vida, sino del cólico del lactante. Si deja llorar a su hijo, simplemente llorará más.

Los niños lloran. Es normal. Es inevitable. Los niños coreanos, los niños africanos, todos lloran. Aunque estén en brazos las veinticuatro horas, lloran. Lo que pasa es que lloran menos. No estoy diciendo que, en cuanto el niño llora, vaya siempre corriendo a calmarlo. Por supuesto que a veces estará usted en la ducha, o en la cocina con el aceite a punto de quemarse, o haciendo cualquier otra cosa. Intente al menos decirle algo, mirarlo, sonreírle. Si un niño tiene que esperar, de vez en cuando, unos minutos para que alguien acuda a su llamada, no es el fin del mundo. El problema es dejar llorar a un niño a propósito y frecuentemente. El problema es hacerlo engañada, porque alguien que afirma saber mucho (un pariente, una vecina, el médico, el autor de un libro...) le ha dicho que llorar es lo mejor para su hijo, que si lo toma en brazos o lo consuela le va a *malcriar*.

Los adultos también lloramos, cuando tenemos motivo. Como los niños. No lloran *porque sí*; simplemente, sus motivos son distintos, y muchas veces no los conocemos. Imagine que es usted la que llora; una persona muy querida ha sufrido un grave accidente, y está sola en casa llorando. ¿A que es triste estar sufriendo y que no haya nadie para apoyarla y darle consuelo? Ahora imagine que usted no está sola en casa. Allí está su marido, leyendo. Usted está llorando, y él ni siquiera levanta la vista del libro. O le grita: «Calla de una vez, estoy intentando leer.» ¿A que es aún peor que llorar sola? Además de la pena que ya sufría, ahora se siente despreciada, humillada. Siente que su marido ya no la quiere. Cuando una persona amada llora, le hacemos caso.

Naturalmente, un bebé de dos meses no puede saber si su madre tardó diez minutos en venir porque estaba muy ocupada, o si lo hizo a propósito («que se espere un rato, tiene que aprender que no puede salirse con la suya»). Él no lo sabe, pero usted sí. Hacemos lo que creemos correcto, aunque nadie se entere.

La dentición

Hace tiempo, una madre me dijo que a su hija de mes y medio le estaba saliendo un diente. Es raro, pero no imposible, que un diente salga tan pronto, así que le miré la boquita intrigado. «Pues yo no le veo nada.» «No, si aún no se ve.» «Y entonces, ¿cómo sabe que le está saliendo un diente?» «Pues porque está nerviosa, llora, se chupa los puñitos...» «¡Ah, bueno! Pero eso es normal, los niños lloran, se chupan los puñitos, eso no quiere decir que le esté saliendo un diente.» La escena se repitió mes tras mes, siempre *estaba saliendo* el dichoso diente, ya no me molestaba en desmentirlo. Por fin, a los seis meses, le salió un diente, como a todo el mundo. «¿Lo ve, doctor? ¡Ya sabía yo que le estaba saliendo un diente!»

En un estudio detallado, la dentición sólo se asociaba, durante unos pocos días y en sólo algunos niños, con síntomas leves: babear, morder, granitos en la cara (probablemente por la humedad de las babas), irritabilidad, un aumento de temperatura de unas décimas el día de la erupción (que se detectó sólo porque en el estudio tomaban la temperatura dos veces al día a todos los niños). La mayoría de los niños no mostraban ningún cambio, ninguno de los síntomas aumentaba más de un 20 por ciento durante la fase de dentición, y ningún síntoma ni combinación de síntomas permitía predecir la aparición inmediata de un diente. La dentición no producía fiebre, ni diarrea, ni mocos, ni vómitos, ni escoceduras en el culito, ni despertares nocturnos.

Pero no hacía falta un estudio para comprender que la

dentición no puede producir ningún problema serio. No sólo a los bebés les salen dientes. A partir de los seis años empiezan a salir los dientes definitivos. Y no todos sustituyen a un diente de leche (se podría argumentar que *el agujero ya estaba hecho*), porque en la dentición de leche no hay molares. Nunca se ha visto a un niño de ocho o diez años chupándose los puños, llorando o mordiendo aros de goma porque le salen los dientes. Nadie les pone cremas en las encías. Haga memoria de su propia infancia: recordamos el día en que se nos caía un diente (gracias al Ratoncito Pérez), pero no recordamos el día en que nos salía uno nuevo. Normalmente, ni te enteras. Un día te miras en el espejo, y ¡sorpresa!, hay un diente más. (El caso de las muelas del juicio es distinto; algunas personas no tienen suficiente sitio en la mandíbula, y sufren considerables molestias.)

Y, sin embargo, mucha gente está convencida de que la dentición provoca serios problemas a los bebés. Tantos, que necesitan tratamiento. Se usan medicamentos de la farmacia (¡venden cremas con anestesia local!), medicamentos *naturales* y homeopáticos, hierbas y remedios de la abuela, mordedores de plástico, goma y otros materiales (hace décadas se usaban los huesos de sepia). Últimamente parece que están de moda los collares de ámbar (al parecer no son para morderlos, sino ¡para ponérselos al cuello!). Algunas madres se muestran entusiastas: «Le puse xxx para los dientes, y le fue muy bien.» Siempre me he preguntado cómo puede *ir mal* una dentición. ¿Querrán decir que, si no fuera por el xxx, su hijo no tendría dientes, o que habría muerto en el proceso?

Como a todos los niños les salen 20 dientes en unos pocos meses, siempre hay alguno *a punto de salir* o *que acaba de salir* para echarle la culpa de cualquier problema. En parte, creo que es otra manifestación de ese temor de nuestra sociedad a la relación madre-hijo. Lo mismo que con el cólico. Si el bebé llora, no puede ser porque necesita a su madre. Es mejor pensar que está enfermo, que tiene miedo, que tiene cólico, que le duelen los dientes...

A propósito de supuestas causas de llanto, durante un tiempo estuve (levemente) preocupado porque mis hijos no lloraban cuando tenían el pañal sucio. Dice todo el mundo que tendrían que llorar. Incluso en las películas, cuando un niño llora siempre le miran el pañal. Pero mis hijos podían estar hasta la bandera, y no protestaban. Los descubría por el olor, no por el llanto. Me sentí reivindicado al leer, no recuerdo dónde, que hace décadas un investigador hizo un experimento al respecto. A la mitad de los niños les ponía un pañal limpio; a la otra mitad les volvía a poner el mismo pañal sucio que les acababa de quitar. ¡Se calmaban igual! El bebé no lloraba por la caca; era pura coincidencia. Se calmaba porque, en una época en que los bebés pasaban horas y horas solos en su cuna, su madre le cogía en brazos para llevarlo al cambiador, le tocaba, le acariciaba (con la esponja), le miraba a los ojos, probablemente le decía palabras bonitas...

Sospecho que el famoso efecto relajante del baño antes de ir a la cama pertenece a la misma categoría de mitos. Lo que su hijo necesita para relajarse y dormir es compañía, atención, brazos. En cuanto al baño, puede hacerlo a la hora que le sea más cómoda.

MACKNIN ML, PIEDMONTE M, JACOBS J, SKIBINSKI C. SYMPTOMS ASSOCIATED WITH INFANT TEETHING: A PROSPECTIVE STUDY. PEDIATRICS 2000;105:747-52.

El hambre

¡La gran preocupación! ¿Se estará quedando con hambre? (pregunta que encierra otra, no siempre pronunciada: «¿Es mala mi leche, le tendré que dar biberones?»). Si el niño tiene sueño, pues que duerma; pero si tiene hambre, muchas madres palidecen, como pilladas en falta.

El problema es que usamos la palabra «hambre» para dos cosas muy distintas. Por una parte, hambre es la falta de alimento, la desnutrición. Hay hambre en el mundo, niños que mueren de hambre. Durante la guerra, nuestros padres o abuelos pasaron hambre. Suerte que nosotros no hemos conocido el hambre. Por otra parte, el hambre es una sensación desagradable que nos impulsa a comer. Yo sí que conozco el hambre, tengo hambre varias veces al día, por eso como. Si no tuviese hambre, no comería nunca. Qué gran paradoja: un niño (o un adulto) que no tuviera nunca hambre moriría de hambre.

«Mi hijo no aguanta las tres horas, a la hora y media ya pide el pecho; ¿será que tiene hambre? ¿Se estará quedando con hambre?» ¡Claro que tiene hambre! Por eso pide el pecho. Pero, si usted le da el pecho cuando lo pide, dejará de tener hambre. Sólo se *quedará con hambre* si usted no le da hasta las tres horas. No haga pasar hambre a su hijo; dele de mamar cuando tenga hambre.

Brotes de crecimiento

En muchos libros sobre lactancia se dice que los bebés pasan por periodos (*brotes de crecimiento* o *días de frecuencia*) en que necesitan mamar más. Típicamente, el niño que estaba más o menos contento con un patrón de lactancia estable de pronto empieza a pedir el pecho a todas horas, mucho más que el día anterior. Si la madre se asusta («¡se me ha retirado la leche!») y le da biberones, el bebé cada vez toma más biberones y pronto deja el pecho. Si la madre no le da biberones, sino el pecho a demanda, la producción de leche aumenta y en dos o tres días la frecuencia de las tomas vuelve a disminuir. Se supone que se trata de periodos en que el bebé crece más rápidamente y por tanto necesita más leche, y a veces se dice que estos periodos se producen en fechas típicas, a las dos semanas, al mes y medio y a los tres meses.

La hipótesis es verosímil, pues algunos autores han encontrado que los niños pueden estar varias semanas sin crecer absolutamente nada, y luego crecer uno o dos centímetros en pocos días. Sin embargo, nadie ha comprobado (que yo sepa) que esos días de frecuencia coincidan efectivamente con periodos de crecimiento rápido, y tampoco nadie ha comprobado que sucedan a las dos y seis semanas y no a las tres o cinco semanas. Dejémoslo en que puede ocurrir en cualquier momento, y que no conocemos la causa. Pero conocemos la solución: lactancia a demanda, y nada de biberones.

La crisis de los tres meses

La crisis de los tres meses (el nombre me lo he inventado yo, no lo encontrará en otros libros) no es una crisis del niño, sino de la madre. El niño está perfectamente y no le pasa nada. Pero la madre se asusta y cree que no tiene leche. Suele ocurrir entre los dos y los cuatro meses, pero no tiene fecha fija.

Varios factores se suman para producir la crisis. Los pechos, que al principio de la lactancia se hinchaban y deshinchaban ostensiblemente con cada toma, ahora parece que siempre estén igual (¡y siempre deshinchados!). La leche que goteaba del otro pecho, que incluso iba goteando todo el día, ya no gotea. El bebé, que antes necesitaba quince o veinte minutos o más en cada pecho, ahora mama en cinco minutos, a veces en dos o menos. Y para colmo, ¡no hace caca! (pág. 107).

Todos estos cambios son normales. La hinchazón y el goteo de los pechos no indican que haya mucha leche; son más bien pequeños problemas del inicio de la lactancia, que desaparecen cuando el pecho funciona a pleno rendimiento. ¡Sólo faltaría tener que usar empapadores en el sujetador durante dos años! El bebé tiene cada vez más fuerza y más experiencia, y mama cada vez más rápido. El peso nos demuestra que no hay ningún problema... bueno, nos lo demuestra si sabemos que los bebés engordan cada mes menos que el anterior (algunos parece que no lo saben, y asustan a la madre con el dichoso peso). Si una madre espera que engorde siempre lo mismo, ya tiene otro motivo de preocupación: este mes ha engordado menos.

Como es la madre la que está en crisis, en sus manos está la solución: deje de preocuparse, y ya no hay crisis. Pecho a demanda (y eso incluye dejar que suelte el pecho cuando lo quiera soltar) y nada de biberones.

Rechazo del pecho

Los niños pueden rechazar el pecho por muchos motivos. Si averigua la causa, enseguida se le ocurrirá la solución.

Falso rechazo

Después del parto, los recién nacidos suelen mamar bien en el curso de las primeras dos horas. Pero en las siguientes ocho o diez horas muchas veces están como adormilados y casi no maman. Hay que darles todo tipo de oportunidades, tenerlos en contacto piel con piel, acercarlos al pecho al menor pretexto..., pero tampoco hay que preocuparse mucho. Si pasan más horas y siguen sin mamar, habrá que hacer más esfuerzos para despertarlos, y si no es posible, habrá que sacarse leche y dársela con un cuentagotas o un vasito.

Al acercarse al pecho, los bebés hacen movimientos de búsqueda, moviendo la cabeza de un lado a otro. Algunas madres dicen: «Está diciendo que no quiere.» Pero un recién nacido no sabe decir que no con la cabeza, sólo está buscando el pecho.

Cuando se les empuja por la coronilla, los recién nacidos mueven la cabeza hacia atrás. Es un reflejo automático. Para acercarlo al pecho, empújelo por la espalda, no por la cabeza.

Cuando algo les roza alrededor de la boca, en la mejilla, en el bigote o en el mentón, se dirigen de forma refleja hacia lo que les ha tocado. En circunstancias normales, este reflejo les sirve para encontrar el pezón. Pero si lo que les toca en la mejilla es un dedo de la madre o de otra persona, o un pliegue de la ropa, se apartarán del pezón.

A medida que crecen, como hemos dicho antes, maman cada vez más rápido. Sueltan el pecho y se niegan a seguir mamando. No insista. En realidad, la causa más frecuente de «rechazo» del pecho es que el niño no tiene hambre.

Dolor o enfermedad del niño

Muchos bebés sufren al nacer un hematoma en la cabeza o una fractura de clavícula, que pueden ser dolorosos. Hay que buscar la posición en que mama sin molestias. Lo mismo puede ocurrir más adelante con las vacunas; procure no presionar la zona dolorida.

Cuando tienen moquitos no pueden respirar y mamar al mismo tiempo. Y, claro, prefieren respirar. Puede estirarlo boca arriba y dejar caer gota a gota (¡no a chorro!) suero fisiológico (venden unos frasquitos en la farmacia) en sus fosas nasales. La mucosidad seca se ablanda y en pocos minutos el niño estornuda y lo saca todo. Cuidado con las perillas para sacar mocos: no la meta en la nariz porque podría hacerle daño (ahora las suelen fabricar romas, pero hace años eran puntiagudas), y no apriete en la nariz, porque le metería los mocos aún más adentro.

Los bebés con una cardiopatía congénita a veces no quieren mamar porque el esfuerzo les resulta fatigoso.

Si le duele al tragar (otitis, faringitis...) no tendrá muchas ganas de mamar.

Si está nervioso y lleva un rato llorando, no habrá manera de que se agarre. Hay que tranquilizarlo en brazos y volverle a ofrecer el pecho al cabo de un rato.

Puede que haya tenido una experiencia desagradable en otra toma anterior; por ejemplo, si le pusieron una inyección mientras mamaba, o si la mordió y usted gritó muy fuerte.

Alergia a algo que ha comido la madre: «Le cae la leche en el estómago, y se pone a llorar.» Es importante distinguirlo de la crisis de los tres meses (pág. 136). En un caso, el bebé mama contento y suelta el pecho contento, sólo se enfada cuando le intentan volver a dar. En el otro caso, el bebé se pone a llorar mientras mama, sin que nadie le obligue. Suelta el pecho llorando, porque la alergia le produce picor y dolor desde la boca al estómago. Pero como no ha acabado, al cabo de muy poco tiempo vuelve a pedir, y otra vez vuelve a llorar... *No sabe lo que quiere, se pelea con el pecho.*

Problemas de técnica

Si se ha acostumbrado a biberones y tetinas, intentará tomar el pecho como si fuera un biberón, empujando con la lengua... y, claro, el pecho se le sale de la boca (pág. 51).

Cuando el bebé está mal colocado al pecho puede producirse un exceso de oxitocina; la leche sale a chorro y el niño se atraganta (pág. 59).

Las cremas en el pezón pueden hacer que el niño resbale. A veces hay que aplicar alguna crema por algún problema específico, grietas, hongos, infección del pezón..., pero si no tiene nada, no se ponga ninguna crema «preventiva».

Si el pecho está demasiado lleno, no hay por dónde agarrarlo. Intente vaciar un poco antes de darle (pág. 59).

Cambios que molestan al niño

Algunas maniobras demasiado habituales en la sala de parto (sondajes, aspiraciones, tetinas, introducción de un dedo en la boca...) constituyen una desagradable experiencia, y provocan aversión oral. El bebé no quiere que le metan nada más. Hay que armarse de paciencia y darle muchos brazos.

Cuando la madre ha estado ausente (por ejemplo, si empezó a trabajar) y regresa, el niño puede reaccionar *pegándose* a ella, o rechazándola, o alternando ambas conductas. Es normal. Su hijo necesita muchos mimos y mucha atención para superarlo.

A veces, los niños rechazan el pecho cuando notan que su madre no les hace caso porque está ocupada con otras cosas: discusiones familiares, problemas en el trabajo, preparativos para fiestas, obras en casa, visitas inesperadas...

Algunos niños rechazan el pecho cuando la madre está embarazada o tiene la regla; se dice que el sabor de la leche cambia.

A alguno le puede molestar el sabor de algo que comió la madre (pág. 193). O el sabor salado de la piel si la madre está sudando. O el sabor o el olor del jabón, colonia, crema o desodorante que usa la madre.

Muchos niños un poco mayores se distraen mirando el paisaje. A veces, durante una temporada, hay que buscar un lugar tranquilo para dar el pecho.

Si se asusta con un ruido fuerte o un movimiento brusco mientras está mamando, puede ser que en la siguiente toma se acuerde y no quiera mamar.

Rechazo unilateral

Es totalmente normal que un niño sólo tome un pecho cada vez. A veces quieren el segundo pecho, y a veces no. Otra cosa es que siempre quieran el mismo pecho, y el otro no lo quieran ni en pintura.

Tal vez un pecho es más difícil de agarrar, porque el pezón es plano, o porque es demasiado grande y no le cabe en la boca.

A lo mejor está incómodo en uno de los pechos, bien porque le duele un oído, o la clavícula, o la nalga donde le pusieron la vacuna, bien porque la madre se da más traza para cogerlo con un brazo que con otro. En estos casos, es útil darle el pecho en otra postura, con los pies para el otro lado o sujetándolo con el otro brazo.

En caso de mastitis, la concentración de sodio en el pecho infectado aumenta. La leche sabe salada, y algunos niños la rechazan. El sodio aumenta siempre que la producción de leche disminuye, y la producción disminuye cuando el niño no mama, así que se crea un círculo vicioso.

Al principio, puede intentar que el niño acepte el otro pecho, con paciencia y probando diferentes posturas. Mientras tanto deberá sacarse leche para evitar ingurgitaciones, para mantener la producción y para evitar que aumente el sodio en la leche. Si su hijo engorda normalmente, no le dé la leche que se ha sacado (puede congelarla para cuando vuelva a trabajar), porque si ya está lleno y

141

encima le ofrece más leche, tendrá aún menos interés en mamar.

Si el niño no acepta el pecho en unos días, tal vez es mejor abandonar los intentos, dejar de sacarse leche poco a poco y continuar la lactancia con un solo pecho (lo que es perfectamente posible). Un pecho puede producir leche suficiente para el niño, y en el otro pecho la secreción de leche se inhibirá completamente. El único problema es estético: si la diferencia de tamaño es apreciable, puede ponerse un relleno en el sujetador.

Aunque es muy raro, en algunos casos, meses después de que el niño rechace uno de los pechos, se descubre en ese pecho un tumor. Tal vez eso afecta al sabor de la leche. Insisto, es algo muy raro, y el rechazo casi siempre se debe a otro motivo (o no se descubre ningún motivo). Si un niño que mamaba normalmente de los dos pechos de pronto rechaza uno de ellos, y todos los intentos por dárselo fracasan, compruebe al cabo de unos días que no hay ningún bulto (digo *al cabo de unos días* porque en ese momento, cuando el pecho aún produce leche y el niño no mama, evidentemente habrá varios bultos). Y vuélvalo a comprobar al cabo de unos meses.

HEALOW LK, HUGH RS. ORAL AVERSION IN THE BREASTFED NEONATE. *BREASTFEEDING ABSTRACTS* 2000;20:3-4. WWW.LLLI.ORG/BA/AUG00.HTML

SABER A, DARDIK H, IBRAHIM IM, WOLODIGER F. THE MILK REJECTION SIGN: A NATURAL TUMOR MARKER. AM SURG 1996;62:998-9.

Cómo superar el rechazo

Hay que armarse de paciencia, ofrecer el pecho pero sin intentar enchufarlo a la fuerza, darle muchos brazos y muchos mimos. Pruebe distintas posiciones. Suele ser especialmente útil con la madre boca arriba (plana en la cama o reclinada en un sillón) y el bebé encima, boca abajo. Póngalo cerca del pecho, y deje que él mismo lo busque.

Si el rechazo persiste, tendrá que sacarse leche y dársela con un vasito. Algunos niños rechazan la leche si se la da su madre, se la tiene que dar otra persona. No se lo tome a mal, piense lo mal que se debe de sentir su hijo para comportarse así. No intentar rendirlo por hambre. Cuando esté muy hambriento, probablemente mamará aún peor. Mejor darle primero la leche con un vaso, y ofrecer el pecho cuando no esté hambriento ni enfadado. Pruebe con el contacto piel con piel (pág. 116).

No intentar ponerlo al pecho a la fuerza, abrirle la boca, empujarlo... normalmente es contraproducente, acaban llorando, la madre y el niño, y la desagradable experiencia contribuye a perpetuar el rechazo.

El peso

El peso de los niños es causa de muchas ansiedades innecesarias. Muchas veces los médicos exigen un determinado peso y asustan a los padres cuando en realidad no hay ningún problema. Tal vez como reacción, algunos se van al otro extremo: «Si toma el pecho, ya está bien, el peso no importa.» ¡Claro que importa! Un niño que sólo engorda 200 gramos entre el mes y los dos meses tiene un serio problema. En muchos casos, una persona con experiencia no necesita pesar al niño para ver, o bien que está perfectamente, o bien que está muy desnutrido. Pero en los casos dudosos, es necesario comparar el peso cuidadosamente con las gráficas, y en esta comparación se suelen cometer varios errores:

Las curvas de peso no son rectas

Si lo fueran, los lactantes engordarían lo mismo todos los meses. Precisamente porque no es así, porque suelen engordar cada mes menos que el anterior, son curvas. El mismo niño que durante los dos o tres primeros meses engordó 500, 1 000 o incluso 1 500 gramos al mes, puede que sólo engorde 200 gramos a los cuatro meses, o que no engorde nada entre los nueve y los doce. A veces parece que los niños que más han engordado al principio son los que menos engordan en los meses sucesivos, como si hubieran engordado al contado en vez de engordar a plazos.

La mitad de los niños están por debajo de la media

Por eso se llama *media*. Los niños que están por debajo de la media son tan normales como los que están por encima. Un niño que está por debajo de la media no está *justo de peso* (¡bienaventurados los justos!), sino completamente normal. De hecho, si todos los niños estuvieran por encima de la media, el Ministerio de Sanidad declararía la alerta sanitaria: sería la mayor epidemia de obesidad infantil de la historia.

Y el 3 por ciento de los niños están por debajo del percentil tres (la rayita de abajo de la gráfica). No el 3 por ciento de todos los niños, sino el 3 por ciento de aquellos niños a los que pesaron para hacer las gráficas. Que, por definición, eran niños sanos y normales: no eran prematuros, no estaban ingresados en el hospital, no tenían una cardiopatía congénita. Así que, en la vida real, hay más de un 3 por ciento de los niños por debajo del percentil tres. Tal vez un 4 o 5 por ciento. El pediatra debe distinguir a los tres que están sanos del cuarto, que puede estar enfermo.

Como en España hay unos 500.000 nacimientos al año, hay 15 000 bebés sanos por debajo del percentil tres. Más otros 15 000 niños y niñas de un año, y 15.000 de dos años, y 15 000 de tres años...

Las gráficas de peso no son caminitos

Los rayitas de la gráfica son representaciones artísticas (es decir, las hacen *bonitas*) de funciones matemáticas. No tienen nada que ver con el crecimiento de los niños reales. Es totalmente normal que los niños corten una o dos rayas hacia arriba o hacia abajo (por supuesto, no de golpe, sino a lo largo de meses), tanto de peso como de talla. Es normal que suban de percentil en el peso y bajen en la talla, o al revés.

MEI Z, GRUMMER-STRAWN LM, THOMPSON D, DIETZ WH. SHIFTS IN PERCENTILES OF GROWTH DURING EARLY CHILD-HOOD: ANALYSIS OF LONGITUDINAL DATA FROM THE CALIFORNIA CHILD HEALTH AND DEVELOPMENT STUDY. PEDIATRICS 2004;113:E617-27.
HTTP://PEDIATRICS.AAPPUBLICATIONS.ORG/CGI/CONTENT/FULL/113/6/E617

Si de verdad no engorda...

Cuando de verdad un niño pesa muy poco, o aumenta muy lentamente de peso, y se sale de *lo normal*, puede ser debido a muchos motivos:

1. El niño es muy bajo o muy delgado, pero está sano. Un caso particular es el retraso constitucional del crecimiento (pág. 149).

2. Enfermedad que afecta primariamente al crecimiento (déficit de hormona del crecimiento, síndrome de Down...).
3. El niño está desnutrido, lo que a su vez puede deberse a
   a. Desnutrición secundaria a una enfermedad que interfiera con la absorción de los alimentos (diarrea, celiaquía, fibrosis quística...) o el metabolismo (diabetes...), aumente el gasto energético (fiebre...), produzca pérdidas de nutrientes (síndrome nefrótico, parasitosis...), disminuya el apetito (tuberculosis, infección urinaria, traqueomalacia, virasis y otitis repetidas...).
   b. Aporte insuficiente de alimentos (desnutrición primaria). En este último caso, y si es que el niño está tomando lactancia materna exclusiva, podemos a su vez distinguir:
      — Técnica inadecuada de lactancia (duración o frecuencia insuficiente de las tomas, interferencia de chupetes, agua o infusiones; posición inadecuada, supresión de tomas nocturnas...). La mayor parte de los niños que engordan poco con el pecho no necesitan un biberón, sino más pecho.
      — Hipogalactia primaria; es decir, escasez de leche debida a causas maternas y que no responde a las medidas habituales (aumentar la frecuencia de las tomas, corregir la posición...). La hipogalactia puede ser tratable, como la del hipotiroidismo, o intratable (de momento), como la agenesia de tejido mamario.

Sólo en este último y altamente improbable caso, hipogalactia primaria no tratable, la solución consistiría en

146

iniciar una lactancia mixta. No disponemos de datos sobre la frecuencia relativa de las distintas causas de bajo peso, la experiencia indica que en nuestro país las más frecuentes son: a) el niño es pequeñito, pero está sano, b) la enfermedad intercurrente del lactante (habitualmente leve) y c) la técnica inadecuada de lactancia (horario restrictivo, biberones de agua...), por suerte cada vez menos frecuente.

Sin embargo, muchos médicos reaccionan automáticamente: «Engorda poco, dele un biberón», sin mirar nada más, sin pensar en nada más. Primero se desteta al niño, y sólo después de destetado, si sigue sin engordar, se toma el problema en serio y se hacen la pruebas necesarias para acabar encontrando una infección de orina, una celiaquía, una fibrosis quística... Es muy triste, pero algunas madres se ven obligadas a mentir y decir que no dan el pecho, para que el médico mire de verdad a su hijo.

Las nuevas gráficas con niños de pecho

Las gráficas de peso habitualmente usadas están hechas con niños que, en su mayor parte, tomaban poco o nada de pecho. La OMS ha publicado unas nuevas gráficas, basadas exclusivamente en el crecimiento de niños con una alimentación normal (es decir, lactancia materna más de un año, sin ningún otro alimento antes de los seis meses). Puede verlas en www.who.int/childgrowth/en/. No se trata de hacer dos gráficas distintas, una para niños de pecho y otra para niños de biberón. Se debe usar la misma gráfica para todos los niños. El objetivo de la lactancia artificial es conseguir que los bebés crezcan igual que si hubieran tomado el pecho. Hace setenta años, los niños que tomaban el biberón engordaban menos. Ahora, parece que a partir de los seis meses, engordan más. Pues tendrán que seguir investigando, hasta conseguir una leche artificial que no produzca obesidad.

Las gráficas de la OMS, comparadas con las que se solían y se suelen usar en España (las de la Fundación Orbegozo), son prácticamente idénticas hasta los seis meses. Pero a partir de los cinco o seis meses, la gráfica de la OMS está unos cientos de gramos más baja que la española. Cada raya está más baja; la media, el percentil tres, el percentil 97. Es decir, que un bebé de ocho meses que en la gráfica española está 300 gramos «por debajo de la raya» es probable que en la gráfica de la OMS esté «dentro de la raya». Pero es una diferencia muy pequeña, que sólo afecta a unos pocos niños. En muchos más casos, el problema no es la gráfica, sino su interpretación. El que dice que los niños están justos de peso si están por debajo de la media, o que pierden peso cuando bajan de percentil, seguirá diciendo lo mismo y asustando sin motivo a los padres con las nuevas gráficas.

No *tiene sentido* pesar a los niños cada semana

El peso aumenta después de mamar y disminuye al hacer pis o caca. En un periodo corto, las variaciones accidentales del peso y los errores de medida son tan grandes en relación con el aumento esperado que es imposible valorar el resultado. Salvo en casos concretos que requieran un control exhaustivo (como los primeros días, hasta que recupera el peso del nacimiento, o en caso de enfermedad), es inútil (y se presta a graves errores) pesar al bebé más de una vez al mes (o de una vez cada dos meses entre los seis y los doce).

Su hijo no engorda más porque lo pesen mucho. Engorda porque usted le da el pecho.

Retraso constitucional del crecimiento

Cuando de verdad un niño no engorda porque no come, el peso es insuficiente, pero la talla es normal. A largo plazo, la desnutrición también afectaría a la talla, pero al principio no. La relación peso/talla está por debajo de lo normal.

Pero si su hijo engorda poco y crece poco, y la relación peso/talla es normal, el problema es muy distinto. Tal vez le tengan que hacer pruebas para descartar alguna enfermedad, como el déficit de hormona del crecimiento. Pero hay tener en cuenta dos variaciones normales, que no son enfermedades, cuyo desconocimiento produce muchas preocupaciones innecesarias.

Una es muy evidente: la talla baja familiar. El padre es bajito, la madre es bajita, y el niño será bajito cuando sea mayor.

El retraso constitucional del crecimiento es menos conocido, y produce más quebraderos de cabeza. Es la causa más frecuente de baja estatura y retraso de la pubertad. Hacia los tres o seis meses de edad, la velocidad de crecimiento (en peso y talla) disminuye. El niño se sitúa en el percentil tres o más bajo de peso y talla, pero el peso es adecuado para la talla. La edad ósea está retrasada, pero concuerda con la talla. Después de los dos o tres años, la velocidad de crecimiento vuelve a acelerarse, y los niños crecen en la parte baja de la curva o por debajo del percentil tres, pero de forma paralela. El estirón puberal es tardío, por lo que durante unos años *se salen* aún más de la gráfica, pero también tienen más tiempo para crecer. Finalmente llega la pubertad, y la talla adulta es normal. Normalmente existen antecedentes familiares. Es muy tranquilizador preguntar a las abuelas, normalmente uno o ambos padres u otros miembros de la familia: «siempre fueron muy bajitos», o «eran niños canijos», o «el médico del pueblo siempre les daba vitaminas», y al final crecieron normalmente...

Es una situación absolutamente normal, y que no requiere tratamiento. Por desgracia, muchos de estos niños, cuando empiezan a crecer más lentamente en el segundo trimestre, son «tratados» (por supuesto, sin ningún efecto) con biberones suplementarios, introducción precoz de otros alimentos o destete forzoso.

Por cierto, puesto que hemos mencionado la edad ósea: he visto a muchos padres angustiados porque les han dicho que sus hijos tienen la edad ósea retrasada. Primero, la edad ósea no coincide exactamente con la edad cronológica; un año más o menos es sencillamente normal, y los retrasos con importancia clínica son de dos o tres años. Si le hablan de *un retraso de nueve meses*, se puede echar a reír. Segundo, en general lo malo no es tener la edad ósea retrasada, sino adelantada. Si un niño es bajito y tiene la edad ósea normal, o aún peor adelantada, quiere decir que dejará de crecer a la misma edad que los otros niños, y se puede quedar bajito. En cambio, si la edad ósea está retrasada tres años, quiere decir que seguirá creciendo durante tres años más, y tendrá tiempo de crecer un poco más.

CLARK PA. CONSTITUTIONAL GROWTH DELAY. 2003. HTTP://EMEDICINE.MEDSCAPE.COM/ARTICLE/919677-OVERVIEW

RODRÍGUEZ RODRÍGUEZ I. «DIAGNÓSTICO DE LA TALLA BAJA IDIOPÁTICA».

WWW.COMTF.ES/PEDIATRIA/CONGRESO_AEP_2000/PONENCIAS-HTM/ILDE_RGUEZ.HTM

CAPÍTULO SIETE

Problemas de pecho

Pezones invertidos

Hace años pensábamos que los pezones invertidos dificultaban mucho la lactancia. Intentábamos convencer a los ginecólogos de la necesidad de revisar los pezones de las embarazadas. ¡Hay que sacar el pezón antes de que nazca el niño! Para ello se proponían dos tratamientos, las pezoneras formadoras (pág. 168) y los ejercicios de Hoffman.

Por fortuna, no logramos convencer a los ginecólogos, y así nos ahorramos pasar por el ridículo de tener que *desconvencerlos*. Porque en los últimos años nos han dado dos importantes noticias: la mala, que los tratamientos para el pezón invertido en realidad no hacen nada (y por tanto de nada sirve el diagnóstico precoz); la buena, que se puede dar el pecho perfectamente con un pezón invertido.

A finales de los años ochenta una comadrona inglesa, apellidada Alexander, se preguntaba cuál de los dos tratamientos, las pezoneras o los ejercicios de Hoffman, sería más útil. Hizo lo que se suele hacer en estos casos: buscar estudios científicos publicados sobre el tema. Buscó y buscó, pero nada encontró. Sobre los ejercicios de Hoffman sólo había un artículo publicado, el del mismísimo doctor Hoffman, explicando lo bien que les fueron sus ejercicios a dos madres. Sobre las pezoneras no había ni un solo estudio.

Alexander decidió hacer el estudio ella misma. Distribuyó al azar, en cuatro grupos, a unas cien embarazadas con pezones invertidos. Un grupo utilizó las pezoneras formadoras durante el embarazo, otro hizo los ejercicios de Hoffman, el tercer grupo hizo las dos cosas a la vez, y el cuarto grupo no hizo nada de nada.

El resultado no pudo ser más sorprendente. Primero, el 60 por ciento de los pezones previamente invertidos eran normales en el momento del parto, igual en los cuatro grupos (de hecho, mejor en el grupo sin tratamiento, pero la diferencia era pequeña y podría ser por casualidad). Es decir, que se *curaban* solos, y que el tratamiento no contribuía en nada a la mejoría. A las seis semanas, el porcentaje de madres que seguían dando pecho era más bajo en el grupo que había usado sólo pezonera; algunas encontraron el invento tan incómodo que decidieron no dar el pecho.

Este es un buen ejemplo de por qué son necesarios los estudios científicos bien hechos. Hace falta un grupo de control para poder separar los resultados del tratamiento de aquellos que son fruto del azar. Durante muchos años, muchas madres (concretamente el 60 por ciento) dijeron que esos tratamientos les habían ido muy bien; y muchos médicos y comadronas decían: «Yo siempre recomiendo las pezoneras (o los ejercicios), y funcionan muy bien en la mayor parte de los casos.» También hace falta que el estudio mida un resultado realmente importante (cómo les fue la lactancia) y no un simple resultado intermedio como la forma del pezón. Imaginemos que las madres que usan pezonera hubieran dado el pecho más tiempo, a pesar de que el porcentaje de pezones *curados* seguía siendo el mismo. Eso indicaría que las pezoneras son útiles y se han de recomendar, sólo que no sabemos por qué son útiles. O al revés, podría haber sucedido que las pezoneras resultasen muy útiles para cambiar la forma del pezón, pero luego, a la hora de la verdad, las madres dieran el pecho igual en un grupo que en otro; ¿de qué sirve entonces tener el pezón salido?

El estudio de Alexander cayó como un jarro de agua fría. Era muy difícil creer que aquellos tratamientos, que habíamos *visto* funcionar durante tantos años, en realidad, fueran inútiles. Así que se repitió un estudio similar, pero más grande, con más embarazadas de distintos hospitales. El resultado fue muy similar: a las seis semanas, el porcentaje de madres que daba el pecho era exactamente el mismo en los cuatro grupos. Al menos esta vez las pezoneras no resultaron contraproducentes, sino simplemente inútiles.

Algunos aducen que estos estudios se hicieron con unas determinadas marcas de pezonera, y que en el mercado existen otras marcas un poco distintas y que sí podrían ser útiles. Hasta donde yo sé, nadie ha hecho un estudio con esas otras marcas de pezoneras, y por tanto nadie ha demostrado que sirvan para nada.

Súbitamente desarmados, hemos visto que el pezón invertido no era tan fiero como lo pintaban. Las mujeres pueden dar el pecho, a pesar de todo. En cierto modo, era lógico; una de esas cosas que nos hacen exclamar: ¡cómo no me di cuenta antes! El bebé no mama del pezón, sino del pecho. Es en la areola donde tiene que colocar los labios, es en la areola donde tiene que apretar con la lengua. Mientras está mamando, el bebé no puede notar la diferencia entre un pezón invertido y otro *normal*. Una amiga comadrona, Lourdes Martínez, ha visto a una mujer que dio el pecho durante meses, a pesar de que le faltaba un pezón. Se lo habían extirpado de niña, por una infección en la piel.

El pezón no sirve para mamar, sino sólo para indicar al bebé de dónde tiene que mamar. Es como la banderita que ponen en el campo de golf para que desde lejos sepan dónde está el agujero. Si el pecho fuera completamente liso y homogéneo, como un balón, el bebé no sabría por dónde sale la leche. Se pondría a mamar de cualquier parte. A mi esposa le pasó una noche; el niño se confundió y le dejó un buen moretón. Para evitar errores, la naturaleza ha previsto un complejo sistema de identificación, en el que intervienen cuatro sentidos: vista, tacto, gusto y olfato. El bebé huele el pezón (en un estudio lavaban con jabón uno de los pechos durante el parto, y luego dejaban al recién nacido en medio; la mayor parte se enganchaban al pecho no lavado); ve la areola (que es como una diana pintada en torno al objetivo, y que se pone más oscura precisamente al principio de la lactancia, cuando hay que aprender a mamar); toca el pezón con las mejillas y los labios, y lo lametea para comprobar que sabe a pezón. Cuando los cuatro sentidos coinciden, el bebé no tiene dudas: ¡aquí está el tesoro! Si falta la señal táctil, si el pecho está completamente liso, todavía quedan otras tres pistas.

Probablemente, nuestros antepasados, durante miles de años, han tenido suficiente con tres pistas para encontrar el agujero, y casi todos los niños mamaban perfectamente aunque el pezón fuera plano. Hoy en día, como ya hemos explicado (pág. 70), la cosa es un poco más difícil: anestesia durante el parto, separación en los primeros minutos, madres que no han tenido oportunidades de aprender a dar el pecho observando a otras madres... Pero si alguien, la comadrona o la enfermera, ayuda a la madre a colocar a su hijo al pecho, el niño mamará por muy invertido que esté el pezón.

Cuando el niño lleva un par de días mamando, el pezón se suele quedar fuera. Y es que la fuerza de un bebé, aplicada durante más de dos horas al día (repartidas en varias tomas) puede con todo. A veces, el cambio de forma es definitivo; pero muchas madres descubren con sorpresa que el pezón se vuelve a invertir después del destete, y que el siguiente hijo lo tiene que volver a sacar. Con la práctica adquirida, probablemente podrá ponerse a su segundo hijo al pecho sin ayuda de nadie.

Así que el pezón invertido sólo dificulta la lactancia cuando la madre no tiene quien la ayude. Pero si las enfermeras y comadronas conocen el truco y ayudan a la madre, el pezón invertido es casi una ventaja. Porque de un pezón prominente se puede mamar bien o se puede mamar mal, y el mamar mal acabará produciendo grietas y otros problemas. Pero de un pezón invertido o se mama bien o no se mama. El personal se esfuerza especialmente en ayudar a esa madre, y la lactancia va como una seda desde el principio.

Se han inventado algunos otros medios para sacar los pezones invertidos aplicando una succión artificial, con un aparato especialmente diseñado (Niplette®). En general, no creo que sean muy útiles ni muy necesarios; se puede dar el pecho sin usarlos. En algún caso excepcional, puede usarse una jeringa cortada y puesta del revés (fig. 14).

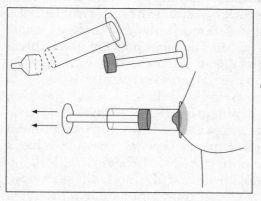

Figura 14. Con una jeringa del revés se puede aspirar un pezón invertido. Sólo en casos excepcionales.

ALEXANDER JM. GRANT AM, CAMPBELL MJ. RANDOMISED CONTROLLED TRIAL OF BREAST SHELLS AND HOFFMAN'S EXERCISES FOR INVERTED AND NON-PROTRACTILE NIPPLES. BR MED J 1990;304:1030.

Dolor en los pezones

Dar el pecho no debería doler.

Mucha gente piensa que el dolor es inevitable, que es parte de la lactancia, que hay que aguantarse. No es cierto. Dar el pecho no tiene que doler. Todo lo más, puede haber una ligera molestia los primeros días, por la falta de costumbre. Pero no dolor. El dolor indica que algo va mal, y la causa más frecuente (en los primeros días casi la única) es la mala posición.

Grietas del pezón

La causa de las grietas es la mala posición del niño al mamar. El bebé tiene la boca poco abierta, sólo agarra el pezón, está demasiado separado del pecho. Intenta hacer el vacío (en vez de mamar correctamente con la lengua), y las mejillas se le hunden. Está mucho rato en el pecho, y mama con gran frecuencia. Muchas veces la madre lo interpreta todo al revés: piensa que su hijo mama muy bien, *mucho y muy fuerte*, cuando precisamente está mamando fatal.

El pezón es muy sensible al dolor, precisamente para avisarnos de que hay un problema. Si le duele durante la toma, puede sacarle el pecho de la boca (ábrale primero la boquita con un dedo para romper la ventosa) y volver a empezar; o puede colocar mejor al bebé sin sacarlo, habitualmente pegándolo más a usted y moviéndolo un poco en dirección a sus piececitos, de forma que no tenga el cuello doblado, sino recto o un poco extendido hacia atrás. En la página 62 explicamos con todo lujo de detalles la manera de conseguir una buena posición. Las grietas son mucho más fáciles de prevenir que de curar; haga algo en cuanto note dolor, y no espere a tener una herida sangrante. Además, cuando un bebé lleva meses mamando en posición inadecuada, a veces es muy difícil conseguir que cambie.

No siempre es fácil conseguir una posición perfecta. Y, claro, tampoco es muy conveniente sacarle el pecho y volvérselo a meter cinco o diez veces seguidas, al final el bebé acaba de los nervios. A veces, al tercer o cuarto intento hay que conformarse con una posición que, sin ser perfecta, es claramente mejor que la primera, y esperar a la próxima toma para perfeccionar la postura.

Cuando se corrige la posición, el dolor desaparece de inmediato. O al menos disminuye tanto que, comparado con lo que era antes, la madre ni lo nota. Es digna de ver la expresión de alivio y asombro de la madre cuando, después de días o semanas (o a veces meses) de sufrimiento, consigue una toma sin dolor. Por supuesto, la grieta no se ha curado, sigue ahí, en la base o en la punta del pezón. Pero ya no duele, porque en la posición correcta las encías no aprietan sobre la grieta, sino mucho más adentro.

A partir de ese momento, la grieta se curará sola en unos pocos días, como cualquier arañazo superficial en la piel. El único motivo por el que la grieta no se había curado antes es que el bebé, al mamar, la machacaba cada pocas horas. Cuando la posición correcta no aporta una rápida mejoría, hay que pensar que el problema no eran las grietas, o que las grietas estaban infectadas (véase más adelante).

Si el dolor es muy intenso, o tarda en mejorar, puede ser útil recurrir a la compresión mamaria (pág. 101) durante unos días, para acortar las tomas y disminuir la presión en el pezón. Algunas madres llegan a sacarse leche durante unas horas o días para dársela a su hijo con un vasito y evitar la succión directa. Esto puede ser útil en algunos casos desesperados, pero en general es innecesario y a veces resulta contraproducente: por una parte, el bebé no tiene oportunidad de practicar y aprender a mamar mejor; por otra, el sacaleches puede resultar aún más doloroso que la succión del bebé.

No existe ninguna pomada que sirva para prevenir o para tratar las grietas normales (no infectadas). Si el bebé mama en mala posición, ninguna pomada impedirá el dolor y las grietas. Si el niño mama bien, no es necesario aplicar pomada antigrietas, ni crema hidratante, ni nada. Del mismo modo, una vez aparecidas las grietas, ninguna pomada podrá curarlas si no se corrige la posición. Y si la posición se corrige, normalmente la curación es tan rápida que cualquier otro tratamiento resulta innecesario.

Durante mucho tiempo se han recomendado pezoneras para evitar el dolor de las grietas. Es posible que resulten útiles en algún caso concreto, pero en general no son recomendables. Los modelos antiguos, de caucho (o de cristal y caucho), dificultaban mucho la succión, y el bebé no podía obtener toda la leche que necesitaba. Los modelos modernos, de silicona fina, también suelen reducir un poco la ingesta de leche. El bebé difícilmente aprenderá a mamar mejor si no puede mamar de un pecho desnudo (la pezonera impide que el pezón y la areola se estiren y se amolden a la boca). En algunos casos, el dolor, en vez de disminuir, aumenta con la pezonera, pues la grieta roza una y otra vez contra la pared rígida. Y, si no se retira la pezonera en pocos días, la lactancia suele irse al traste: mamar con pezonera es difícil, y aunque he conocido a un par de mujeres que han dado el pecho con pezoneras durante varios meses, es mucho más habitual que la lactancia vaya empeorando y se abandone en pocos días. Así pues, si el dolor es tan intenso que decide probar con una pezonera, tenga en cuenta dos puntos importantes:

1) Deje de usarla si no nota un alivio inmediato. Su única supuesta utilidad es proteger la herida mientras el bebé mama y evitar el dolor. Si le duele lo mismo o más con

la pezonera, no vale la pena seguir intentándolo; no hará más efecto el segundo día que el primero.
2) Si nota alivio, úsela solo durante unos días. Retírela en cuanto la grieta mejore.

Las grietas suelen aparecer en los primeros días de lactancia. O se solucionan, o la lactancia finaliza, porque muy pocas madres pueden soportar el dolor durante semanas y meses. A medida que el niño crece, suele agarrar el pecho cada vez mejor, por la práctica y porque tiene la boca más grande; y también la madre suele encontrar una postura un poco menos mala. No es raro ver curaciones parciales, madres que a los dos o tres meses explican que tuvieron grietas, que las grietas curaron, pero que todavía les duele cada vez que el niño mama. A veces es difícil corregir la posición en estos casos; si el niño lleva mucho tiempo moviendo la lengua y la mandíbula de cierta manera, quizá no sepa o no quiera cambiar. Puesto que lo importante es cómo se mueve la lengua del bebé, es posible colocar su boquita correctamente en el pecho y que, sin embargo, siga mamando mal.

Una vez el niño aprende a mamar bien, lo habitual es que siga así durante toda la lactancia. Si, después de dar el pecho sin problemas durante semanas o meses, de pronto empieza a tener dolor de pezones durante las tomas, ¿no será que su hijo ha empezado a tomar biberones o a usar chupete? Muchos niños alternan el pecho y el biberón sin dificultad, por ejemplo cuando la madre empieza a trabajar; pero algunos, tengan la edad que tengan, se hacen un lío y empiezan a mamar mal.

Frenillo corto

Algunos niños no pueden mamar correctamente porque tienen el frenillo de la lengua demasiado corto.

Normalmente, el bebé mientras mama tiene la lengua sobre la encía y sobre el labio inferior. A veces es posible incluso ver la puntita de la lengua que asoma mientras el niño mama. Si el frenillo es tan corto que la lengua no llega al labio, al bebé le cuesta sacar la leche (y por tanto tarda muchísimo en mamar), y, además, la encía muerde directamente el pecho. Conocí a una madre que había descubierto y diagnosticado ella misma su problema. Llevaba varias semanas soportando el dolor y había notado el frenillo tan corto que la lengua se quedaba pegada al suelo de la boca, con la punta en forma de corazón. Además, su hermana había tenido un hijo casi al mismo tiempo, y probaron a intercambiarse los bebés para una toma: a ella no le dolió nada cuando dio el pecho a su sobrino, y en cambio su hermana vio las estrellas. Por desgracia, muchos médicos creen que el frenillo corto no causa ningún problema y es mejor no tocarlo. Todo lo más piensan que, en algunos casos raros, puede dar problemas de pronunciación..., así que, antes de cortar nada, hay que esperar a que el niño aprenda a hablar, para ver qué tal pronuncia. Nuestra amiga tuvo que peregrinar por varios otorrinos, hasta que uno accedió a cortarle el frenillo a su hijo.

Otras veces la punta de la lengua sí que asoma, pero sólo hacia abajo (el bebé no puede subir la lengua, como queriendo tocarse la nariz). Otras veces es la parte de atrás de la lengua la que está demasiado fija y no puede apretar el pecho correctamente. Este tipo de frenillo, llamado submucoso, no es visible a simple vista; se puede palpar, o se detecta por sus efectos, porque la parte de atrás de la lengua no se eleva.

Cuando la lactancia resulta dolorosa o el bebé no aumenta de peso a pesar de estar colocado en buena posición, es importante que alguien con experiencia valore si hay un problema de frenillo.

El corte del frenillo es una intervención muy sencilla,

tan rápida y tan poco dolorosa como poner una inyección. Pero debe reservarse para los pocos casos en que es realmente necesario, en que no se ha conseguido que el niño mame en una posición indolora pese a la ayuda de una persona con experiencia. Algunos se dejan llevar por un exceso de entusiasmo, y le echan la culpa al frenillo cuando el problema era la posición; en esos casos, claro está, la lactancia no mejora y el dolor no disminuye después de la intervención, lo que hace, además, que algunos pierdan la fe («cortar el frenillo no sirve para nada») y que el próximo niño que de verdad necesite tratamiento se quede sin él.

El bebé mama con los labios evertidos (doblados hacia afuera). Muy raramente, el frenillo del labio (inferior o superior) también puede dar problemas para mamar, pues el labio queda pegado a la encía y no se puede doblar.

BALLARD JL, AUER CE, KHOURY JC. ANKYLOGLOSSIA: ASSESSMENT, INCIDENCE, AND EFFECT OF FRENULOPLASTY ON THE BREASTFEEDING DYAD. PEDIATRICS 2002;110:E63. HTTP://PEDIATRICS.AAPPUBLICATIONS.ORG/CGI/CONTENT/FULL/110/5/E63

Candidiasis del pezón

Las cándidas son unos hongos microscópicos que se encuentran normalmente en nuestra piel (y en muchos otros sitios) sin causar problemas... hasta que se descontrolan y crecen demasiado.

A veces, las infecciones por cándidas se producen después de tomar un antibiótico por cualquier otro motivo. Además de matar a los bichos malos que causan la enfermedad, el antibiótico mata a muchas de las bacterias buenas que tenemos en el tubo digestivo, en la piel y en todas partes. Quedan pisos vacíos, y otros microbios se apresuran a ocuparlos, entre ellos las cándidas.

En la mujer adulta, las cándidas suelen causar vaginitis (flujo vaginal, escozor y enrojecimiento). A veces producen balanitis en el varón (inflamación del glande del pene). También pueden producir lesiones en la piel, sobre todo en los pliegues húmedos (axilas, ingles, bajo los pechos voluminosos...).

Los bebés pueden tener cándidas en la boca y en el culito, más raramente en otros pliegues del cuerpo. En la boca producen el muguet, unas placas blancas irregulares sobre la lengua, las encías, el interior de los labios y las mejillas o el paladar. Pueden confundirse con restos de leche coagulada; pero la leche se mueve fácilmente al rasparla con un palito o una cucharita, mientras que el muguet está firmemente enganchado a la mucosa.

En el culito suelen producir una lesión típica, distinta de la simple escocedura por la humedad del pañal. Es una zona roja, irregular, más roja por el borde que por el centro, con límites bien definidos (es decir, hay un cambio brusco de la zona roja a la piel normal, mientras que la escocedura se va difuminando poco a poco). Suele haber *lesiones satélite*, pequeños círculos rojos junto a la lesión principal, como salpicaduras de pintura.

Durante años hemos creído que las cándidas eran una causa frecuente de dolor en el pezón.

Recientes investigaciones indican que la mayor parte de los problemas del pezón que antes atribuíamos a las cándidas son, en realidad, causados por distintas bacterias. Las infecciones por cándidas parecen ser muy muy raras. Y el caso es que, mientras creímos en ellas, muchas se curaban con antifúngicos (con medicamentos contra los hongos). Unas se curaban por el paso del tiempo (pocas infecciones duran eternamente, aunque no se traten); otras, porque los antifúngicos, a veces, también matan a según qué bacterias; otras, porque tal vez de verdad eran cándidas... y otras, no se curaban, y entonces decíamos «qué malas son las cándidas, qué resistentes son al tratamiento».

Infección del pezón

Cuando el dolor y las grietas persisten a pesar de corregir la posición, puede ser debido a una infección bacteriana del pezón. Las bacterias causales pueden ser muy variadas, incluyendo algunas, como el estafilococo *epidermidis*, que habitualmente pertenecen a la flora saprófita (los millones de bacterias que llevamos encima pero que no nos hacen daño). En ocasiones se observa enrojecimiento, irritación o supuración en la zona del pezón; pero muchas veces no se observa nada, porque las bacterias están dentro de los conductos galactóforos. El tratamiento local con pomadas antibacterianas muchas veces no funciona, y es preciso recurrir a los antibióticos por vía oral.

En muchas ocasiones (aunque no siempre) el dolor de las grietas o de la infección del pezón tienen distintas características. El dolor de las grietas puede ser intenso, aunque superficial (es decir, el pecho duele por fuera, no por dentro). Comienza tan pronto como el niño se agarra y empieza a mamar (*el primer mordisco*); a lo largo de la toma suele disminuir un poco, y cuando acaba la toma la madre respira con alivio: «¡Por fin!»

El dolor de la infección (normalmente bacteriana, tal vez alguna vez por cándidas) es mucho más intenso. El *primer mordisco* no duele; el dolor surge durante la toma y va aumentando de intensidad, pero de nada sirve pensar: «Que acabe, que acabe ya», porque después de soltar el pecho duele todavía más, y sigue doliendo durante un buen rato después de la toma. El dolor parece profundo, penetrante, como si te clavasen algo por el pezón (algunas madres dicen: «Como si te inyectasen fuego líquido por el pezón.»)

Este es un campo nuevo en el que probablemente habrá muchos cambios en los próximos años. Sería ideal poder hacer un cultivo en los casos sospechosos para poder saber qué germen es exactamente el causante y qué tratamiento, el más indicado. Cada vez son más los profesionales que hacen cultivos; también es posible que en el futuro, cuando tengamos más datos sobre las causas habituales de infección, los cultivos se reserven para aquellos casos que no mejoren con un primer tratamiento.

Si hay costras o pus, conviene lavar el pezón varias veces al día con agua y jabón.

Una aclaración sobre el nombre de la cosa. Tradicionalmente se definía la mastitis por la presencia de una inflamación (un bulto) en el pecho. Yo todavía sigo este criterio, y por eso llamo «infección del pezón» a estas infecciones en las que no hay ningún bulto. Pienso que la distinción es útil para el lector: por un lado, aquellos problemas en que el síntoma principal es el dolor del pezón; por otro lado, aquellos en que el principal síntoma es la presencia de un bulto. Pero otros autores llaman «mastitis» a lo que yo he llamado infección del pezón, y dicen que sencillamente la mayoría de las mastitis no producen ningún bulto. Quede claro que es una simple diferencia de nomenclatura, y que nos estamos refiriendo a la misma cosa.

DELGADO S, ARROYO R, JIMÉNEZ E, FERNÁNDEZ L, RODRÍGUEZ JM. MASTITIS INFECCIOSAS DURANTE LA LACTANCIA: UN PROBLEMA INFRAVALORADO (I), ACTA PEDIATR ESP 2009;67:77.
HTTP://WWW.GASTROINF.COM/SECCINUTRI/FEBRERO_09.PDF
JIMÉNEZ E, DELGADO S, ARROYO R, FERNÁNDEZ L, RODRÍGUEZ JM. MASTITIS INFECCIOSAS DURANTE LA LACTANCIA: UN PROBLEMA INFRAVALORADO (II), ACTA PEDIATR ESP 2009;67:125.
HTTP://WWW.GASTROINF.COM/SECCINUTRI/MARZO_09.PDF

Síndrome de Raynaud del pezón

El fenómeno de Raynaud es una alteración de la circulación sanguínea en las partes del cuerpo que los médicos llamamos *acras*; es decir, allí donde el cuerpo termina en punta: puntas de los dedos, lóbulos de las orejas... y pezones. Afecta mucho más a las mujeres que a los varones; parece que una de cada cinco mujeres entre los veinte y los cincuenta años lo ha sufrido alguna vez. A veces, la madre ha tenido durante años problemas en otras partes del cuerpo; otras veces, el pezón es el primer afectado.

En algunos casos, el síndrome de Raynaud puede ser desencadenado por una mala posición o por un frenillo lingual que ha traumatizado los tejidos.

El problema puede presentarse en cualquier momento; a diferencia del dolor de las grietas o de la infección, no surge sólo durante o tras la toma, sino también entre toma y toma. Los vasos sanguíneos del pezón se contraen, y éste se queda sin sangre y sin oxígeno; el dolor es muy intenso (piense que la falta de oxígeno en el corazón es la que causa la angina de pecho). El pezón se pone completamente blanco, y al cabo de unos segundos se vuelve azul. A veces, en una tercera fase, acaba por ponerse rojo. Puede haber ampollas, grietas o úlceras que no acaban de curar (en parte debidas a la mala posición original, y acentuadas por la falta de riego sanguíneo).

El frío desencadena el problema; y cuando se produce durante la toma, probablemente es más por haber sacado el pecho al aire que por la succión. Algunas madres explican intensos dolores al salir a la calle en invierno, al abrir la nevera o al pasar por el pasillo de los congelados de un centro comercial. Fumar empeora el problema.

El tratamiento se basa en corregir la posición, evitar el frío y dejar de fumar (y que no fume nadie en la casa). El calor se ha de aplicar de forma decidida: una bolsa de agua caliente, o una almohadilla eléctrica, por supuesto que no estén quemando, y ponérselas sobre el pecho tan pronto como el bebé suelte el pecho. Si no se soluciona, su médico le recetará un medicamento (como el nifedipino). Algunas madres han tenido que tomar nifedipino durante meses.

LAWLOR-SMITH L, LAWLOR-SMITH C. VASOSPASM OF THE NIPPLE-A MANIFESTATION OF RAYNAUD'S PHENOMENON: CASE REPORTS. *BR MED J* 1997;314:644-645.
HTTP://BMJ.BMJJOURNALS.COM/CGI/CONTENT/FULL/314/7081/644
ANDERSON JE, HELD N, WRIGHT K. RAYNAUD'S PHENOMENON OF THE NIPPLE: A TREATABLE CAUSE OF PAINFUL BREASTFEEDING. *PEDIATRICS* 2004;113:E360-4.
HTTP://PEDIATRICS.AAPPUBLICATIONS.ORG/CGI/CONTENT/FULL/113/4/E360

Eccema del pezón

Además de los problemas propios de la lactancia, el pecho puede sufrir las mismas enfermedades que cualquier otra zona de la piel.

En el eccema, la piel está enrojecida, engrosada y se descama (la caspa es un tipo de eccema). Puede haber vesículas y lesiones de rascado.

Otro tipo de eccema es el llamado atópico, que a veces (pero no siempre) es producido por alergia a algo. A veces, la madre que tiene eccema en el pezón ha tenido antes eccemas en otras partes del cuerpo.

Lo primero es comprobar que no se trate de una reacción a algo que ha estado en contacto con la piel. Suprima cualquier pomada o crema (salvo que la esté usando por un problema serio, como una infección; en ese caso consulte a quien se la recetó), incluyendo cremas hidratantes o antiestrías. ¿Ha cambiado recientemente el jabón, el desodorante, el jabón de la ropa? ¿Lleva demasiado tiempo un empapador mojado en el sujetador?

Si el eccema no mejora con estas sencillas medidas, probablemente su médico le mandará una crema de corticoides. Aplíquela después de la toma, no hace falta lavarla antes de volver a dar el pecho.

Y si sigue sin mejorar después de varios días, vuelva al médico. La inmensa mayoría de los eccemas del pezón son simples eccemas; pero también existe un tipo especial de cáncer, muy raro, que parece un eccema. Es la enfermedad de Paget de la mama, que constituye el 1 o 2 por ciento de los cánceres de mama, y suele aparecer hacia los cincuenta años, pero también podría aparecer antes y coincidir con la lactancia. En la mitad de los casos no hay bulto en el pecho, sino sólo lesiones en el pezón. Un eccema persistente en un pezón no se puede tratar a la ligera.

Ampolla blanca de leche

También llamada *punto blanco en el pezón*, es lisa y brillante, del tamaño de una cabeza de alfiler. Durante la toma duele mucho y a veces parece hincharse. En ocasiones se asocia con la obstrucción de un conducto. El tratamiento consiste en pincharla con una aguja estéril, mejor después de una toma, cuando está más grande. Tiene tendencia a recurrir. Después de pincharla, conviene hacer un masaje de la zona, y a veces es posible extraer una sustancia espesa, como un tapón de leche coagulada.

Pezoneras

Existen dos tipos de pezoneras: las que se usan durante la toma, y las que se usan entre tomas (pezoneras *formadoras*).

Originalmente la pezonera era, según el diccionario, una «pieza redonda, con un hueco en el centro, que usan las mujeres para formar los pezones cuando crían». Es decir, se usaba entre tomas. Estas pezoneras cayeron en desuso, y el nombre pasó a una tetina que se aplica sobre el pecho y a través de la cual chupa el niño. Posteriormente, se volvieron a poner de moda las pezoneras formadoras, que fueron rebautizadas con diversos nombres, incluyendo el de *escudos*. Lo que vino a aumentar la confusión, porque en inglés *nipple shield* (escudo para el pezón) es la pezonera de la que mama el niño, y *breast shell* (concha para el pecho) es la que se usa entre toma y toma.

La pezonera *formadora* (*breast shell*) teóricamente se usaría durante el embarazo para corregir los pezones invertidos. No funciona, como vimos en la página 151.

Las pezoneras de las que mama el niño, en su versión moderna de silicona delgada, parece que pueden ser útiles en unos pocos casos, como para las primeras tomas de prematuros de muy bajo peso. En ocasiones, resultan útiles cuando la madre tiene grietas (página 158).

Otro uso posible de las pezoneras es el pezón invertido; una vez más, su eficacia en esta indicación no está demostrada, suelen ser innecesarias, y a veces contraproducentes. Se usarán sólo como último recurso.

En algunos hospitales se abusa de las pezoneras, y se recomiendan a un tercio o más de las madres. Algunas enfermeras de hospital las creen muy útiles, pues permiten ir tirando durante los dos o tres días de estancia. Muchas enfermeras extrahospitalarias, en cambio, las detestan, pues ven las consecuencias unos días después: succión ineficaz, confusión del pezón, escaso aumento de peso, abandono de la lactancia...

En algunas zonas de España gozan de gran predicamento las pezoneras de cera, que se usan entre tomas para tratar las grietas. No conocemos ningún estudio sobre

168

su eficacia, y en otras zonas se las arreglan bastante bien sin ellas.

Inflamaciones del pecho

Casi todos los futuros médicos del mundo aprenden al comienzo de sus estudios cuatro palabras latinas que, afortunadamente para los estudiantes hispanos, han pasado sin cambios al español: calor, dolor, rubor y tumor. Es la contundente definición de la inflamación que dio el romano Celso, contemporáneo de Cristo. Si tiene usted un tobillo hinchado, rojo y caliente, y encima le duele, es que tiene el tobillo inflamado.

Hay varios tipos de inflamación del pecho. Los más frecuentes son la ingurgitación (que suele afectar a los dos pechos a la vez y en su totalidad), la obstrucción de un conducto y la mastitis (que suelen afectar sólo a una parte de uno de los pechos).

Ingurgitación

A veces los pechos se hinchan demasiado, se llenan a rebosar, enormes, turgentes, dolorosos. Suele ocurrir en la primera semana, por la interacción de varios factores. Unos tres días después del parto se produce la llamada *subida de la leche* (en muchos países americanos dicen *bajada*). No se trata de un aumento brusco de la producción de leche, pues dicho aumento no es brusco, sino gradual. Lo que se nota bruscamente, lo que permite a la madre decir: «Esta noche me ha subido», es más bien la inflamación del pecho. Cuando el pecho despierta de su largo reposo, muestra auténticos cambios inflamatorios: las células secretoras se multiplican y se hinchan; los vasos san-

169

guíneos se ramifican y dilatan para aportarles agua, nutrientes y oxígeno; los leucocitos abandonan la sangre y se instalan entre las células secretoras para fabricar las inmunoglobulinas de la leche, y el agua se filtra por los capilares sanguíneos y empapa los tejidos.

Cuando el niño mama normalmente, el pecho se hincha poco. A veces muy poco. Algunas madres aseguran que *no les ha subido la leche*, cuando el niño tiene dos o tres semanas y está engordando a ojos vistas. Pero cuando el niño no mama lo suficiente (porque no le dejan, o porque está en mala posición), la leche se acumula y se suma a la inflamación normal, produciendo una molesta ingurgitación. En los casos extremos se produce un círculo vicioso: la presión de la leche acumulada revienta algunos de los acinos y conductos mamarios, y la leche se derrama en el tejido intersticial. Como la leche no tenía que estar ahí, actúa como un cuerpo extraño y produce una mayor inflamación. Igual que la picadura de un insecto, o la reacción a una inyección. Pueden producirse síntomas generales de inflamación: malestar general, *trancazo* (como en la gripe), incluso fiebre (pág. 97).

El tratamiento de la ingurgitación consiste en sacar la leche. Poner al niño a mamar con frecuencia, en buena posición, e intentar sacar después la leche sobrante, a mano o con un sacaleches.

A veces, el pecho está tan grande y redondo que el bebé no tiene dónde cogerse; entonces hay que sacarse un poco de leche antes de darle, para ablandar el pecho y que le pueda entrar en la boquita.

Y si me saco leche, ¿no fabricaré más? Pues sí. Pero si le duele y no se saca leche, le va a doler más todavía. El truco no es *vaciar el pecho* (algo por otra parte imposible), sino sacar lo suficiente para que no moleste. Y si fabrica más, se vuelve a sacar.

Pero recuerde que la ingurgitación tiene dos componentes, la leche retenida y la inflamación. La leche se puede sacar, pero la inflamación no. Si intenta sacar leche de un pecho inflamado, cuando ya no queda nada por sacar, lo único que conseguirá es hacerse daño (y por tanto aumentar la inflamación). Si tiene el pecho muy lleno, intente sacarse leche, pero si no lo consigue por las buenas, déjelo para otro momento.

En ocasiones ocurre que la inflamación, por la parte de la areola, comprime los conductos e impide que salga la leche. La zona está hinchada por el líquido retenido (edema), y al apretar con los dedos queda la marca (fóvea). Sacar la leche resulta muy difícil, ya sea a mano, con sacaleches o cuando el niño mama, porque los conductos están casi cerrados. Usar un sacaleches en este caso puede ser contraproducente, porque la presión del vacío lo que hace es concentrar el edema en la zona del pezón, que se hincha todavía más. Lo que hay que hacer es vaciar la zona, pero no hacia afuera, sino hacia adentro. Apriete firme y repetidamente la zona hacia dentro, entre el índice y el pulgar o con las puntas de los cinco dedos, hasta que quede un poco más blanda (puede que necesite veinte o treinta minutos); entonces puede ponerse al niño al pecho, o intentar sacarse leche mejor a mano que con el sacaleches.

Y con la leche que me saco, ¿qué hago? Pues depende de si el niño ha mamado lo suficiente o no. Cuando el problema es el exceso de leche, puede que el bebé no necesite más. En ese caso, estará aumentando de peso, haciendo pipí y caca, y más o menos contento. En cambio, cuando el problema es la inflamación, o cuando la ingurgitación se debe precisamente a que el niño no mama bien, hay que darle la leche que se ha sacado con un vasito o un cuentagotas (no conviene usar el biberón). En caso de duda (puede que no hayan pasado bastantes días para juzgar si el peso aumenta o no, o que como madre primeriza no esté muy segura de si su recién nacido está *normal* o está *flojo*), ofrézcale la leche; si se la toma, bien, y si no se la toma, probablemente es porque no la necesita.

Cuidado con este *probablemente*. Con un niño de varias semanas, o varios meses, que engorda con normalidad y que está evidentemente sano y feliz, podemos estar seguros: si no quiere la leche, es porque ya ha tomado bastante. Pero con un recién nacido, que ya de por sí no son muy movidos que digamos, que puede estar débil por el peso perdido o atontado por la anestesia del parto o por un parto traumático, no podemos estar tan seguros. A veces no es que el niño no tenga hambre, sino que no tiene fuerzas para comer, y hay que seguir insistiendo. Si no lo ve claro, si le parece que su hijo está débil, o *raro*, o que come poco o duerme demasiado, coméntelo con alguien que tenga más experiencia con bebés (como la abuela u otra madre), y no dude en consultar al pediatra o a la enfermera todas las veces que haga falta. Para eso están.

Y esta es la base del tratamiento: conseguir que el niño mame, intentar vaciar un poco el pecho y esperar. Si le duele mucho, puede tomar algún analgésico y antiinflamatorio, como el ibuprofeno (sí, es plenamente compatible con la lactancia; la cantidad de ibuprofeno que toma un bebé mamando todo el día es unas 500 veces menos que lo que habría que darle a ese mismo bebé si tuviera fiebre).

Otros posibles tratamientos son sintomáticos. El frío y el calor, por ejemplo. Cada uno tiene sus partidarios; una sugerencia bastante extendida es el frío seco (por ejemplo, una bolsa de verdura congelada o de cubitos de hielo, envuelta en una toalla) entre toma y toma, para aliviar el dolor. En cambio, un rato antes de dar el pecho o de sacarse leche, parece que el calor húmedo (un paño empapado en agua calentita, meter el pecho en una palangana, o incluso ducharse o bañarse) ayuda a que salga más leche. Pero como es un tratamiento sintomático, sólo lo tiene que hacer si lo encuentra útil. Si no nota ningún alivio con el hielo, no hace falta que se ponga hielo. Y si, por el contrario, lo que le alivia es el calor, pues póngase calor todo el rato.

En otros países se recomiendan mucho las hojas de col, que se llevan dentro del sujetador. Frías de la nevera, lavadas, con un agujero en el centro para el pezón, y un poco dobladas y machacadas para romper los nervios (¡de la hoja, no de la madre!). Si las encuentra útiles, no dude en usarlas; pero no conozco ningún estudio científico que demuestre que son más útiles que el simple hielo.

Y por último, aviso importante: dos tratamientos que no han de usarse: dejar de beber agua y vendar los pechos.

Está demostrado que vendar apretadamente los pechos no disminuye la ingurgitación, sólo aumenta el dolor.

Dejar de beber agua es inútil (la madre tendría que estar realmente deshidratada para que bajase la ingurgitación), molesto (tener sed y que no te dejen beber es un verdadero tormento) y peligroso (una madre que de verdad bebiera muy poco podría llegar a deshidratarse).

Obstrucción de un conducto

Esto se entiende enseguida, ¿verdad? Claro, uno de los conductos del pecho se tapona, el nombre lo dice todo.

Pero no es tan fácil (¿por qué las cosas nunca son tan fáciles como parecen?). En realidad sabemos tan poco... El caso es que a veces se forma un bulto rojo, caliente y doloroso en un sector del pecho (y uso *sector* en su acepción geométrica, porción de un círculo comprendida entre dos radios, como un quesito en porciones). Es una inflamación que no afecta a toda la glándula, sino sólo a uno (o varios) de sus lóbulos.

La explicación clásica es que el conducto se ha obstruido (¿por qué?) y la leche ha quedado retenida. Al principio sólo aumenta un poco el volumen, pero si la retención de leche es grande, acaban reventando los acinos, y la leche derramada produce una reacción inflamatoria. En ocasiones, tras masajear y exprimir pacientemente la zona inflamada, se expulsa por el pezón un auténtico tapón, como un delgado cilindro blanquecino. Pero también hay otra explicación alternativa: la leche ha quedado retenida (¿por qué?), el agua se reabsorbe y los componentes sólidos se van concentrando hasta secarse y producir el tapón. ¿Qué es primero, el tapón o la retención? Quizá una combinación de ambas cosas, o un círculo vicioso, o quizá unos casos empiezan por el tapón y otros por la retención.

Hace un par de décadas el doctor Yamanouchi, en Okayama (Japón), analizó unos cuantos de esos tapones, y comprobó que estaban formados principalmente por grasas saturadas. Las grasas insaturadas suelen ser líquidas a temperatura ambiente, como el aceite; las grasas saturadas suelen ser sólidas, como la mantequilla. En la leche materna las grasas insaturadas son las más abundantes. Las grasas insaturadas se saturan con hidrógeno, así es como los aceites vegetales se convierten en margarina (y por eso podrá leer en la etiqueta algo así como *aceites vegetales parcialmente hidrogenados*). El doctor Yamanouchi pensaba que los conductos se obstruían cuando la madre comía demasiada grasa de origen animal, carne y mantequilla, y recomendaba volver a la dieta tradicional japonesa de vegetales y pescado (con grasa insaturada). Pero, aparte del análisis de los tapones, no tenía ninguna prueba ni de que la mantequilla cause obstrucciones ni de que el pescado pueda evitarlas. También cabe la teoría opuesta: esa grasa era *normal* (predominantemente insaturada), pero al quedar la leche retenida y concentrarse, por algún mecanismo se saturó y acabó de solidificar, produciendo el tapón.

Si el problema inicial es la retención de leche, no sabemos qué la produce. En algunos casos la culpa puede ser de un sujetador demasiado apretado; no use nunca un sujetador que le resulte incómodo o le deje marcas. Como los niños maman con la lengua, la parte del pecho que está en contacto con la lengua es la que mejor se vacía, y las obstrucciones suelen producirse en la parte del pecho que habitualmente está más alejada de la lengua: hacia la zona de la axila (además, como el pecho no es simétrico, hacia la axila hay mucha más cantidad de tejido glandular que en otras partes del pecho).

El tratamiento es más o menos el mismo que para la ingurgitación: hacer masaje, intentar sacar la leche, dar el pecho a menudo, aplicar frío entre tomas si eso alivia el dolor y calor antes de la toma para que la leche salga con más facilidad. Intente encontrar una posición para dar el pecho en la que la lengua del niño quede en la parte de la obstrucción..., lo que a veces requiere mucha imaginación y algo de gimnasia. En la posición de la loba romana es posible colocar al bebé en cualquier ángulo: el niño boca arriba en medio de la cama grande, y la madre encima a cuatro patas.

Además de seguir dando el pecho, conviene sacar más leche, a mano o con un sacaleches. Algunas madres encuentran que el sacaleches hace más daño que el niño al mamar; si es ese su caso, puede sacarse leche del pecho bueno y tirarla, y dejar que su hijo se concentre en el pecho malo.

Una madre me contó una vez un *truco de la abuela* (¡de su propia abuela!) que le funcionó muy bien con una obstrucción: poner al niño al pecho y sacárselo *a lo bruto* (es decir, sin romper la ventosa con un dedo) mientras estaba mamando. Se le destaponó el pecho al momento.

Mastitis

La mastitis es la infección de la glándula mamaria (aunque algunos especifican *mastitis infecciosa*, y llaman *mas-

titis no infecciosa a lo que aquí hemos llamado obstrucción de un conducto).

Una obstrucción que no se trata a tiempo puede infectarse y convertirse en una mastitis. Probablemente también hay mastitis que comienzan como tales desde el primer momento.

La mastitis suele producir fiebre y un intenso malestar general, lo que los médicos llamamos *síndrome gripal* (cansancio, malestar, dolor de todo el cuerpo). Un antiguo aforismo (que es como llamamos los médicos a los refranes de nuestra profesión) dice: «Una gripe en una mujer que da el pecho es una mastitis mientras no se demuestre lo contrario.» Y es verdad, algunas madres tienen tanto dolor de piernas y de espalda, tanto malestar general, que no se han fijado en el bulto rojo del pecho. Pero también la obstrucción de un conducto y la ingurgitación pueden, aunque raramente, producir fiebre y malestar general por un proceso puramente inflamatorio, sin infección.

De forma que no es posible distinguir, sólo por los síntomas, la simple obstrucción de un conducto de la mastitis. Habría que hacer un cultivo de la leche, pero en la práctica en España no se suele hacer, y la enfermedad se diagnostica a ojo.

Está demostrado que la mitad de las mastitis (de las mastitis de verdad, comprobadas mediante un cultivo) se curan sin necesidad de antibiótico, sólo con lo ya indicado para la obstrucción y la ingurgitación: poner al niño al pecho con frecuencia y extraer entre tomas la leche retenida. Así que muchos médicos prefieren no dar antibiótico de entrada, a no ser que el estado de la madre sea muy grave, sino recomendar la extracción de leche y esperar veinticuatro horas. Si la fiebre se ha ido, es que ya se está curando. Si la fiebre continúa, recetan el antibiótico (porque la mitad se curan solas..., pero la otra mitad no). Según las circunstancias, o la costumbre de cada profesional, otras veces se da el antibiótico desde el principio.

El antibiótico tiene que ser activo contra el estafilococo (que es el germen más frecuente, y es resistente a la penicilina y a la amoxicilina). Lo normal es que la fiebre y el malestar desaparezcan a los dos o tres días de tomar el antibiótico; pero es importante seguir tomando el medicamento los días que le hayan indicado, aunque se encuentre mejor. Si se interrumpe el tratamiento a medias, es fácil la recaída. Si, por el contrario, toma el antibiótico tres días y sigue con fiebre, vuelva al médico. Es posible que tenga una bacteria resistente, y que haya que cambiar el antibiótico por otro. Esta segunda vez habría que hacer un cultivo de la leche, para ir sobre seguro.

Puede seguir dando el pecho aunque tenga una mastitis. Los dos pechos. No hay ningún peligro de contagio para el bebé. Y los antibióticos con los que se trata tampoco están contraindicados. Si le dicen que ha de dejar de dar el pecho para siempre, o durante unos días, o que dé sólo el pecho bueno, se equivocan. Además, si el pecho no se vacía, la mastitis puede empeorar y convertirse en un absceso. No sólo *puede* dar el pecho, sino que es el único caso en que *tiene que* seguir dando el pecho. Incluso si tenía pensado destetar, no lo haga ahora; espere a que la mastitis esté totalmente curada.

Por otra parte, es posible que el bebé rechace el pecho enfermo. Durante la mastitis, la cantidad de sodio en la leche aumenta. Eso no le hace ningún daño al niño; pero la leche sabe salada, y a algunos niños no les gusta. Si es así, siga ofreciéndole los dos pechos sin insistir, y no se preocupe si su hijo sólo toma uno; rápidamente, la producción aumentará en el pecho bueno, y no se va a quedar con hambre. Pero tendrá que sacarse leche del pecho enfermo, varias veces al día. Primero, para evitar que se forme un absceso; segundo, para que el pecho siga produciendo leche, y tercero, para que el sabor de la leche vuelva a ser normal. Cuando un pecho produce muy poca leche, el sodio también aumenta. Algunas madres que no tomaron la precaución de sacarse leche se han visto en un círculo vicioso: el niño rechazó el pecho por la mastitis, y luego lo siguió rechazando porque salía poca leche y con sabor raro, y han tenido que seguir la lactancia con un solo pecho. Lo que es perfectamente posible y no perjudica al niño ni a la madre; pero, claro, queda un poco raro (pág. 142).

DEPARTMENTO DE SALUD Y DESARROLLO DEL NIÑO Y DEL ADOLESCENTE. MASTITIS. CAUSAS Y MANEJO. GINEBRA: ORGANIZACIÓN MUNDIAL DE LA SALUD, 2000. DOC. WHO/FCH/CAH/00.13.
WWW.AEPED.ES/PDF-DOCS/MASTITIS.PDF

Absceso mamario

Cuando la mastitis no se trata adecuadamente (dar el pecho con frecuencia y sacar leche), puede producirse un acúmulo de pus, un absceso. Hay que pincharlo y sacar el pus. Habitualmente se aspira con una jeringa, pero a veces hay que hacer un corte un poco más grande y dejar un drenaje, un tubito de goma por el que va saliendo el pus. A pesar de todo, el bebé puede mamar de los dos pechos, siempre y cuando el orificio por donde sale el pus esté lo bastante lejos del pezón. Impida que la carita del bebé entre en contacto con el pus (tapando la herida con una gasa).

Si el orificio de drenaje está demasiado cerca del pezón, el niño tendrá que mamar sólo del pecho bueno durante unos días; pero mientras tendrá que irse sacando leche del pecho enfermo.

Demasiados pechos

Muchas personas tienen pechos de más. Habitualmente es sólo un pezón atrofiado, en cualquier lugar entre la axila y la ingle, y el afortunado cree que se trata de un lunar o una verruga.

A veces debajo de ese pezón supernumerario hay auténtico tejido mamario, que se hincha y produce leche después del parto. Si la mama está normalmente conformada, la leche puede salir al exterior. Se sabe de madres que han dado de mamar con tres pechos (o más bien con dos y un cuarto; suelen ser muy pequeños). Pero si no quiere ir por el mundo con un pecho de más, es mejor que no intente sacarse leche ni deje chupar al bebé. En otros casos, la tercera mama es atrófica, y la leche no puede salir. Los primeros días duele un poco; pero si se pone hielo (si es que eso la alivia), no aprieta y aguanta pacientemente, pronto la secreción de leche se inhibe y el pecho supernumerario se vuelve a deshinchar.

Algunas mujeres tienen una zona de glándula mamaria, normalmente en la axila, que no comunica con el pezón y no se puede vaciar. Lo mismo de antes: armarse de paciencia, aplicar hielo para calmar el dolor y esperar unos días a que se inhiba, mientras sigue dando el pecho normalmente.

CAPÍTULO OCHO

La falta de leche (hipogalactia)

¿Todas las mujeres tienen leche? ¡Claro que no! Hay mujeres que no tienen insulina, que no ven, que no pueden caminar, ¿cómo no va a haber mujeres sin leche? La glándula mamaria es un órgano más, puede sufrir enfermedades, lo mismo que el corazón o el riñón, puede funcionar mal o dejar de funcionar.

Lo que no puede ser es que haya tantas mujeres sin leche como algunos piensan. Pocas madres dejan de dar el pecho porque quieren. La mayoría lo hacen «porque se me fue la leche», «porque se quedaba con hambre», «porque mi leche ya no era buena»... No es posible que la mitad o las tres cuartas partes de las mujeres no tengan leche, no es posible que sus pechos no funcionen. De ser cierto, estaríamos ante la más terrible epidemia que ha vivido la humanidad.

La hipogalactia (escasez de leche) debería ser una enfermedad tan rara como cualquier otra, digamos la diabetes o la hipertensión. Bien mirado, debería ser mucho más rara. Por una parte, la selección natural no actúa contra la hipertensión. Una mujer hipertensa puede tener tantos hijos vivos como una mujer con la tensión normal. En cambio, la selección natural es implacable con la hipogalactia: si la madre no tiene leche, sus hijos mueren, salvo que sean adoptados y amamantados por otra hembra (lo que es enormemente raro en la naturaleza). Apenas hace un siglo que los niños empezaron a sobrevivir sin leche materna.

Por otra parte, diabetes puede tener cualquiera: una niña, una anciana, una mujer con graves malformaciones congénitas. Pero ninguna de ellas puede tener hipogalactia. Para enterarte de que no tienes leche, primero necesitas un niño. Una mujer en edad fértil (en teoría entre unos doce y unos cincuenta y cinco años, pero casi siempre entre dieciocho y cuarenta, la mejor edad de la vida), lo suficientemente sana de cuerpo y mente para quedarse embarazada y dar a luz... Estamos hablando de mujeres con una excelente salud. Ya es mala pata que justo el pecho no les funcione. Puede ocurrir, por supuesto, pero es muy raro. Tanto que hay que descartar primero todas las demás posibilidades.

El problema es que nuestra sociedad no confía en la lactancia. Hemos llegado a pensar que *lo normal* es no tener leche, y que si alguna sí que tiene es sólo por la más extraordinaria de las coincidencias. Cuando le preguntas a una embarazada cuánto tiempo piensa dar el pecho, raramente contesta algo concreto, «tres meses» o «año y medio». Más bien suele decir «mientras pueda», «mientras tenga leche»..., no cree que dependa de ella, que pueda tomar una decisión y llevarla a la práctica; se cree un simple juguete del destino. Cuando mi esposa daba el pecho, sus amigas no le preguntaban: «¿Cómo lo has hecho? Explícame cómo se hace, yo también quiero darle el pecho a mi hija.» Todo lo contrario: «¡Qué suerte tú, que tienes leche! Ojalá yo hubiera tenido leche también, me habría gustado mucho haberle dado el pecho a mi hija.»

La inseguridad es tan grande que, pase lo que pase, la madre suele pensar que no tiene leche. Si el pecho está vacío es *porque no hay leche*, pero si está lleno es porque *el bebé no mama*, y probablemente con razón, porque la leche *debe de ser mala*. Si el niño pide el pecho con gran frecuencia, es porque está *pasando hambre*, pero si duerme mucho, es porque *como no sale nada...* Si engorda poco

181

es que *necesita un biberón*, pero si engorda mucho *no tendrá bastante sólo con el pecho*. Los pechos pequeños *no sirven*, pero los grandes tampoco. Si la madre fue criada con biberón, «es que en mi familia no tenemos leche»; pero si la abuela o la bisabuela amamantaron a siete hijos: «Ojalá tuviera yo leche como tuvo mi abuela, que después de dar el pecho a sus siete hijos recogió a un huerfanito durante la guerra y le dio también..., pero, claro, las mujeres de ahora no tenemos leche.» En conclusión, no existe ninguna circunstancia que haga exclamar a las madres: «¡Tengo mucha leche!»

La inmensa mayoría de las veces, cuando la madre cree no tener leche, en realidad no hay ningún problema. Estadísticamente, es más probable ganar el gordo en Navidad que tener hipogalactia. Ni los pechos blandos, ni el niño que se despierta por la noche, ni un aumento de peso que alguien ha dicho que es escaso pero en realidad es normal, ni *que no aguante tres horas*, indican falta de leche. Para creer que existe un problema con la leche, harían falta tres criterios:

1. El niño engorda de verdad (¡de verdad!) demasiado poco.
2. Después de intentar sacarse leche durante varios días, con buena técnica y varias veces al día, la madre no consigue sacarse leche.
3. Al darle suplementos, el niño engorda más que antes.

Si el niño engorda normalmente, es que está tomando suficiente leche, y punto. Y si el niño no engorda, pero la madre se saca leche, y el niño no se la quiere tomar, es posible que el niño esté enfermo, pero no hay hipogalactia.

Algunas causas de hipogalactia verdadera

Hipotiroidismo

Una mujer hipotiroidea sin tratamiento normalmente no se puede quedar embarazada. Sin embargo, algunas madres con hipotiroidismo leve no diagnosticado dan a luz y tienen problemas para amamantar. La presencia de hormona tiroidea es requisito previo para la producción de leche. El tratamiento hormonal sustitutivo permite mantener la lactancia.

También se han descrito casos de hipogalactia asociada a hipertiroidismo, se desconoce el mecanismo causal. Tanto el hipotiroidismo como el hipertiroidismo son relativamente frecuentes en el embarazo y posparto, por lo que debe tenerse siempre en cuenta esta posibilidad ante la sospecha de hipogalactia verdadera. El motivo de tantos problemas tiroideos es el déficit crónico de yodo que muchos sufrieron en la infancia; el tiroides tuvo que hipertrofiarse para aprovechar el poco yodo que había, y ahora se descompensa con el esfuerzo añadido del embarazo. Por eso recomendamos suplementos de yodo para la madre (pág. 207), para que sus hijos no tengan ese problema.

SHOMON M. BREASTFEEDING AND THYROID DISEASE, QUESTIONS AND ANSWERS.
WWW.THYROID-INFO.COM/ARTICLES/BREASTFEEDING.HTM

Retención de placenta

Los estrógenos y gestágenos producidos por la placenta inhiben la producción de leche, de modo que una retención parcial puede tener la hipogalactia como primer síntoma. Curiosamente, también se ha observado el efecto opuesto: galactorrea (exceso de leche) por retención de placenta.

NEIFERT MR, MCDONOUGH SL, NEVILLE MC. FAILURE OF LACTOGENESIS ASSOCIATED WITH PLACENTAL RETENTION. AM J OBSTET GYNECOL 1981;140:477-8.
BYRNE E. BREASTMILK OVERSUPPLY DESPITE RETAINED PLACENTAL FRAGMENT. J HUM LACT 1992;8:152-3.

Agenesia del tejido mamario

Las mamas no se han desarrollado normalmente (probablemente no han crecido durante el embarazo), los niveles de prolactina son normales, y la producción de leche es muy pequeña pese a todos los esfuerzos. Es un problema rarísimo, los primeros tres casos se descubrieron en Estados Unidos en 1985. Y aquellas tres madres dieron el pecho (con suplemento) más de un año. Porque si hay poca leche, pues hay poca, pero la que hay se aprovecha.

NEIFERT MR, SEACAT JM, JOBE WE. LACTATION FAILURE DUE TO INADEQUATE GLANDULAR DEVELOPMENT OF THE BREAST. PEDIATRICS 1985;76:823-8.

Cirugía

Si le han puesto prótesis de silicona, puede dar el pecho sin problemas. La operación no daña la glándula, y la silicona no es tóxica ni perjudica al bebé (¡hay chupetes de silicona!).

Si lo que se ha hecho es una reducción mamaria, depende del tipo de operación. En una técnica, el pezón se separa completamente del pecho, se recorta lo que haya que recortar y al final se vuelve a colocar el pezón en el centro, donde quede más bonito. En ese caso, la lactancia es casi imposible, aunque a veces (¡qué tenaz es la naturaleza!) algunos conductos se han reenganchado por pura casualidad, y sale algo de leche. Algunas mujeres han observado que con el primer hijo no les sale casi nada de leche, pero con el segundo les sale bastante más; se cree que la parte del pecho que no tiene drenaje se atrofia, mientras que el trocito que sí que produce leche se va hipertrofiando.

En otra técnica de reducción, el pezón se mantiene en todo momento enganchado al pecho, a sus conductos y a sus nervios. Podrá dar el pecho. Alguno de los conductos puede haberse cortado por accidente, y entonces tendrá los primeros días un bulto doloroso, porque la leche no puede salir de uno de los lóbulos. Póngase hielo, aguante un poco, y en unos días ese lóbulo dejará de producir leche y no dará más problemas.

Si la han operado de un cáncer de mama, o si le han hecho radioterapia, podrá dar el pecho sano. A veces, incluso el pecho enfermo si le hicieron cirugía conservadora.

HUGHES V, OWEN J. IS BREAST-FEEDING POSSIBLE AFTER BREAST SURGERY? *AM J MATERN CHILD NURS* 1993;18:213-7

MARSHALL DR, CALLAN PP, NICHOLSON W. BREASTFEEDING AFTER REDUCTION MAMMAPLASTY. BR J PLAST SURG. 1994; 47:167-9.

BERLIN CM. SILICONE BREAST IMPLANTS AND BREAST-FEEDING. *PEDIATRICS* 1994;94:547-9.

JORDAN ME, BLUM RW. SHOULD BREAST-FEEDING BY WOMEN WITH SILICONE IMPLANTS BE RECOMMENDED? *ARCH PEDIATR ADOLESC MED* 1996;150:880-1.

HIGGINS S; HAFFTY BG. PREGNANCY AND LACTATION AFTER BREAST-CONSERVING THERAPY FOR EARLY STAGE BREAST CANCER. *CANCER* 1994;73:2175-80.

Síndrome de Sheehan

Es la necrosis de la hipófisis por falta de riego sanguíneo durante el parto, debido a la pérdida de sangre. Como no hay ni prolactina ni oxitocina, no sale nada de leche. Más tarde vienen otros problemas, porque la hipófisis produce otras hormonas. Es una enfermedad grave.

El síndrome completo es muy raro; pero la hemorragia posparto se ha asociado también con una disminución aislada de la producción de leche (pérdida de peso y deshidratación en el lactante), a veces transitoria, sin afectación de otras hormonas hipofisarias. Tal vez, la pérdida de sangre explique la asociación observada entre anemia materna (hemoglobina inferior a 10 mg/dl) y abandono precoz de la lactancia (atribuido a falta de leche, o a que el niño mama con excesiva frecuencia o aumenta poco de peso).

Sin embargo, se ha publicado el caso de una mujer a la que habían extirpado la hipófisis por un tumor que dio el pecho durante tres meses. Es mucho lo que desconocemos todavía sobre la fisiología de la lactancia.

SERT M, TETIKER T, KIRIM S, KOCAK M. CLINICAL REPORT OF 28 PATIENTS WITH SHEEHAN'S SYNDROME. ENDOCR J 2003;50:297-301.
WILLIS CE, LIVINGSTONE V. INFANT INSUFFICIENT MILK SYNDROME ASSOCIATED WITH MATERNAL POSTPARTUM HEMORRHAGE. J HUM LACT 1995;11:123-6.

Déficit congénito de prolactina

Es hereditario y sumamente raro, se han descrito media docena de casos en todo el mundo. ¡Media docena! Si antes decía que era más probable pillar el gordo de la lotería que tener hipogalactia, es más fácil casarse con un príncipe de sangre real que tener déficit congénito de prolactina. En el mundo hay más de media docena de príncipes.

Es tan raro porque, hasta muy recientemente, si una madre no tenía leche, sus hijos se morían. Los casos que hay son mutaciones recientes; sabemos que es hereditario porque se ha visto en una madre y en su hija. Pero seguro que la abuela estaba sana.

Desnutrición

En nuestro medio, la falta de alimento o bebida en la madre NO es causa de hipogalactia. Sólo la desnutrición grave llega a afectar a la cantidad o calidad de la leche. Incluso una dieta hipocalórica, de 1.765 kcal/día, se ha demostrado que no afecta a la producción y composición de la leche ni al aumento de peso del lactante (pág. 215).

Se ha observado estancamiento ponderal en un bebé norteamericano cuya madre consumía una dieta deliberadamente restringida, de sólo 20 kcal/kg/día. Eso es poquísimo, la madre debía de estar ya en los huesos.

Así que quíteselo de la cabeza: no va usted a tener más leche porque coma más y mejor, ni porque beba mucho.

Galactogogos

Se han propuesto numerosos fármacos, tanto tradicionales como modernos, para aumentar la producción de leche. No hay estudios que prueben la eficacia de ciertas hierbas (alholva, comino...) o de determinados alimentos; no nos sorprendería que alguna de las hierbas tenga un efecto real.

Sí que hay estudios que prueban la eficacia de la cerveza (no el alcohol, sino algo en la cerveza), la domperidona, la metoclopramida y la sulpirida; todas ellas actúan estimulando la secreción de prolactina, que es exactamente lo que hace el niño al mamar. ¿Para qué usar un fármaco, con posibles efectos secundarios, cuando puede obtenerse el mismo efecto con la lactancia frecuente en posición correcta? No es de extrañar que la mayor parte de esos estudios estén hechos con madres de prematuros, en las que la producción de leche suele disminuir después de usar durante semanas un sacaleches, que no estimula tan bien como un bebé. Hoy en día, el problema se suele solucionar gracias al método canguro; pero es posible que aún se necesiten fármacos en algunos casos.

Sin embargo, muchos de estos medicamentos y hierbas, y otros remedios populares (ciertos alimentos *buenos para la leche*), se usan sin ninguna necesidad. Algunos médicos responden automáticamente a la más mínima queja. («Creo que no tengo leche.» «Pues tome estas pastillas»), sin comprobar si hay hipogalactia o no, y de qué tipo. En los casos de hipogalactia real, los galactogogos serán probablemente inútiles: en el hipotiroidismo, el tratamiento es la hormona tiroidea; en la retención de placenta, lo que hay que hacer es sacarla; en la agenesia mamaria no servirían de nada, en el déficit de prolactina se han probado sin éxito (la hipófisis no funciona, y por tanto no responde a los estimulantes).

Es posible que algún día se descubra una enfermedad en que estos medicamentos sí que sean útiles. Una enfermedad en que la hipófisis produzca poca prolactina, y no responda al estímulo normal de aumentar la frecuencia de las tomas, pero sí que responda a los medicamentos, y el pecho funcione perfectamente y responda a la prolactina. Pero tal enfermedad, si existe, nunca se ha visto. ¿Que, por si acaso, en un caso desesperado, se prueba con uno de estos fármacos, a ver si sirve de algo? Pues bueno, pero eso tendría que ser absolutamente excepcional.

Y si no sirven para tratar la hipogalactia de verdad, ¿para qué sirven? Pues para tratar la falsa hipogalactia. Para dar confianza a las madres que piensan que no tienen leche, pero sí que tienen. La gente tiene mucha fe en las pastillas, o en las hierbas.

«Pero es que yo me tomé x y me fue muy bien y me aumentó mucho la leche.» Pues me cuesta mucho creerlo. Para creérmelo, necesitaría ver una gráfica de peso del niño, el peso estancado durante semanas y semanas a pesar de que mamaba a todas horas, y de pronto la madre toma x y el niño empieza a engordar que da gusto. Nunca he visto tal cosa (supongo que alguna vez ha pasado, pero no lo he visto yo). Normalmente, no hay un antes y un después en la gráfica de peso. Todo sigue igual.

Y entonces, ¿por qué piensa la madre que tiene mucha más leche? Creo que es una cuestión de percepción.

Del total de leche que se fabrica en un día, una parte se la toma el bebé, otra parte probablemente se reabsorbe y una pequeñísima parte gotea. Además, hay una cierta cantidad de leche que se queda en el pecho, como reserva. Y no hay más.

Cuando la madre toma un medicamento o unas hierbas para tener más leche, ¿qué es lo que aumenta? ¿La leche que se toma el bebé? No, si la gráfica de peso no ha pegado un salto, quiere decir que el bebé come lo mismo que antes. Aumenta tal vez la cantidad de leche que se fabrica y se reabsorbe, y eso no sirve de nada. Aumenta la reserva, en el pecho, en vez de quedar digamos 50 mililitros, quedan 75 y eso hace que la madre los note más llenos (pero no aumenta cada día, 75, 100, 125... porque a la larga el pecho revienta; no, aumenta a 75 y ahí se queda, y como el niño no se lo ha tomado, de nada sirve que aumente). Aumenta tal vez la leche que gotea, y como bastan unos mililitros para empapar el sujetador, el efecto psicológico es importante. Y eso es todo. Simple fachada, parece que hay más leche, pero (por suerte) no es así.

Las hierbas no siempre son inocuas. En Italia se han publicado dos casos de intoxicación en lactantes (hipotonía, vómitos y letargia, que precisó hospitalización) cuando sus madres consumían más de dos litros diarios de una mezcla de hierbas para aumentar la cantidad de leche (regaliz, hinojo, anís y *Galega officinalis*). «¡Qué barbaridad —pensará usted—, ¡dos litros!» Esa es la consecuencia de que por un lado te digan: «Toma hierbas» y por otro: «Bebe mucha agua.» Y como las hierbas son *naturales* y no pueden hacer daño, pues adelante con los faroles. Pues no, algunas hierbas son poderosos medicamentos, y por muy naturales que sean, sólo se debe usar la dosis correcta y para tratar una enfermedad determinada. La gente sana no debe tomar medicamentos, ni de la farmacia ni del herbolario.

ROSTI L, NARDINI A, BETTINELLI ME, ROSTI D. TOXIC EFFECTS OF A HERBAL TEA MIXTURE IN TWO NEWBORNS. ACTA PÆDIATR 1994;83:683.

CAPÍTULO NUEVE

Alimentación de la madre

Varias cuestiones preocupan a las madres: qué y cuánto tienen que comer, qué alimentos hay que evitar y cuáles son especialmente beneficiosos porque dan mucha y buena leche, cuánto tienen que beber...

Por fortuna, la respuesta a todas estas preguntas es una y la misma: lo que quiera. Lo explicaremos con más detalle.

Cuánto comer

Por supuesto, la leche tiene que salir de algún sitio. Lo que la madre come se transforma en leche. Hace ya muchos años, alguien calculó cuánto tendría que comer de más una mujer que da el pecho para poder fabricar toda esa leche. El cálculo es sencillo: tantos mililitros de leche contienen tantas calorías. Añadiendo un porcentaje para el metabolismo (es decir, lo que se gasta en el proceso de fabricarla), salían, creo recordar, 700 kilocalorías al día, a consumir además de las que ya comía la madre habitualmente.

(Aviso: en el lenguaje popular, y en muchos libros sobre nutrición, se suele llamar *caloría* a lo que científicamente es una kilocaloría, es decir, mil calorías.)

Hasta aquí el cálculo teórico. Pero cuando se hicieron estudios reales en madres reales, madres sanas y bien nutridas de países occidentales, cuyos hijos aumentaban de peso normalmente con lactancia materna exclusiva, se observó que no comían 700 kilocalorías más al día, sino apenas unas 100 o 150 (incluso menos en algunos estudios). Bastaban esas calorías para mantener su peso normal, su actividad normal, y encima fabricar toda la leche que sus hijos necesitaban. Al parecer, durante la lactancia (lo mismo que durante el embarazo) se produce un cambio en el metabolismo, que conduce a un mejor aprovechamiento de los alimentos ingeridos. Como un coche que consume menos gasolina tras la puesta a punto.

Todavía, muchos libros repiten las recomendaciones antiguas. Y algunos de esos libros puede que hayan traducido las dichosas calorías en alimentos concretos: leche, pan, carne, macarrones... La madre que lea tales recomendaciones no podrá comérselo todo, por mucho que se esfuerce. Y si alguna pudiera... bueno, igual de ahí viene el mito de que dar el pecho engorda.

En cualquier caso, la madre que lacta no necesita que ningún libro le recomiende cuánto ha de comer. Todos los animales son capaces de comer lo que tienen que comer sin leer ningún libro, ni preguntarle a ningún veterinario. Nuestras necesidades cambian a lo largo de nuestra vida; pero a nadie se le ocurre ir a preguntarle al médico qué tengo que comer ahora que empiezo la adolescencia, o ahora que la acabo, o ahora que empiezo a trabajar como cartera o como administrativo. ¿Cuántas calorías más tiene que comer en agosto un funcionario aficionado al ciclismo? ¿O cuántas menos un minero que pasa sus vacaciones sentado leyendo? Es automático; cuando aumentan nuestras necesidades calóricas (por nuestro crecimiento o por nuestra actividad física), tenemos más hambre y comemos más; cuando nuestras necesidades disminuyen, tenemos menos hambre y comemos menos.

Así que no necesita seguir una dieta, ni contar calorías, ni nada raro. Simplemente coma según el hambre que tenga, sin ideas preconcebidas (mucha gente cree que durante la lactancia *hay que comer por dos* y se esfuerza por conseguirlo).

¿No falla nunca? ¿Y si me equivoco y como de más, o de menos? En los animales sólo falla si están enfermos; pero los seres humanos estamos tan sometidos a nuestra educación y cultura, a las presiones del entorno y de la publicidad, que a veces (raramente) comemos menos de lo conveniente, y otras veces (mucho más frecuentemente) comemos de más. Pero eso es fácil de descubrir: si engorda demasiado, es que tiene que comer menos, y si adelgaza demasiado, es que tiene que comer más. Nadie engorda 30 kilos si antes no ha engordado uno, dos, tres..., así que tendrá tiempo de sobra para darse cuenta y tomar las medidas oportunas.

Qué comer

Lo mismo de siempre. No hay ningún motivo para cambiar de dieta durante la lactancia.

Ah, pero ¿no hay que comer una dieta sana y equilibrada? Pues eso he dicho: lo mismo de siempre. ¿O es que usted no come una dieta sana, y lo sabe, y sólo ahora que tiene un hijo se le ocurre hacer algo para comer mejor?

Básicamente, una dieta sana consiste en una base de cereales (pan, pasta, arroz...) y legumbres (lentejas, guisantes, garbanzos, alubias...), complementados diariamente con fruta, verdura o ambas, y de vez en cuando con algún producto animal: pescado, carne, huevos o lácteos.

La mezcla de cereales y legumbres es importante, porque así sus proteínas se complementan. Las proteínas están formadas por aminoácidos, algunos de los cuales no los puede fabricar nuestro organismo, sino que debemos ingerirlos ya formados: son los llamados aminoácidos esenciales. Las proteínas de origen animal contienen una mezcla apropiada de todos los aminoácidos esenciales, y por eso se dice que tienen un alto valor biológico. Las proteínas vegetales, en cambio, tienen un bajo valor biológico, porque les faltan algunos de los aminoácidos. Si no tenemos todos los aminoácidos en el mismo momento, nuestro cuerpo no puede fabricar nuevas proteínas; es como si estuviera montando un reloj y le faltase una ruedecita. Si falta una sola pieza, todas las demás ya no sirven para nada, el cuerpo no puede utilizarlas, las elimina.

Por suerte, a los cereales y a las legumbres les faltan distintos aminoácidos. Los que no están en un lado están en el otro, y la mezcla de proteínas es tan nutritiva como una proteína animal. Los platos típicos, que nuestros tatarabuelos comían casi a diario (salvo los ricos), combinaban legumbres y cereales, como la escudella, o se comían con abundante pan, como el cocido, las lentejas, la fabada... Al otro lado del charco, tortitas de maíz con frijoles. Algún trocito de carne, como el chorizo del cocido, los huevos y el queso servían de *margen de seguridad*, aportando más aminoácidos variados. Hoy en día tendemos a comer carne cada día y legumbres sólo de tarde en tarde, con lo que nos sobran aminoácidos, pero nos falta fibra, y lo pagamos con estreñimiento y otros problemas.

¿Y si no como una dieta sana, será mala mi leche? ¿Debo sacrificarme por el bien de mi hijo, comer verdura (que no me gusta nada) y renunciar a los refrescos y a los dulces? ¿O mejor, puesto que ya sé que mi alimentación no va a ser muy buena, le doy el biberón, que al menos se sabe lo que contiene?

Pues no, absolutamente no. No debe sacrificarse comiendo una dieta sana, porque la composición de la leche casi no depende de lo que usted coma. Y la leche del biberón nunca será mejor que la suya (véase más abajo *La dieta de la vaca*).

Las proteínas de la leche se fabrican en el mismo pecho, y no dependen de lo que usted coma. La lactosa de la leche también se produce en el pecho, y tampoco depende de lo que usted coma. La cantidad de grasa en la leche no depende de lo que usted coma. La composición de grasa en la leche sí que depende un poco de lo que usted come (si come más aceite vegetal y más pescado, su leche tendrá más grasas insaturadas; si come más carne, tendrá más grasas saturadas). Pero sólo depende en parte. Aunque usted coma muchísimas grasas saturadas, su leche sigue teniendo más grasa insaturada que la leche de vaca, y sigue siendo adecuada para el bebé. En cuanto a las vitaminas y minerales, hay algunos que dependen de lo que coma la madre, como el ácido pantoténico y el yodo, y otros que no varían por mucho que coma la madre, como el hierro, el sodio o la vitamina C. Pero, en todo caso, los niveles de vitaminas y minerales en la leche de la madre serán normales a no ser que la misma madre tenga un déficit. Si usted está sana, su leche es normal. Así que el comer más fruta y no abusar de los dulces no va a mejorar la salud de su hijo, sino la de usted.

A una madre que da el pecho le conviene comer sano, lo mismo que a la que da el biberón, lo mismo que a la que no tiene hijos, lo mismo que a todo el mundo. Por eso insisto: coma como siempre. Y no se preocupe si su dieta no es *perfecta*; primero, porque no existe una dieta *perfecta*, y segundo, porque la salud no es ni puede ser el único factor para elegir su dieta. También están sus costumbres, sus gustos personales, su presupuesto y el tiempo de que disponga. Si puedo exponerme a sufrir una lesión porque me gusta hacer deporte, ¿por qué no puedo exponerme a que me suba el colesterol, si me gusta comer grasa?

La dieta de la vaca

La alimentación de la madre, insisto, influye muy poco en la composición de su leche. Pero, aunque influyera, sería absurdo pensar: «Como me alimento mal, mi leche será tan mala que más vale darle el biberón.» ¿Acaso están bien alimentadas las vacas? En el mejor de los casos, las vacas sólo comen hierba, lo que es una dieta sana (para ellas), pero no *equilibrada*. Las vacas no comen carne, ni huevos, ni fruta, ni leche... Pero es que la mayoría de las vacas, mal que nos pese, no comen hierba. En años recientes, los europeos nos hemos enterado de que nuestras vacas estaban comiendo piensos compuestos preparados con ovejas muertas por enfermedad y otras exquisiteces. ¿Cree acaso que los biberones los hacen con leche de vacas selectas, alimentadas con verdes pastos y ordeñadas a mano por lecheras suizas de mejillas coloradas? Pues no. La leche del biberón se fabrica a partir de leche normal de vacas normales, que probablemente viven hacinadas en gigantescos establos, comiendo piensos compuestos.

Alimentos prohibidos

Cada pueblo o región tiene sus alimentos prohibidos durante la lactancia, por diversos motivos. En España, los más habituales son ajos, cebollas, alcachofas, coles de Bruselas y espárragos, que se supone que dan mal sabor a la leche, y también las legumbres, sobre todo las alubias, y el brécol, que se cree que causan gases al bebé.

Pero en otros países se prohíben otros alimentos. En Noruega, por ejemplo, la madre que lacta no debe comer uvas ni fresas. Si una madre tuviera que abstenerse de todo lo que alguien ha prohibido alguna vez en algún lugar, probablemente pasaría mucha hambre.

El único alimento con el que se ha hecho un estudio científico es el ajo. Era un estudio controlado aleatorio y a doble ciego; es decir, existía un grupo de tratamiento que tomaba el *medicamento* estudiado (en este caso, el ajo) y un grupo control que tomaba placebo (un falso medicamento que en realidad no tiene ningún efecto), los dos grupos se distribuían por sorteo, y ni las madres ni los experimentadores que las atendían directamente sabían quién había tomado ajo y quién placebo. El ajo venía dentro de una cápsula que había que tragar entera; las madres del grupo control tomaban una cápsula vacía. Los experimentadores que estaban en contacto con la madre sólo sabían que a la madre A había que darle la cápsula número 1, a la madre B la cápsula 2... y sólo los directores del estudio, que no veían a las madres, sabían qué cápsulas llevaban ajo y qué cápsulas estaban vacías. Todas estas precauciones son necesarias en los estudios médicos para evitar que la autosugestión (del paciente o del médico) influya en los resultados («desde que tomé la pastilla parece que me duele un poco menos»).

Pues bien, el estudio demostró que la leche olía a ajo, que analizando la leche en el laboratorio se encontraba la esencia de ajo, y que los niños cuyas madres habían tomado ajo mamaban más en la siguiente toma. Aparentemente, les gustaba el ajo. Lo que no debería sorprendernos, porque a muchos adultos nos gusta el ajo, por eso lo comemos.

Por supuesto, podría haber algún niño al que no le gustase el ajo. O al que no le gustase la alcachofa. En principio, todas las madres pueden comer de todo; pero si alguna madre concreta comprueba que, después de comer un alimento concreto, su hijo se enfada con el pecho y se niega a mamar durante unas horas, pues será que no le gusta. Tampoco es nada grave, ya mamará cuando se pase el sabor, o cuando tenga más hambre. Probablemente es más fácil que ocurra una cosa así cuando la madre come, de pronto, una gran cantidad de un alimento que no había comido en mucho tiempo. Porque si la madre suele comer un alimento con regularidad, su hijo se habrá acostumbrado al sabor incluso antes de nacer, a través de la placenta y del líquido amniótico.

Seguro que alguna astuta lectora estará pensando: «Pues si los niños maman más cuando la madre come ajo, yo comeré ajo cada día, y mi hijo mamará más y engordará más.» Si el razonamiento fuera correcto, sería peligroso (la obesidad infantil ya es un grave problema en Europa, y especialmente en España). Pero, por fortuna, no funciona así. Los niños maman más en una toma aislada, pero a la siguiente maman menos, para compensar. Y si la leche sabe a ajo en cada toma, evidentemente se acostumbrarían y comerían lo mismo de siempre. Nos ocurre a todos: si a usted le encanta la merluza, comerá un poco más que otros días. Pero si le dan merluza cada día para desayunar, comer, merendar y cenar, seguro que no le dura mucho el entusiasmo.

MENNELLA JA, BEAUCHAMP GK. MATERNAL DIET ALTERS THE SENSORY QUALITIES OF HUMAN MILK AND THE NURSLING'S BEHAVIOR. PEDIATRICS 1991; 88:737-44.

Gases misteriosos: Si bien, en algún caso concreto, podría ocurrir que a un bebé le molestase el sabor de algo que ha comido la madre, lo que desde luego no tiene ninguna base es lo de los gases. El que la madre coma alubias, frijoles o brécol no puede de ninguna manera producirle gases al niño.

Esos alimentos nos producen gases a los adultos porque contienen ciertos hidratos de carbono que el ser humano no puede digerir, y por lo tanto tampoco puede absorber. Pasan enteros al intestino grueso, y allí las bacterias los fermentan, produciendo gases.

Puesto que esas substancias no se absorben, no pueden pasar a la leche. Y el gas en sí tampoco puede pasar a la leche. Cualquier cosa que intente pasar del tubo digestivo a la leche tiene que hacerlo a través de la sangre. Pero ni la sangre ni la leche tienen burbujitas.

Así que puede usted comer todas las alubias que quiera. Pero tal vez no le interese desmentir el mito. Así, si en una reunión se oye algún ruido comprometedor, siempre podrá decir con mucho aplomo: «Ha sido el niño, como le doy el pecho...»

Alimentos para tener más leche

También de muchos alimentos se dice popularmente que son buenos para tener más leche. Me vienen a la cabeza las almendras y avellanas, las sardinas, la misma leche de vaca. Alguna vez he oído hablar de la alfalfa, que por lo visto, sí, se vende para consumo humano (supongo que el razonamiento es: «Si lo comen las vacas, que tienen mucha leche...»).

Algunos de esos alimentos son sanos y nutritivos. Tal vez es un viejo pretexto que tenían nuestras antepasadas para que, en tiempos en que no todo el mundo comía todos los días, las madres lactantes recibieran la mejor porción. Pero hoy en día, cuando en Occidente todos comemos de sobra, el mito se vuelve a veces contra las madres, obligadas a comer lo que no les gusta.

No hay ningún alimento que sea necesario para tener leche. Recuerde que hay mamíferos con dietas de lo más variado: las vacas comen alfalfa, pero las leonas comen carne, las focas comen pescado, las ballenas comen plancton y las osas hormigueras comen hormigas, y todas tienen leche. El ser humano es, por naturaleza, omnívoro, lo que significa que puede usted comer lo que quiera, y tendrá leche. Si no le gustan las avellanas, tranquila, puede dar el pecho durante años sin comer ni una sola avellana.

La cerveza: Se ha comprobado que la creencia popular de que la cerveza produce más leche es cierta. La cerveza lleva algún componente que hace aumentar los niveles de prolactina. Pero, claro, para comprobar que la leche aumentaba tuvieron que sacar leche a dos grupos de mujeres, unas que tomaban cerveza y otras que no. La única manera de tener más leche, recuerde, es sacar más leche. Si no fuera así, las mujeres sin hijos (o con hijos ya destetados) tendrían prohibida la cerveza, porque imagínese qué problema que te empiece a salir más leche. Aunque haya más leche, el niño no mama más (pág. 27); la leche sobrante contiene factor inhibidor de la lactancia, y la producción vuelve a disminuir. La producción de leche se regula por sí misma.

Tal vez, en la época en que era obligatorio dar el pecho diez minutos cada cuatro horas, la cerveza ayudó a alguna madre. Pero, cuando la lactancia es a demanda, existe un modo mucho más sencillo de aumentar la secreción de prolactina: dar el pecho más veces. Y no hace falta que la madre tome una decisión consciente: «Daré el pecho más veces para tener más leche»; será el mismo bebé el que, si tiene hambre, querrá mamar más. Y si no quiere mamar más, es porque no tiene hambre, y punto.

El efecto de la cerveza no depende del alcohol. No funciona con vino, con coñac ni con aguardiente, sólo con cerveza.

No haga nada para tener más leche. No tome cerveza para tener más leche. Y si le da un día por beber cerveza, al menos que sea sin alcohol (pág. 203).

KOLETZKO B, LEHNER F. BEER AND BREASTFEEDING. ADV EXP MED BIOL 2000;478:23-8.

La leche de vaca: Un alimento que trae problemas a muchas madres es la leche. No pocas veces se les dice que, para poder dar el pecho, es necesario, imprescindible, tomar un litro de leche al día. A algunas madres les han llegado a decir dos litros, por aquello de que *más vale que sobre que no que falte*.

Eso es absurdo. No es posible que los mamíferos necesiten beber leche para fabricar leche. La vaca no bebe leche. Si para fabricar tres cuartos de litro de leche que produce de media una mujer hubiera que beber un litro, una vaca, para fabricar 30 litros, tendría que beber 40 litros. ¿Dónde estaría el negocio? Nadie criaría vacas si hubiera que darles más leche de la que producen.

El ser humano es el único animal que toma leche de otro animal. El ser humano es el único animal que sigue tomando leche después de la edad de destete. Existe, de hecho, un delicado mecanismo que impide a los adultos tomar leche. La leche contiene un azúcar especial, la lactosa, que no aparece en ningún otro alimento animal ni vegetal. La lactosa se fabrica en la propia teta; la sangre de la madre no contiene lactosa. La lactosa sólo se puede digerir con una enzima digestiva especial, la lactasa, que sólo está en el intestino de las crías de los mamíferos. Cuando acaba el periodo de lactancia, la lactasa desaparece, y el individuo ya no puede digerir la leche. La leche le produce gases, diarrea, dolor abdominal, los síntomas de la intolerancia a la lactosa. Se cree que es un truco de la sabia naturaleza para garantizar que la leche llegue a su destinatario. Si los adultos pudieran tomar leche, muchas veces el macho (o una hembra dominante) espantarían de malos modos a la cría y se pondrían a mamar ellos. Pero no pueden, les sienta mal.

Parece que hace unos pocos miles de años apareció en la raza blanca (sobre todo en los nórdicos) y en algunas tribus de raza negra una mutación que les permitía digerir la leche. La lactasa se mantiene durante toda la vida. Pero la mayor parte de la humanidad (orientales, indígenas americanos, la mayor parte de los africanos) no puede tomar leche. La intolerancia a la lactosa en el adulto no es una enfermedad, es lo normal. Los raros, los mutantes, somos los que sí podemos tomar leche.

Hay quien defiende que esa mutación ha sido beneficiosa porque ha permitido explotar una nueva fuente de alimento. Otros responden con certera ironía que tan beneficiosa no habrá sido la mutación, cuando en este planeta sigue habiendo muchos más chinos que suecos.

Se han hecho estudios en China para ver a qué edad desaparece la lactasa del intestino. En algunos niños empieza a desaparecer a los tres años, en otros persiste hasta los doce. Después de los doce años, prácticamente ningún chino tolera la leche. Otra pista que parece indicarnos hasta qué edad es *normal* tomar el pecho en la especie humana.

En España, con nuestra mezcla de razas, no toleramos la leche tan bien como los suecos. Se calcula que un 15 por ciento de los españoles adultos tienen intolerancia a la lactosa. Normalmente no lo saben, no se han hecho pruebas médicas, no están *diagnosticados* (¿cómo se puede diagnosticar, si no es una enfermedad?), pero no toman leche. Tampoco es cuestión de todo o nada; muchos pueden tolerar un poquito de lactosa, pero mucha cantidad les sienta mal. Es la típica gente que se toma un cortado, pero rechaza un café con leche, porque «luego estoy toda la tarde con el estómago revuelto». Algunos pueden tolerar derivados de la leche que llevan menos lactosa, como el yogur o el queso. En Sudamérica la proporción de intolerancia a la lactosa puede ser muchísimo más alta, según los países.

La gracia que debe hacer, teniendo intolerancia a la lactosa, que te obliguen a beber un litro al día. Un verdadero tormento.

YANG Y, HE M, CUI H, BIAN L, WANG Z. THE PREVALENCE OF
LACTASE DEFICIENCY AND LACTOSE INTOLERANCE IN CHI-
NESE CHILDREN OF DIFFERENT AGES. *CHIN MED J* 2000;
113:1129-32.

Dieta vegetariana

Una dieta ovolactovegetariana equilibrada es perfectamente adecuada para adultos y para niños, para embarazadas
y para madres que lactan. Pero tiene que estar bien equilibrada. Las legumbres y los cereales se han de combinar
para que sus aminoácidos se complementen y formen una
proteína de alto valor biológico. El hierro de legumbres y
cereales casi no se absorbe si no va acompañado de la vitamina C de la fruta. La dieta omnívora (es decir, *comer de
todo*, incluyendo carne y pescado) requiere menos precaución, normalmente hay nutrientes de sobra. Para ser vegetariano no basta con comer mucha ensalada y saltarse el
segundo plato; hay que tener buenos conocimientos de
nutrición y escoger los alimentos con cierto cuidado. Encontrará excelente información en la web de la Unión Vegetariana Española:

WWW.UNIONVEGETARIANA.ORG

La mayoría de los vegetarianos son gente seria, muchas
veces con mejores conocimientos de nutrición que su médico. Pero también hay extraños grupos filosóficos o reli-
giosos que propugnan extrañas dietas inadecuadas, como
la macrobiótica. La dieta macrobiótica es progresiva, los
escalones más *avanzados* son insuficientes para un adulto,
y muy peligrosos para un niño, una embarazada o una madre lactante.

También hay quien va por libre. Hace años conocí a
uno que había llegado a la conclusión de que el único

203

alimento sano es la manzana. Sólo manzanas. Manzanas todo el día, manzanas cada día. Imponía semejante dieta a su esposa y a su hijo de dos años. Por suerte, en la guardería le daban de comer a escondidas...

Aprenda a distinguir la información seria de la que no lo es. ¿Hablan de proteínas y nutrientes, de calcio y hierro? ¿O hablan de energías cósmicas que se concentran en los alimentos, de poderes curativos, de *toxinas* que nunca tienen nombre propio...?

Vegetarianismo estricto: La dieta estrictamente vegetariana (a veces llamada *vegana*), sin huevos ni leche, tiene un serio problema: no contiene vitamina B12.

Ningún animal y ninguna planta es capaz de fabricar la vitamina B12. Sólo la fabrican las bacterias. Los animales herbívoros obtienen la vitamina necesaria para vivir de las bacterias y los insectos que comen sin darse cuenta junto con los vegetales. Lo mismo ocurre con algunas sociedades tradicionales, que pese a ser casi exclusivamente vegetarianas, no suelen tener problemas con la B12.

Pero nosotros lavamos bien la verdura antes de comérnosla, y conviene que lo sigamos haciendo, para evitar infecciones. Y cuando el arroz o los garbanzos tienen bichos, los rechazamos.

Las plantas no contienen vitamina B12. Ninguna. La carne, pescado, leche y huevos sí que contienen vitamina B12. El yogur y algunos quesos tienen aún más vitamina B12 que la leche, porque tienen bacterias.

En España, los únicos alimentos de amplio consumo que suelen estar enriquecidos con vitamina B12 son los cereales para el desayuno; compruébelo en la etiqueta, donde también verá cuántos gramos de cereales necesitaría para cubrir las necesidades diarias. La jalea real, el tofu, el miso o el tempeh no llevan vitamina B12, tampoco la levadura de cerveza, a no ser que esté enriquecida, es decir, que le hayan añadido la vitamina en la fábrica (en España sólo hay una marca).

El alga *Spirulina* no contiene vitamina B12, por mucho que los que la venden digan que sí. Lo que contiene es una molécula tan parecida que da positivo en los análisis, pero que no tiene efecto sobre el organismo. Peor aún, se sospecha que esa molécula podría bloquear los receptores de las células, e impedir que actúe la vitamina de verdad.

Puesto que la vitamina B12 es muy importante, nuestro organismo ha desarrollado métodos muy perfeccionados para conservarla. Una persona sana suele tener reservas de B12 para tres o cuatro años. No necesita comer carne cada día, sólo de vez en cuando. Un vegetariano estricto que no tome ningún suplemento de vitamina B12 tardará varios años en enfermar.

Los vegetarianos estrictos, y también aquellos ovolactovegetarianos que consuman pocos huevos y poca leche, deben tomar toda su vida suplementos de vitamina B12. Todos, tanto hombres como mujeres. La mayoría de los vegetarianos lo saben, y los toman.

Cuando se toma mucha vitamina B12 de golpe, el organismo no sabe qué hacer con ella, y se absorbe peor. Por tanto, la cantidad necesaria depende de la frecuencia con que la tome:

— Si toma alimentos artificialmente enriquecidos con B12, basta con tres a cinco µg (microgramos).
— Si toma cada día un suplemento en pastillas, entre 10 y 100 µg. Las pastillas se han de masticar bien para que la absorción sea buena, o bien se han de absorber por vía sublingual (dejando que se disuelvan en la boca como un caramelo).
— Si lo toma una vez por semana, 2.000 µg.

— Si lleva meses o años sin tomar B12, necesitará recargar primero los depósitos, tomando 2.000 µg al día durante quince días, y luego continuar con la dosis normal, diaria o semanal.

La falta de vitamina B12 produce anemia megaloblástica, así llamada porque hay pocos glóbulos rojos, pero muy grandes (al contrario que en la anemia por falta de hierro, en que los glóbulos rojos son pequeños). Pero también puede producir problemas neurológicos y coma. Estos problemas son más frecuentes en niños pequeños.

En Europa y Estados Unidos han muerto niños por falta de vitamina B12, hijos de madres veganas o macrobióticas. Normalmente, los niños nacen con reservas que les duran meses o años; pero si la madre ya tenía déficit de B12, el niño nace sin reservas y ya enfermo. La leche materna normalmente es muy rica en vitamina B12; pero, claro, si la madre no tiene... de donde no hay, no sale.

Si usted es vegana y toma habitualmente suplementos de B12, ningún problema. Su hijo nacerá con reservas, y su leche tendrá vitamina B12 como la de cualquier madre. Su hijo no necesita tomar vitamina, puesto que ya toma el pecho.

Si usted es vegana, pero no toma B12, y se entera durante el embarazo, tome ahora mismo 2.000 mg al día durante quince días, y a partir de ahí siga tomando suplementos regularmente. Si todavía faltan varias semanas para el parto, su hijo tendrá tiempo de *empaparse* y nacerá con reservas, no hay que preocuparse por él.

Si empieza a tomar vitamina B12 poco antes del parto, o después del parto, su hijo no tendrá reservas, y puede que ya esté enfermo. Habrá que darle una dosis masiva de B12. Luego, si usted sigue tomando la vitamina, podrá tomar el pecho normalmente, sin más suplementos.

Recuerde que, si lleva años siendo vegetariana estricta,

necesita una dosis masiva de vitamina ahora mismo. Incluso si decide dejar el vegetarianismo y volver a comer carne, tardaría meses en recuperarse del todo.

¿Y si es ovolactovegetariana? ¿Cuánta leche y cuántos huevos son suficientes? Harían falta unos tres vasos de leche al día, o bien unos cuatro huevos. Con un vaso de leche y un huevo al día, más algún yogur y algún cereal de desayuno, probablemente tiene suficiente. Si consume menos de eso, más vale que tome suplementos, sobre todo durante el embarazo y la lactancia.

LA VITAMINA B12 WWW.UNIONVEGETARIANA.ORG/B12.HTML
NEUROLOGIC IMPAIRMENT IN CHILDREN ASSOCIATED WITH
MATERNAL DIETARY DEFICIENCY OF COBALAMIN—GEORGIA,
2001. *MMWR MORB MORTAL WKLY REP* 2003;52:61-4 WWW.
CDC.GOV/MMWR/PREVIEW/MMWRHTML/MM5204A1.HTM

Vitaminas y minerales

Sólo hay dos suplementos que deben tomar las madres lactantes: yodo y, en el caso de vegetarianas estrictas, vitamina B12.

Yodo: El yodo es parte fundamental de la tiroxina, la hormona fabricada por el tiroides y que regula nuestro metabolismo.

Gran parte de la corteza terrestre es pobre en yodo, porque millones de años de lluvia lo han disuelto y lo han arrastrado hacia el mar. En consecuencia, las plantas y los animales terrestres (incluyendo el pescado de río) tienen poco yodo. El pescado marino, en cambio, es rico en yodo.

Estábamos acostumbrados a pensar que la falta de yodo sólo afectaba, hace un siglo, a los habitantes de zonas montañosas aisladas, como Las Hurdes, donde no llegaba el pescado. En aquellas zonas eran frecuentes el bocio (un bulto en el cuello que es el tiroides hipertrofiado para intentar aprovechar cualquier migaja de yodo que encuentre) y el cretinismo (retraso mental grave por falta de hormona tiroidea durante la infancia).

Pero aquello no era más que la punta del iceberg. En años recientes, diversos estudios han demostrado que en toda España, incluyendo las zonas costeras, un importante porcentaje de la población (alrededor de un tercio) tiene déficit de yodo; y eso incluye a los adultos, a los niños, a las embarazadas... Un déficit leve, pero que probablemente contribuye a algunos casos de retraso escolar. Y que también produce muchos casos de bocio leve, tiroides que se han visto obligados a crecer y que están por ello al borde del colapso. Muchos problemas de tiroides en los adultos (tanto hipertiroidismo como hipotiroidismo) son debidos a haber sufrido déficit de yodo durante la infancia.

Para evitarlo, hay que consumir siempre sal yodada. Siempre, toda la familia, niños y adultos. No compre sal que no sea yodada (en algunos países, la sal sin yodo sólo se puede comprar en la farmacia y con receta, para los rarísimos casos en que el yodo está contraindicado, como algunas tiroiditis). La sal marina no tiene yodo, a no ser que en el envase ponga *sal marina yodada*.

Pero durante el embarazo y la lactancia, la mujer necesita más yodo del habitual. Trescientos microgramos, en vez de los cien habituales. Incluso tomando sal yodada es difícil alcanzar esas cantidades. Por eso se recomienda que, durante el embarazo y la lactancia, todas las mujeres tomen un suplemento de 100 a 200 microgramos de yodo al día.

Como con otras muchas medidas de salud pública, se trata a toda la población cuando en realidad dos tercios de las embarazadas no lo necesitarían. Pero saber exactamente quién necesita yodo y quién no requeriría análisis molestos y costosos, mientras que el suplemento de yodo es barato y completamente inocuo. Aunque usted tenga yodo de sobra, una pastillita más no le hace ningún daño. Por eso es mejor que lo tomen todas.

Aunque el Ministerio de Sanidad español recomienda este suplemento de yodo desde el año 2004, es posible que algunos médicos todavía no lo sepan. Puede que incluso algún médico le diga que no es necesario, que no hay que tomar yodo. Eso es porque los médicos españoles solemos estudiar con libros norteamericanos traducidos. Y en Norteamérica hace muchos años que toda la sal, y también otros alimentos, están enriquecidos con yodo. Allí no tienen problemas de déficit de yodo, porque toda la población está ya tomando suplementos, aunque no lo sepan. Por eso en sus libros de medicina (o en sus páginas de Internet) no hablan de dar suplementos a las embarazadas.

MORREALE DE ESCOBAR G. EL YODO DURANTE LA GESTACIÓN, LACTANCIA Y PRIMERA INFANCIA. CANTIDADES MÍNIMAS Y MÁXIMAS: DE MICROGRAMOS A GRAMOS. AN ES PEDIATR 2000;53:1-5.

HTTP://DB.DOYMA.ES/CGI-BIN/WDBCGI.EXE/DOYMA/MREVISTA.FULLTEXT?PIDENT=11050

DOMÍNGUEZ I, REVIRIEGO S, ROJO-MARTÍNEZ G, VALDÉS MJ, CARRASCO R, CORONAS I Y COLS. DÉFICIT DE YODO Y FUNCIÓN TIROIDEA EN UNA POBLACIÓN DE MUJERES EMBARAZADAS SANAS. MED CLIN (BARC) 2004;122:449-53.

DUNN JT, DELANGE F. DAMAGED REPRODUCTION: THE MOST IMPORTANT CONSEQUENCE OF IODINE DEFCIENCY. J CLIN ENDOCRINOL METAB 2001;86:2360-3.

HTTP://JCEM.ENDOJOURNALS.ORG/CGI/CONTENT/FULL/86/6/2360

ZIMMERMANN M, DELANGE F. IODINE SUPPLEMENTATION OF PREGNANT WOMEN IN EUROPE: A REVIEW AND RECOMMENDATIONS. EUR J CLIN NUTR 2004;58:979-84.

Vitamina B12: Véase la sección anterior sobre la dieta vegetariana estricta.

Hierro: Al contrario que las necesidades de yodo, que se triplican durante la lactancia, las necesidades de hierro se reducen a la mitad. La principal causa de anemia en las mujeres es la pérdida repetida de sangre con la menstruación; durante buena parte de la lactancia no tendrá la regla, y por tanto ahorrará hierro.

Así, si usted no necesitaba tomar pastillas de hierro antes del embarazo, mucho menos las va a necesitar dando el pecho.

Si se le cae el pelo, no es por falta de hierro, sino por otros motivos (pág. 371).

Si tiene anemia, no sólo puede seguir dando el pecho, sino que le conviene dar el pecho. Dando el pecho, la anemia se cura antes. Por supuesto, si tiene anemia, sí que tendrá que tomar pastillas de hierro, la cantidad que le indique su médico.

Calcio: Las necesidades de calcio no aumentan durante la lactancia. La ingesta recomendada de calcio es la misma para cualquier mujer, tanto si da el pecho como si no. O necesita suplementos toda la vida, o no los necesita nunca.

Durante los primeros seis meses de lactancia, más o menos, todas las mujeres pierden calcio, alrededor del 5 por ciento del calcio de sus huesos. Se ha comprobado mediante densitometría ósea, una prueba que mide la cantidad de calcio en los huesos. Por mucho que tome alimentos ricos en calcio, o pastillas de calcio, sigue perdiendo calcio de los huesos. Las pastillas de calcio sólo sirven para aumentar la cantidad que se elimina en las heces y en la orina. Esta descalcificación de los huesos no se debe, pues, a falta de calcio en la dieta, ni a pérdida de calcio con la leche. Se debe a un cambio en el equilibrio hormonal y en el metabolismo de la madre.

A partir de los seis meses de lactancia, más o menos, todas las mujeres recuperan el calcio de sus huesos. Esta recalcificación no depende de la ingesta de calcio; no hace falta tomar pastillas ni suplementos. Con una dieta normal, aunque no sea muy rica en calcio, es suficiente. Las mujeres que llevan un año dando el pecho tienen más o menos la misma cantidad de calcio en sus huesos que las que no han dado el pecho. No sabemos muy bien qué ocurre después del año, pero lo cierto es que, a largo plazo, la lactancia materna previene la osteoporosis (aunque todavía muchos vecinos e incluso algún médico se lo digan justo al revés, por ignorancia).

A largo plazo, el efecto es dudoso: algunos estudios encuentran que las mujeres que dieron más tiempo el pecho tienen más calcio en los huesos; otros, que tienen menos, y otros, que igual. Pero donde los estudios son prácticamente unánimes es al comparar el riesgo de fractura. Esto se hace con estudios de casos y controles: los médicos buscan en los hospitales ancianas con fracturas debidas a osteoporosis (fracturas de húmero, aplastamientos vertebrales, sobre todo la temida fractura de fémur...) y las comparan con otras mujeres de su misma edad que no hayan sufrido una fractura. Las mujeres sin fracturas habían dado el pecho más tiempo.

Es curioso que dar de mamar mucho tiempo no proteja tanto contra la osteoporosis, como contra las fracturas por osteoporosis (que es el verdadero problema; la osteoporosis no tendría ninguna importancia si no fuera porque aumenta el riesgo de tener fracturas). Al parecer, el riesgo de fractura no depende sólo de la cantidad de calcio en el hueso, sino de la manera en que esté colocado, de la estructura de las trabéculas (las columnas microscópicas de mineral que conforman el hueso). Es como la estructura de un puente: no basta con poner mucho acero de cualquier manera, hace falta un ingeniero que decida dónde ha de ir cada viga. A lo mejor el hecho de que, en cada lactancia, una pequeña parte de los huesos se disuelva y se vuelva a formar es una manera de remozar la estructura, cambiando las vigas estropeadas por otras nuevas.

Recapitulando: dar el pecho no debilita los huesos, sino que los fortalece. Y cuanto más tiempo, mejor. Dar el pecho dos años o tres no es un *desgaste* para la madre, sino todo lo contrario.

Y si se suceden muy seguidos los embarazos y las lactancias, ¿no acabará eso perjudicando a los huesos? Pues no. Se ha comprobado que, aunque la madre vuelva a quedarse embarazada antes de dieciocho meses del embarazo anterior, el calcio de los huesos se recupera igual.

La ingesta dietética de referencia (lo que antes se llamaba cantidad diaria recomendada) de calcio es exactamente la misma para mujeres que dan el pecho o que no lo dan. Ningún experto dice que haya que tomar más calcio durante la lactancia que en otros momentos de la vida. Por tanto, es absurdo insistir en que la madre que lacta tome más leche, o más alimentos ricos en calcio, o pastillas de calcio.

Si usted no toma leche, no se preocupe. La mayor parte de las mujeres del mundo no toman leche (pág. 202). Otros muchos alimentos son ricos en calcio: las verduras de hoja verde, el brécol, los pescaditos que se comen con espinas... Las leonas, que sólo comen carne, tienen esqueleto, y se quedan embarazadas y dan el pecho. Lo mismo que las ciervas, que sólo comen hierba, o las hembras de murciélago, que sólo comen mosquitos. Habría que tomar una dieta realmente muy rara para que a uno le faltase el calcio; y si fuera así, no habría que cambiar de dieta (o tomar suplementos) sólo durante la lactancia, sino durante toda la vida.

Si le duele la espalda, o las piernas, o se siente cansada, no es por falta de calcio, no es por culpa de dar el pecho, no va a mejorar destetando al niño. La osteoporosis no duele a no ser que se produzca una fractura; el dolor de espalda que tienen algunas ancianas se debe a aplastamientos vertebrales. Y para eso hay que tener una osteoporosis muy grave; es imposible que ese 5 por ciento que se pierde al comienzo de la lactancia provoque una fractura. Sus dolores y molestias pueden deberse a otras causas; algunas relacionadas con la maternidad (el trabajo de la casa, el esfuerzo de llevar peso, la falta de sueño...) y otras no.

SOWERS M; RANDOLPH J; SHAPIRO B; JANNAUSCH M. A PROSPECTIVE STUDY OF BONE DENSITY AND PREGNANCY AFTER AN EXTENDED PERIOD OF LACTATION WITH BONE LOSS. OBSTET GYNECOL 1995;85:285-9.

MELTON LJ 3RD, BRYANT SC, WAHNER HW, O'FALLON WM, MALKASIAN GD, JUDD HL, RIGGS BL INFLUENCE OF BREASTFEEDING AND OTHER REPRODUCTIVE FACTORS ON BONE MASS LATER IN LIFE. OSTEOPOROS INT. 1993;3:76-83.

CUMMING RG, KLINEBERG RJ. BREASTFEEDING AND OTHER REPRODUCTIVE FACTORS AND THE RISK OF HIP FRACTURES IN ELDERLY WOMEN. INT J EPIDEMIOL 1993;22:684-91.

PRENTICE A. MATERNAL CALCIUM METABOLISM AND BONE MINERAL STATUS. AM J CLIN NUTR. 2000;71:1312S-6S.
HTTP://WWW.AJCN.ORG/CGI/CONTENT/FULL/71/5/1312S

Cuánto beber

Lógicamente, la madre que da el pecho necesita más agua. Por eso tiene más sed, y bebe más. Pero no tiene que forzarse a beber una cantidad determinada; automáticamente beberá usted todo lo que necesite, como cualquier persona sana. Cuando, además de dar el pecho, haga ejercicio físico y el día sea caluroso, tendrá aún más sed.

A veces se recomienda a las madres beber mucha agua para tener más leche. Por supuesto, no funciona. Los ganaderos llevan siglos intentándolo, hacer que las vacas beban más, pero no sale más leche. Sólo funciona cuando se hace al revés: primero se ordeña a la vaca, y luego se añade agua a la leche, entonces sí que hay más. Antes de que diga aquello de «pero las mujeres no somos vacas», sepa que se han hecho experimentos científicos con mujeres, bebiendo varios litros de agua al día durante semanas, y la cantidad de leche no aumentó.

En algunas zonas existe la creencia popular de que, si la madre bebe agua justo en el momento en que el niño está mamando, el agua va directamente, por algún conducto que los científicos aún no han descubierto, de la boca al pecho, y el bebé toma agua en vez de leche. Es falso, por supuesto. Y es un error que puede resultar incómodo, porque la hormona oxitocina produce sed, y las madres suelen sentir sed precisamente mientras el niño mama (lo mismo que durante el parto). Puede usted beber toda el agua que quiera durante la toma.

Prevención de la alergia

La lactancia materna disminuye el riesgo de varias enfermedades atópicas.

La Academia Americana de Pediatría sugiere que, si existe una fuerte historia familiar de atopia (alergia), la madre deje de tomar leche, huevos, pescado y frutos secos durante la lactancia. Pero no hay pruebas claras de que eso disminuya realmente el riesgo de alergia.

En un estudio, las madres dejaron de tomar leche y huevos, pero no se observó ninguna ventaja.

En otro estudio, las madres se abstuvieron de leche, huevos y pescado durante los tres primeros meses. Sus hijos tuvieron menos dermatitis atópica durante los primeros seis meses (11 por ciento frente a 28 por ciento), pero la diferencia era menor a los cuatro años, y a los diez años no había ninguna diferencia. Tampoco disminuyeron otros tipos de alergia. ¿Vale la pena hacer una dieta tan restrictiva para reducir (tal vez) la incidencia de dermatitis durante unos meses? Sólo usted puede decidirlo. Eso sí, piense primero que una dieta sin leche y sin huevos resulta muy difícil de seguir (cuántas recetas de cocina o cuántos productos preparados llevan leche o huevo entre sus ingredientes: galletas, magdalenas, canelones, rebozados, pizza...). Hacer la dieta a medias probablemente no sirve para nada.

ZEIGER RS. FOOD ALLERGEN AVOIDANCE IN THE PREVENTION OF FOOD ALLERGY IN INFANTS AND CHILDREN. PEDIATRICS 2003;111:1662-71.
HTTP://PEDIATRICS.AAPPUBLICATIONS.ORG/CGI/REPRINT/111/6/S2/1662

Adelgazar

Una de las ventajas atribuidas a la lactancia materna es que la madre adelgaza. Eso es cierto, pero a veces se crean expectativas desmesuradas, seguidas de una cierta decepción.

El aumento de peso durante el embarazo consta de varios apartados: el peso del bebé, el de la placenta, el líquido amniótico, el aumento del tamaño del útero, el aumento del volumen sanguíneo... y un poco de grasa almacenada para usarla durante la lactancia. La naturaleza ha previsto que a la madre le va a resultar más difícil cazar y recolectar, o lo que hicieran nuestras antepasadas para ganarse las lentejas, llevando al bebé en brazos todo el rato. Lógicamente, la madre que no da el pecho va a tener ciertas dificultades para deshacerse de esa grasa innecesaria. Tendrá que fundirla en un gimnasio. Dar el pecho, en cambio, se puede hacer cómodamente sentada en un sillón. Es como una liposucción natural.

En efecto, se ha visto que las madres que lactan pierden aproximadamente medio kilo al mes durante los primeros seis meses. Pero, atención, muchas madres no empiezan a perder peso hasta después de tres meses de lactancia. No piense que será coser y cantar.

Si el aumento durante el embarazo fue muy grande, no bastará con dar el pecho para volver a la normalidad. Tendrá que hacer ejercicio y controlar su dieta.

Por supuesto, no es buena idea hacer durante la lactancia (ni en ningún otro momento de la vida) dietas absurdas, desequilibradas y milagrosas, saltarse comidas, intentar vivir una semana a base de pomelo o pretender perder cinco kilos antes del lunes. Pero se ha demostrado que una dieta controlada y equilibrada, para perder cinco kilos en diez semanas, no afecta para nada a la cantidad ni a la composición de la leche. El niño sigue engordando mientras la madre adelgaza.

Algunos han avisado del peligro teórico de que, al adelgazar durante la lactancia, los pesticidas que la madre tiene almacenados en la grasa corporal (todos tenemos pesticidas, es la triste verdad) pasen a la leche y contaminen al niño. Pero eso no ocurre. En un estudio se comprobó que los niveles de pesticidas en la leche no aumentan cuando la madre adelgaza.

Lo mismo que en cualquier otra época de la vida, si quiere que el adelgazamiento se mantenga, es importante que haga ejercicio además de dieta. Cuando sólo se hace dieta, se pierde masa muscular. Con dieta y ejercicio, la masa muscular se mantiene (o incluso aumenta) y se pierde grasa. Pero perder masa muscular no es bueno, y el organismo tiende a recuperarla en cuanto puede. Además, el tejido muscular es muy activo, quema calorías incluso cuando está quieto, mientras que el tejido graso es inactivo y no consume. Por todo ello, los que adelgazan con dieta pero sin hacer ejercicio suelen volver a engordar rápidamente.

Después de un parto, conviene empezar con una buena gimnasia posparto. Su comadrona podrá aconsejarle ejercicios para el suelo pélvico. Fortalecer los abdominales antes que el suelo pélvico puede agravar las molestias (como la pérdida de orina).

LOVELADY CA, WHITEHEAD RA, MCCRORY MA, NOMMSEN-RIVERS LA, MABURY S, DEWEY KG. WEIGHT CHANGE DURING LACTATION DOES NOT ALTER THE CONCENTRARIONS OF CHLORINATED ORGANIC CONTAMINANTS IN BREAST MILK OF WOMEN WITH LOW EXPOSURE. J HUM LACT 1999;15:307-15.
MCCRORY MA, NOMMSEN-RIVERS LA, MOLE PA, LONNERDAL B, DEWEY KG. RANDOMIZED TRIAL OF THE SHORT-TERM EFFECTS OF DIETING COMPARED WITH DIETING PLUS AEROBIC EXERCISE ON LACTATION PERFORMANCE. AM J CLIN NUTR 1999;69:959-67.
WWW.AJCN.ORG/CGI/CONTENT/FULL/ 69/5/959

CAPÍTULO DIEZ

La vuelta al trabajo

Se pueden hacer muchas cosas cuando llega el momento de volver a trabajar. Y no se puede decir de forma absoluta que unas sean mejores que otras, porque hay muchos factores a tener en cuenta. Todos queremos lo mejor para el bebé, claro; pero también lo mejor para la madre, para toda la familia, para la economía doméstica... Nadie puede decidir por usted, porque nadie conoce sus circunstancias.

Por eso es útil asistir a un grupo de apoyo a la lactancia (pág. 84), y también hablar con otras madres fuera del grupo. Pregúnteles qué hicieron, qué resultado les dio, qué harían ahora si pudieran volver atrás. Medite, háblelo con su esposo, y tome una decisión.

Cuestiones prácticas

El permiso de maternidad

De momento, en España, es de sólo dieciséis semanas. Que se amplían a dieciocho en caso de gemelos y a veinte en caso de trillizos (tampoco les hubiera costado tanto poner dieciséis semanas por niño y ya está, que ni hay tantos gemelos ni la gente los tiene a propósito para no trabajar).

Si ha estado de baja durante el embarazo por motivos médicos, sigue teniendo dieciséis semanas después del parto.

La ley permite que hasta diez de las dieciséis semanas de permiso las emplee el padre en vez de la madre. Salvo en circunstancias excepcionales, no creo que eso pueda favorecer la lactancia ni ser lo mejor para el bebé.

La hora de lactancia

Hasta los nueve meses tiene derecho a una hora diaria de reducción, con sueldo completo. Puede ser un periodo de una hora, o dos períodos de media hora. Aunque se le llama *de lactancia*, no es necesario estar dando el pecho; la madre que da el biberón tiene el mismo derecho. También puede optar por entrar a trabajar más tarde o por salir más pronto, pero en ese caso, por motivos que nadie me ha podido explicar, ya no es una hora, sino sólo media. Como una hora de ausencia en medio de la jornada suele ser más molesta para el empresario que entrar más tarde o salir más pronto, si a usted también le conviene más esto último, es probable que pueda negociar: «Si me concede la hora entera, me voy una hora antes. Si no, cogeré la hora de lactancia de once a doce, cuando hay más trabajo, para fastidiar» (eso es lo que usted estará pensando, y lo que su empresario pensará que está usted pensando. Por supuesto, conviene expresarlo de forma más diplomática).

Tiene derecho a elegir el momento más oportuno para su hora de lactancia; una maestra a la que quisieron obligar a aprovechar los recreos acudió a los tribunales y ganó. En otra sentencia, una doctora obtuvo el reconocimiento de que la hora de lactancia corresponde a una jornada de ocho horas, y en una guardia de veinticuatro horas se tiene derecho a tres horas de lactancia.

La hora de lactancia, a veces unida a la pausa para el bocadillo, se puede aprovechar de varias maneras. Si trabaja cerca, puede ir a casa a dar el pecho. Si trabaja lejos, puede buscar una guardería que esté cerca de su empleo, y no cerca de su casa; así podrá dar el pecho en el autobús al ir y al volver, y pasará menos tiempo separada de su hijo. También puede quedar con la abuela u otra persona que cuide a su hijo para encontrarse a cierta hora en un parque o una cafetería junto a su trabajo; así puede aprovechar para descansar y charlar con su madre mientras da el pecho..., o bien su madre puede aprovechar para hacer sus compras mientras usted da el pecho. Otras madres usan la hora de lactancia para sacarse leche.

También es posible acumular las horas de lactancia, cambiándolas por cuatro semanas más de permiso de maternidad.

Reducción de jornada

Hasta que el niño cumpla los seis años, tanto el padre como la madre (o ambos a la vez) pueden pedir una reducción de entre un tercio y un medio de la jornada laboral (con la correspondiente reducción del salario). Usted tiene derecho a decidir cómo organiza la jornada; algunas madres prefieren trabajar dos o tres horas menos cada día, otras prefieren faltar un día de la semana (por ejemplo, el día que nadie más puede quedarse con el niño). Recuerde que no es un favor que le hacen, sino un derecho, y que lo está pagando muy caro, perdiendo una parte de su sueldo. Se supone que, con lo que le deja de pagar a usted, el empresario puede pagar a un sustituto que trabaje esas horas. Por tanto, no los está *dejando colgados*, y no tiene que esforzarse para acabar en seis horas el trabajo de ocho. La reducción tiene que afectar también al tiempo de trabajo efectivo, no pueden suprimirle sólo las horas de formación, reuniones de coordinación o tiempos de descanso.

Excedencia sin sueldo

El padre o la madre o ambos pueden solicitar un permiso sin sueldo de duración variable, hasta la edad de tres años. Durante el primer año le tienen que reservar su puesto y turno de trabajo; a partir de ahí, dependerá de la benevolencia de sus jefes, que si desean fastidiarla sin duda encontrarán la manera.

No hay necesidad de fijar con antelación la duración del permiso. Simplemente, cuando quiera volver al trabajo tiene que avisar con dos semanas de antelación.

Desde luego, eso de no cobrar es un gran inconveniente. A veces insalvable. Pero no lo vea como un dinero perdido, sino como un dinero gastado. Mucha gente se gasta un mes de sueldo en irse de vacaciones, o quince meses de sueldo en comprarse un coche, o 200 meses de sueldo en comprarse un piso. ¿Qué tal gastarse dos, diez, o veinte meses de sueldo en cuidar a su hijo? Al fin y al cabo, es una o dos veces en la vida, muy pocos españoles tienen ya el tercer hijo.

Un análisis económico completo también ha de tener en cuenta otros factores. Además de tiempo para estar con su hijo, está comprando también otras cosas. Tiempo para usted misma, para la familia, para los amigos; tiempo para leer, para pasear, para pensar, para vivir... («Poco voy a leer con un niño pequeño», estará pensando. Pues es verdad, poco. Pero menos todavía iba a leer trabajando ocho horas, y luego cuidando a su hijo en los ratos libres.) Compra la tranquilidad de ver a su hijo, frente a las preocupaciones de tenerlo lejos («¿Qué estará haciendo ahora? ¿Llorará mucho? ¿Habrá vuelto a vomitar? Tenía que haberle puesto el termómetro esta mañana...»). Compra, en muchos casos, la salud mental (o, como se decía antes, la paz de espíritu) de perder de vista el trabajo, los jefes, los compañeros, las envidias, los objetivos evaluables, las horas extras, las malas caras cada vez que falta un día porque su hijo está malito... Y junto a los ingresos disminuyen los gastos: guardería, canguro, transportes, comidas (la diferencia entre comer cada día de restaurante o cocinar en casa)...

Sería magnífico que todos los niños (tanto si toman el pecho como si toman el biberón) pudieran estar con sus padres hasta más o menos los tres años. Es la edad (por supuesto, variable) a la que los niños suelen dejar de llorar cuando se separan de sus padres, y empiezan a ir contentos a la escuela. Y, antes de que se enfaden las feministas, obsérvese que no he dicho *con su madre*, sino *con sus padres*. No estoy sugiriendo que la madre deje de trabajar durante tres años. También el padre tiene derecho a librarse de la tiranía del trabajo y a disfrutar de sus hijos. A partir del año o año y medio (incluso antes, con un poco de suerte), los niños se quedan bastante a gusto con su padre. La lactancia materna deja de ser un problema cuando el bebé empieza a comer otras cosas. Muchas familias se turnan, la madre coge un año de permiso sin sueldo, y luego el padre coge otro año (o más, o menos, según las posibilidades económicas). No es lo mismo un año cada uno que dos meses cada uno. Durante los primeros nueve o doce meses, los bebés necesitan muchísimo a su madre. Luego, hasta los tres años o así, necesitan muchísimo a cualquiera de los dos, madre o padre. Y luego, entre los tres y los treinta años, siguen necesitando a cualquiera de los dos, pero ya no *muchísimo*, sino sólo *mucho*.

Si su economía no le permite tres años, ni uno, ni medio, sin cobrar, piense si al menos puede permitirse uno o dos meses. Los cuatro meses de baja maternal se quedan realmente un poco cortos, porque se supone que el bebé no toma papillas hasta los seis meses. Con un niño que toma papillas, todo es más sencillo; ya no hace falta sacarse leche, dejarla en la nevera, volverla a calentar... cuando la madre no esté, puede comer arroz, plátano, pollo...

Llevar al niño al trabajo

En España tenemos una ley pomposamente titulada «de conciliación de la vida familiar y laboral». Pero por más que me la leo del derecho y del revés, no veo la conciliación por ninguna parte. Básicamente te dan a elegir: o vida familiar o vida laboral. Si optas por la vida familiar, puedes cogerte un permiso sin sueldo; si optas por la vida laboral, puedes llevar al niño a una guardería.

Conciliar entiendo yo que sería poder hacer las dos cosas a la vez. Como se ha hecho a lo largo de toda la historia de la humanidad. Porque nos engañaríamos pensando que el trabajo de la mujer es un fenómeno nuevo; las mujeres han trabajado desde siempre.

«Sí —dirá alguno—, se ocupaban de las tareas domésticas, pero no trabajaban fuera de casa, con un trabajo remunerado.» Bueno, es que trabajar fuera de casa con un trabajo remunerado sí que es un fenómeno relativamente nuevo. Con la revolución industrial, el marido iba a trabajar a la fábrica o a la oficina, y la mujer se quedaba en casa limpiando y cocinando. Pero antes, durante siglos, los campesinos y los artesanos han trabajado en su casa o al lado de su casa, y la diferencia entre las tareas masculinas y femeninas estaba bastante difuminada. Ni la madre ni el padre se separaban de sus hijos para ir a trabajar. Hace apenas dos siglos que los padres fueron mayoritariamente arrebatados de los hogares; hace apenas medio siglo que nuestro sistema de producción abdujo también a la madre para dejar al niño en una guardería.

Todavía hoy, en gran parte del mundo, una madre puede labrar un campo, caminar kilómetros con una carga de agua o de leña, vender (o comprar) en un mercado, tejer o cocinar, con su hijo a la espalda. Por supuesto, una mujer cava más despacio cuando lleva a su hijo a cuestas, y tiene que hacer frecuentes pausas para atenderle. Su productividad disminuye. Pero eso no es un problema en muchas sociedades, porque tienen bien clara la lista de prioridades: al niño se le atiende al cien por cien, y de trabajo se hace lo que se puede. En cambio, el lema de nuestra sociedad parece ser: en el trabajo se rinde al cien por cien, y al niño se le atiende como se puede.

Podemos volver a cambiar. Es más, estoy bastante seguro de que cambiaremos. Nuestra actual organización económica es demasiado estresante, choca demasiado con nuestras necesidades biológicas. Por supuesto, hay muchos puestos de trabajo en los que sería peligroso o inviable llevar a un bebé. Pero en muchos otros los niños están *prohibidos* por la costumbre, no por ningún motivo racional. Algún día la recepcionista del hotel, la funcionaria de hacienda, la taquillera del cine o la agente de viajes nos atenderán con un bebé en brazos. Decirle a una madre: «Aquí puede entrar, pero sin su bebé» será tan absurdo como decirle a una embarazada: «Aquí puede entrar, pero sin su útero.» Algún día nuestros nietos se asombrarán de ver en las películas antiguas que la gente iba a muchos sitios sin sus hijos. Y sólo será el primer paso, porque algún día también a los padres nos será concedido el conciliar, de verdad, nuestro trabajo y nuestra vida. Algún día los niños corretearán por las oficinas y por los comercios, como antaño correteaban por los campos y por los talleres de los artesanos.

¿Quién cuidará a mi hijo?

Tanto si es la jornada entera como reducida, tanto si es a los cuatro meses como a los veinte, alguien tendrá que cuidar de su hijo cuando se separe de él. Es una decisión muy importante. Mucho más importante, por ejemplo, que la elección de escuela para un niño mayor.

En primer lugar, las necesidades afectivas de los bebés y

niños pequeños son mucho mayores. No basta con una persona que *cuide* o *vigile* al niño; el bebé tiene que establecer un fuerte vínculo afectivo con su cuidador. En segundo lugar, la confianza que deposita en ese cuidador es mucho mayor, porque sus posibilidades de supervisarlo o controlarlo son mucho menores. Un niño de seis años puede contarle que le han pegado; uno de dos años no puede.

Creo que todos los padres estaríamos de acuerdo en que nuestros hijos son nuestro mayor tesoro. Actúe en consecuencia. ¿Le dejaría a esa persona las llaves de su coche, o de su piso? ¿Le entregaría su tarjeta de crédito y le diría su número secreto? Si no es así, ¿cómo se atreve a confiarle a su hijo?

Lo ideal, por supuesto, es que el padre se ocupe del niño mientras la madre está ausente. Si el padre se involucra decididamente en el cuidado de su hijo desde el principio (si le dedica tiempo y atención), la relación puede ser tan fuerte que el bebé lo aceptará como sustituto de la madre a todos los efectos. Es decir, que no va a llorar ni a angustiarse por la ausencia temporal de su madre. Algunos matrimonios consiguen, trabajando con distintos horarios y tal vez con alguna reducción de jornada, turnarse en el cuidado de sus hijos.

Otros familiares (generalmente las abuelas) constituyen la siguiente mejor opción. Son personas de su plena confianza, a las que el bebé probablemente ya conoce, con experiencia probada en la materia (usted es la prueba de que la abuela no lo hizo tan mal...). Además, son familiares para toda la vida; el vínculo afectivo que su hijo establece con ellas se mantendrá para siempre, no van a desaparecer de su vida como el personal de una guardería.

Algunas madres dudan en recurrir a las abuelas por temor a estar abusando. Desde luego, los abusos existen. Algunas abuelas están auténticamente explotadas. ¿Desea ella atender a su hijo; no tendrá que renunciar por ello a otras

225

aficiones, o descuidar otras obligaciones? ¿Su edad y su estado de salud le permiten realmente hacerse cargo? En un extremo hay abuelas explotadas; en el otro, abuelas deseosas de cuidar a un nieto, que disfrutarían haciéndolo, que se sentirían más alegres, más útiles, más vivas... y niños que acaban en la guardería por un exceso de escrúpulos, por no parecer aprovechados, por no quedar mal en relación con otros hermanos. Tal vez se sentiría mejor si el dinero que hubiera gastado en guardería se lo paga a la abuela; así no se está aprovechando, y al mismo tiempo la ayuda económicamente sin ofenderla (algunas pensiones son tan escasas...). Claro que en otras familias la ofensa sería ofrecer o aceptar dinero; estas cosas del orgullo son muy variables.

Otro presunto inconveniente de las abuelas es el mito de que *malcrían* a los niños y se lo consienten *todo*. No haga ningún caso. Ninguna abuela (ninguna madre, ningún padre) puede consentirlo todo. Claro que no permitirán que su nieto prenda fuego a la casa, se tire por la ventana o juegue con un cuchillo. Tampoco permitirán que rompa jarrones, pinte las paredes o destroce los libros. ¿A qué se refieren entonces los que hablan de *consentir* y *malcriar*? ¿A que la abuela va a prestar *demasiada* atención a su nieto, contarle *demasiados* cuentos, cantarle *demasiadas* canciones, jugar con él, sonreírle, hacerle cosquillas...? Pues eso es precisamente lo que su hijo necesita. Es imposible darle a un bebé demasiada atención, porque necesitan atención continua.

«Pero si se acostumbra a que estén por él todo el rato, luego nosotros no vamos a poder prestarle tanta atención, y lo va a pasar mal», dicen algunos padres. Un argumento doblemente erróneo. Primero, ¿cómo que no podrá prestarle atención? Si el problema es que ambos padres trabajan (por eso lo dejan con la abuela), seguro que estarán deseando jugar con su hijo cuando lleguen a casa. Segundo, si de verdad no pudieran prestarle atención por las tardes, pues menos mal que la abuela sí que pudo hacerlo por la mañana, porque lo único que le faltaría al pobre niño es que nadie le preste atención en todo el día.

Aunque las abuelas son las niñeras más habituales, cada vez hay más abuelos que no se asustan ante un pañal. Y piense también en otros familiares: una hermana o un primo en paro, una cuñada que está cuidando a su propio hijo...

A veces, dos o tres amigas se ponen de acuerdo: una se toma un permiso sin sueldo y cuida a los bebés de todas, mientras las otras trabajan y comparten las ganancias.

En otras ocasiones hay que recurrir a una persona extraña a la familia. Puede ser una guardería, o una niñera que venga a casa a estar con el niño, o puede llevar al niño a casa de la niñera. Las guarderías tienen la ventaja de que hay un cierto control oficial, y normalmente son más baratas que una niñera. Pero el precio favorable se debe a que hay demasiados niños por cuidadora.

La Academia Americana de Pediatría propone, entre otros, los siguientes criterios de calidad para las guarderías:

Menores de doce meses: tres niños por cuidadora.
Trece a treinta meses: cuatro niños por cuidadora.
Treinta y uno a treinta y cinco meses: cinco niños por cuidadora.
Cuatro o cinco años: ocho niños por cuidadora.

En España, la ley permite ocho bebés menores de un año por cuidadora. ¿Cómo cree que una sola persona puede cuidar a ocho bebés? ¡Si a usted ya le cuesta cuidar a uno! Sólo en cambiarles el pañal y darles de comer se pasa el tiempo, cuando acabas con el último ya le vuelve a tocar al primero. Y lo más gracioso es que mucha gente insiste en que lleves al niño a la guardería porque *allí lo estimulan* o *así espabila*. ¡Suerte tendrá si lo sacan de vez en cuando de la cuna!

Otro de los criterios de calidad que recomienda la AAP es que los padres puedan observar por sí mismos el cuidado que se presta a sus hijos. En este sentido, una de las cosas que siempre me ha sorprendido de las guarderías es su secretismo. En muy pocas permiten entrar a los padres, ni siquiera al dejarlo o al recogerlo. Una amable señorita entra y saca al niño, y los padres se quedan en la calle. ¡Por favor, que los padres siguen siendo ustedes, que tiene menos de tres años, que no lo han enviado al servicio militar! Lo normal sería que los padres pudieran entrar en cualquier momento de la mañana, sin previo aviso, y estar en el aula con su hijo el tiempo que quisieran. Este elemental derecho se niega con argumentos absurdos: que el niño se pone nervioso, que interfiere con el trabajo de la clase... Pues en los hospitales sí que dejan a los padres entrar y salir cuando quieran, y eso que allí se hace un trabajo bastante más delicado y el niño tiene más motivos para ponerse nervioso. Incluso en la uvi puede entrar la madre, aunque con algunas limitaciones; pero la guardería le está vedada. Y que no vengan con visiones apocalípticas de ocho padres y ocho madres y dieciséis abuelas compartiendo toda la santa mañana el limitado espacio con los ocho niños; cuando llevas a tu hijo a la guardería, es precisamente porque no puedes estar con él todo el rato; ¿qué hay de malo en que un día que tengas tiempo pases unos minutos a visitarlo? Ante una guardería que no deja entrar a los padres siempre me pregunto: ¿qué será lo que no quieren que veamos?

¿Cómo elegir entre varias guarderías? Es importante saber cuántos niños hay por cuidadora, y es más importante aún saber cómo atenderán a su hijo, y eso en último término depende del carácter de una persona concreta. Visite las instalaciones, ¿tienen los niños de uno a tres años espacio para moverse y juguetes divertidos, o pretenden tenerlos sentados *trabajando* con actividades *educativas*? Los niños de esa edad no necesitan aprender formas ni colores; lo que necesitan es atención y cariño. ¿Le parecen amables y cariñosas las señoritas? ¿Puede ir en hora de clase y ver a los niños y a su cuidadora en acción, aunque sea desde lejos y a través de un cristal? En muchas guarderías llevan a los niños cada día al parque, puede aprovechar para ver cómo los tratan.

Una niñera se ocupa sólo de su hijo (o tal vez de dos o tres, si deja a su hijo en casa de la niñera), pero resulta más cara. Algunos ayuntamientos, como el de San Feliu de Guíxols (Gerona), promueven este servicio, formando y supervisando a mujeres que aceptan niños en su casa. En muchos otros casos, la selección y supervisión les corresponde exclusivamente a los padres, y ésta es una tarea delicada. No dude en hacerse pesada, en pedir informes y referencias, en hablar con las madres de otros niños a los que haya cuidado. En una guardería pueden recomendarle a alguna estudiante de puericultura que haya hecho allí sus prácticas.

Es importante que la niñera de su hijo asuma un compromiso a medio plazo, al menos por un año, idealmente hasta que su hijo entre en la escuela. Por supuesto, pueden surgir imprevistos, y en todo caso no le puede obligar a quedarse. Pero compruebe que al menos tiene la intención de atender a su hijo durante un tiempo. A un bebé no le conviene pasar de mano en mano cada pocos meses. Una persona que sólo quiere algo para tres meses, mientras busca un trabajo mejor, debería cuidar niños mayores, no bebés.

AMERICAN ACADEMY OF PEDIATRICS COMMITTEE ON EARLY CHILDHOOD, ADOPTION, AND DEPENDENT CARE. QUALITY EARLY EDUCATION AND CHILD CARE FROM BIRTH TO KINDERGARTEN. *PEDIATRICS 2005*;115:187-191. HTTP://AAPPOLICY.AAPPUBLICATIONS.ORG/CGI/REPRINT/PEDIATRICS;115/1/187.PDF

Conocimiento mutuo

Es importante que su hijo conozca con antelación a la persona que lo va a cuidar. Si es la abuela u otra familiar, normalmente ya la conoce. Pero no siempre, y recuerde que no existe la *llamada de la sangre*. Si sólo la ha visto de uvas a peras, la abuela es tan desconocida para su hijo como cualquier otra persona.

Intente conseguir un periodo de transición antes de empezar a trabajar. Si va a contratar a una niñera, contrátela un par de semanas antes. Si va a llevarlo a la guardería, empiece un par de semanas antes. Pero, ojo, no se trata de dejarlo media hora con la niñera o en la guardería e irse, y al día siguiente una hora, e ir aumentando. Eso no es más que un cambio gradual, que puede ser un poco menos malo que un cambio brusco, pero sigue estando muy lejos de lo ideal. Y para hacerlo gradual ha tenido que adelantar la separación en dos semanas, así que no ha ganado nada.

Se trata de estar los tres juntos, madre, bebé y cuidadora, durante cierto tiempo. Se trata de que usted pueda pasar unas horas cada día en la guardería con su hijo, o de que la niñera venga unas horas cada día a casa o la acompañe al parque con su hijo. Ya hay guarderías que permiten entrar a la madre durante este periodo, y es de esperar que pronto todas se den cuenta de que no sólo pueden *permitirlo*, sino que les conviene hacerlo.

Cuando el bebé ve a su cuidadora junto a su madre, en cierto modo la clasifica como *amiga de mamá* y le transmite parte de su confianza. Además, como está contento y feliz (porque está con su madre), está más dispuesto a conocer gente nueva y ambientes nuevos, y la experiencia le resulta agradable. En cambio, el niño al que dejan solo por vez primera en la guardería se pone a llorar, y es llorando y angustiado como conoce personas y lugares. Les coge manía. Acaba acostumbrándose, claro, pero le cuesta mucho. En su recuerdo, el comienzo del cole se asocia para siempre al llanto y al sufrimiento.

Al comenzar el colegio, con tres años, suelen ser precisamente los niños que nunca han ido a la guardería los que menos lloran. A esa edad, los niños normalmente están preparados para separarse de sus madres durante varias horas. No están sufriendo en ese momento; pero muchos de los que fueron a la guardería tienen el recuerdo de cómo sufrieron en otro primer día del año anterior.

Este periodo de transición también le sirve para comprobar si ha acertado en la elección de la niñera. Si observa algo que no le gusta nada, aún está a tiempo de cambiar.

¿Qué comerá cuando yo no esté?

Las posibilidades son muy variadas. Podrían darle, por ejemplo, biberones de leche artificial. Ojo, no los menciono en primer lugar porque los considere la mejor opción, sino sólo para que vea que esa posibilidad existe. Porque he visto a muchas madres destetar antes de volver al trabajo (a veces, destetar un mes antes de volver al trabajo), porque: «Cuando trabaje, no le podré dar el pecho.» Incluso he conocido a alguna madre que no ha dado el pecho nada, ni un día, porque como iba a trabajar, total, por cuatro meses... Pues bien, no podrá dar el pecho durante la jornada laboral (hasta que le permitan llevarse al niño al trabajo); pero sí que podrá dar el pecho el resto del día, y por la noche, y los fines de semana. Si de todas maneras piensa darle leche artificial, ¿por qué no darle también el pecho por las tardes? Le evitará un disgusto a su hijo (a los niños no les gusta que mamá se vaya, y tampoco les gusta que les desteten. Destetarles e irse a trabajar es *un palo después de otro*). La leche materna le hará más resistente (no resistente del todo, que eso es imposible, pero un poco más resistente) a los muchos virus que le acechan en la guardería. Usted se sentirá mejor, después de pasar toda la mañana lejos de su hijo, si al volver a casa puede darle el pecho.

231

Puede sacarse leche. Como es un poco largo de explicar, lo dejaremos para el siguiente apartado.

Pueden darle otras cosas que no sean leche. Recuerde que la comida alimenta lo mismo a cualquier hora. Lo digo porque existe una costumbre tan arraigada de dar a los bebés fruta por la tarde y verdura por la noche que muchas madres se sacan leche y la dejan en la nevera para que la abuela se la dé a su hijo, y luego cuando vuelven a casa le dan ellas la fruta. Con lo fácil que sería que la abuela le dé fruta, pollo, lentejas, albóndigas y lo que haga falta, y la madre cuando esté en casa le dé teta y más teta. Por eso le decía antes que unos meses de permiso sin sueldo son de mucha utilidad; porque a partir de los seis meses el bebé ya puede comer otras cosas, y todo es mucho más fácil.

Si vuelve a trabajar entre los cuatro y los seis meses, y no quiere, o no puede, o no le resulta práctico sacarse leche, es mejor adelantar un poco las papillas que darle leche artificial. Porque la leche (y sus derivados, incluyendo cereales con leche y yogures) es la primera causa de alergia alimentaria en niños pequeños. Es menos peligroso darle arroz hervido o plátano machacado (he puesto estos dos ejemplos porque son alimentos con bastantes calorías; si se trata de que el niño pase unas cuantas horas sin pecho, no va a ser a base de verduras hervidas o de manzana, que son casi todo agua). Hasta los seis meses, los domingos y festivos dele sólo pecho. Papillas, sólo las imprescindibles.

Y ahora viene lo más divertido. Después de tanto estrujarse el cerebro para ver si el niño comerá esto o aquello o lo de más allá, tengo que informarla de que lo más probable es que el niño no coma nada.

Los bebés mayorcitos, que ya estaban comiendo una cantidad apreciable de papillas, probablemente seguirán comiendo cuando su madre se vaya a trabajar. Pero los de cuatro o seis meses (y muchos de ocho y diez), que (casi) sólo toman pecho, es muy probable que se nieguen a comer. No quieren biberón, ni con leche materna ni (menos aún) con leche artificial. No quieren la leche en vaso ni con cuentagotas. No quieren plátano ni arroz hervido. No quieren nada de nada. Si tiene reducción de jornada y sólo está ausente cinco o seis horas, lo más probable es que su hijo no coma en ese tiempo. Pero incluso cuando la madre trabaja ocho horas (que son nueve con las idas y venidas), muchos niños no quieren comer. Simplemente se pasan la mañana sin comer, y gran parte del tiempo durmiendo, y luego recuperan mamando como fieras por la tarde y por la noche. Por eso, muchas madres que trabajan deciden meterse al niño en su cama; es la única manera de seguir durmiendo mientras el bebé mama todo lo que quiere.

Conviene que deje a su hijo con el depósito lleno antes de salir. Ponga el despertador con tiempo suficiente para darle una toma en la cama; y tras asearse, vestirse y desayunar, vuelva a darle de mamar justo antes de salir. O, si lo lleva a la guardería, intente encontrar una cerca del trabajo, y dele el pecho en el autobús.

Otros niños, desde luego, sí que comen cuando su madre trabaja. Comen papillas, beben leche, toman biberones, lo que sea. Lo malo es que no podemos saber con antelación qué niño querrá comer y cuál no. Por tanto, siempre hay que tener algo previsto, y la persona que cuida al niño ha de tener instrucciones claras: cómo calentar la leche, cómo aplastar el plátano... Pero también hay que advertirle que a lo mejor el bebé no quiere comer, o sólo toma dos cucharadas, y que no se preocupe, no se espante y no intente obligarlo.

Acostumbrarse a la comida

Es muy útil acostumbrarlo a la persona que le va a cuidar,

233

pero acostumbrarlo al biberón, o a la cuchara, días antes de volver al trabajo, es perder el tiempo.

Si ese biberón contiene leche artificial, o si adelanta la papilla más aún de lo que ya la estaba adelantando, la nutrición de su hijo empeora. Podría estar todavía con lactancia materna exclusiva.

Pero incluso cuando el biberón es de leche materna, o cuando intenta darle leche materna con un vaso, el esfuerzo es inútil y perjudicial (por la gran angustia que causa a todo el mundo).

Cuando a un niño le dan un biberón por primera vez, pueden pasar dos cosas: que se lo tome o que lo rechace. (Por cierto, es más fácil que se lo tome cuando usted no está en casa que cuando sí que está.) Si un mes o quince días antes de volver al trabajo le da un biberón a su hijo, y se lo toma encantado, ¿qué ha ganado? Igualmente se lo habría tomado quince días más tarde. Lo único que ha conseguido es sustituir una toma de pecho, que es algo hermoso y relajante, por sacarse leche y meterla en un biberón, que es mucho más engorroso.

Si, por el contrario, le da el primer biberón y lo rechaza, lo escupe y se enfada, ¿qué puede hacer? ¿Taparle la nariz para que abra la boca y enchufárselo a la fuerza? Sólo conseguirá que las dos últimas semanas de estar en casa sean un infierno para ambos, en vez de aprovecharlas para disfrutar juntos. Y que le coja verdadera manía al biberón. ¿Irse de casa durante ocho horas para que el niño vea que no hay teta y acepte el biberón de manos de la abuela? Pues en ese caso, ¿de qué sirve tener dieciséis semanas de permiso, si a las catorce o a las doce semanas se va a ir de casa y va a dejarlo con la abuela? Para estar ocho horas en la calle, perdiendo el tiempo, más vale que se vaya a trabajar, que al menos hace algo útil.

No trate de acostumbrar a su hijo. El día que empiece a trabajar, ya veremos lo que ocurre. Si su hijo duerme tranquilo, que lo dejen en paz. Si se despierta y está contento, que jueguen con él. Si se despierta y parece que tiene hambre, que prueben a darle lo que haya previsto, el vaso, el biberón o la cuchara. Si come, bien, y si no come, también; señal de que no tiene mucha hambre y prefiere esperar a que mamá vuelva.

Sacarse leche

Sacarse leche es un arte. ¿Piensa que sería usted capaz de ordeñar una vaca? Pues ordeñar a una mujer (aunque sea una misma) no tiene por qué ser más fácil. Es algo que se puede hacer rápida y cómodamente cuando se sabe, pero que cuesta un poco aprender. Conviene que empiece a practicar al menos un par de semanas antes del día D.

Puede sacarse la leche a mano o con un sacaleches. Hacerlo a mano tiene grandes ventajas: no tiene que comprar el sacaleches, ni lavarlo. Puede hacerlo en cualquier sitio. Las madres que conocen los dos métodos suelen decir que a mano es más fácil y duele menos que con el sacaleches. El único inconveniente es que hay que aprender, y que en nuestra sociedad tecnificada parece que un aparato es *más serio*, y mucha gente se asoma con temor a esto de sacarse la leche a mano.

Cuando lea todo esto de sacarse leche, probablemente lo encontrará bastante complicado. Recuerde que todo será mucho más fácil si se toma un tiempo de permiso sin sueldo y vuelve a trabajar cuando su hijo ya sea un poco mayor y coma otras cosas.

Aquí estamos hablando de madres que van a trabajar, y por tanto de bebés sanos de varios meses de edad, y que van a seguir haciendo directamente al pecho la mayor parte de las tomas. La situación es un poco distinta cuando se trata de un prematuro o de un bebé enfermo y hospitaliza-

235

do; si ese es su caso, haga las cosas como le hayan explicado en su hospital.

La extracción de leche: Lávese las manos. No hace falta lavarse el pecho, a no ser que esté especialmente sucio por algún motivo.

Primero conviene hacer un masaje suave por todo el pecho, desde la base hacia el pezón. Algunas mujeres con el pecho grande se inclinan hacia adelante y los sacuden con la mano. Tocando el pezón (mejor por encima de la ropa, que el dedo, incluso lavado, tiene muchos más microbios que el pezón) se estimula el reflejo de eyección. Si no tiene a su hijo cerca, puede ser útil mirar una foto de su bebé o alguna prenda de ropa que se lo recuerde, eso contribuye a estimular el reflejo.

Para sacarse leche a mano, sitúe el pulgar y los otros dedos, formando una C, a un par de centímetros de la base del pezón (lo que en muchas mujeres quiere decir fuera de la areola, pero en otras no, porque tienen la areola enorme). Apriete con los dedos primero hacia atrás (hacia las costillas) y luego juntándolos, comprimiendo el pecho entre el pulgar y el índice. No es conveniente deslizar los dedos sobre la piel (acabaría con la piel irritada). Vaya cambiando los dedos de sitio, todo alrededor del pecho, y repita la maniobra mientras vaya saliendo leche. Cuando ya salga muy poca, cambie de pecho. A través de un grupo de madres o de su comadrona es probable que pueda conocer a otra madre que ya sepa sacarse leche y pueda hacerle una demostración.

Si prefiere usar sacaleches, hay varios tipos. Hay unos manuales, que son como una jeringa gigante con un émbolo que entra y sale, otros a pilas, otros eléctricos pequeños que se alquilan en muchas farmacias o en los grupos de madres. En los hospitales a veces tienen unos modelos eléctricos grandes, que no se usan en casa porque son carísimos. Y de cada tipo podrá encontrar varios fabricantes. Pregunte a otras madres cuáles han usado y si les han funcionado bien. Léase las instrucciones que vienen con el sacaleches; también es útil hablar con una madre que haya usado ese mismo modelo.

Hay un modelo de sacaleches que no recomendamos en absoluto: el que parece una trompeta o bocina de bicicleta, con una pera de goma que hay que apretar y soltar. Casi todas las madres coinciden en que hace mucho daño y sale poca leche.

Tanto a mano como con un sacaleches, lo normal es que el primer día no se saque nada. Sobre todo, que no cunda el pánico. A alguna madre he oído decir: «No tengo leche, porque probé con el sacaleches y no salía nada», y a su lado el bebé rollizo como un pequeño buda, demostrando claramente que algo ha comido. Si no sale leche, no quiere decir que no tiene, sino que no sabe sacársela; por eso hay que empezar un par de semanas antes.

No se machaque el pecho. Es mejor hacerlo varias veces al día (cinco, ocho, las que pueda), y cada vez estar sólo cinco o diez minutos, que estarse una hora seguida (que es lo que probablemente ocurriría si el primer día dice: «Yo de aquí no me muevo hasta que me saque 100 mililitros...» y al final de la hora tampoco se los habría sacado). No, el primer día el único objetivo razonable es sacarse unas gotas, con suerte unos pocos mililitros; si por casualidad le sale mucha leche y con gran facilidad, magnífico, suerte que tiene. La facilidad con que una mujer se saca más o menos leche no tiene nada que ver ni con la cantidad de leche que tiene ni con la facilidad con la que saca la leche su hijo mamando (su hijo lo hace mil veces mejor que usted, no lo dude).

Los primeros días, las cuatro gotas que van a salir las puede tirar (o echárselas en el café). Cuando empiece a sacarse una cantidad respetable, 40 o 50 mililitros cada vez, puede irla congelando.

Normalmente se funciona con la leche de hoy para mañana. Esa leche se guarda en la nevera, sin congelar. La leche que no piense usar al día siguiente se guarda congelada para emergencias (por si un día no consigue sacarse suficiente, o su hijo se despierta con un hambre de lobo y se lo acaba todo). Si tiene que echar mano de la reserva congelada, puede rehacerla con la que se saque el viernes y el sábado.

¿En qué momento sacarse? Cuando le sea más cómodo. Algunas madres se sacan la leche en el trabajo y la llevan a casa cada día. Para eso necesita tener un lugar limpio y agradable donde sacarse leche, tiempo para hacerlo (puede usar su hora de lactancia, repartida en dos medias horas), una nevera o nevera portátil en la que dejar la leche que se ha sacado (con garantías de higiene, que no sea una nevera que abren y cierran docenas de personas, o donde se guardan cosas que no le gustaría a usted ver mezcladas con la comida), y una nevera portátil para llevar la leche a casa, especialmente en tiempo cálido (normalmente bastará con una de esas bolsas para congelados, en las que meterá la leche junto a una bolsa de hielo).

Otras madres no pueden o no quieren sacarse la leche en el trabajo, o sólo se sacan un poco si los pechos se les hinchan demasiado, pero la tienen que tirar porque se la tienen que sacar en el lavabo, y la verdad... No se preocupe, también puede sacarse la leche cada día en casa. En principio, es indiferente que sea antes o después de mamar el niño, o entre toma y toma. Lo que a usted le resulte más eficaz y más cómodo. Si ya domina la técnica y se aclara con las manos, lo más fácil puede ser sacarse de un pecho mientras el niño mama del otro; así se aprovecha el reflejo de la oxitocina y la leche sale rápidamente. Luego cambia de lado; puede darle a su hijo el pecho del que se acaba de sacar (siempre queda algo, y precisamente es la leche con más calorías), y puede intentar sacarse leche del pecho que su hijo acaba de mamar (normalmente, también sale algo).

Si se saca leche justo después de mamar el bebé, seque primero la saliva del pecho.

Algunas mujeres se sacan de un tirón toda la leche que necesitan. Otras necesitan repetir la operación dos, tres o más veces a lo largo de la tarde. Recuerde que sacarse leche funciona igual que dar el pecho: cuantas más veces lo haga, más leche saldrá. Si le salen digamos 50 mililitros con facilidad, pero para llegar a 100 tiene que apretar mucho y estar mucho rato, no vale la pena; es mejor sacarse ahora 50 y dentro de una o dos horas otros 50.

No es necesario hervir o esterilizar el sacaleches o los recipientes donde guarde la leche. Sólo hay que limpiarlos normalmente, igual que limpia los platos, vasos y cubiertos con que come su hijo y el resto de la familia. Si el sacaleches tiene tubos o recovecos que no pueda limpiar con el estropajo, es importante aclararlos con agua abundante inmediatamente después de su uso, para que no queden restos de leche seca.

Conservación de la leche: Se ha discutido mucho sobre si es mejor conservar la leche materna en recipientes de plástico o de cristal. Leerá que si las células se adhieren aquí y las inmunoglobulinas se adhieren allá. En realidad, no tiene ninguna importancia; aunque la leche materna pierda una parte de sus inmunoglobulinas, sigue siendo mucho mejor que la leche artificial, que nunca ha tenido ninguna. Use vidrio o plástico, lo que tenga a mano. Lo importante es que sean recipientes de fácil limpieza, con tapa, y que si son de plástico sean de uso alimentario (llevan grabado el símbolo de la copa y el tenedor). Conviene que el tamaño sea suficiente para una toma, unos 150 a 200 mililitros. Si son más pequeños, tampoco importa, puede juntar varios; pero si son demasiado grandes, no los llenará y le ocuparán mucho espacio en la nevera. Póngales una etiqueta con la fecha de extracción.

La leche materna se puede guardar en la nevera, sin congelar, hasta cinco días. De hecho, durante ese tiempo es mejor tenerla sin congelar, porque así las inmunoglobulinas y otros factores van atacando a los microbios, y estos, en vez de aumentar, disminuyen. Pero normalmente sólo la guardará un día o dos. Lo habitual es sacarse cada día, de domingo a jueves, la leche para el día siguiente, y tener una pequeña reserva congelada por si algún día no se pudo sacar suficiente o el bebé tiene más hambre. Esa reserva se acumula durante el periodo de prácticas, antes de empezar a trabajar. Si consume la reserva congelada, puede reponerla con lo que se saque el viernes y el sábado.

Si se saca leche varias veces al día, puede juntarla en el mismo recipiente, añadiéndola a la que ya está en la nevera o a la que ya está congelada. Pero sólo la del mismo día; empiece un frasco nuevo cada día. Si es para congelar, conviene hacerlo en frascos aún más pequeños, de menos de 100 mililitros, aunque tenga que llenar dos o más frascos el mismo día. Precisamente porque es para *emergencias*, se supone que no va a necesitar mucha cantidad de golpe. Si su hijo se toma 150, como siempre, y se queda con hambre, no va a tomar 150 más, sino sólo un poquito más. Y si tuviera que descongelar un recipiente grande, tendría que tirar (o tomarse usted) la leche que sobrase.

La duración de la leche congelada depende de la potencia de su congelador. Como norma, dura más de lo que duraría un bistec de ternera en el mismo congelador. La carne está muerta, lleva varios días muerta, y la ha tocado mucha gente en el matadero, en el camión, en el almacén, en la tienda... para cuando usted la congela, ya estaba llena de microbios. En cambio, la leche se la saca y la congela, y está cargada de inmunoglobulinas.

La leche de algunas mujeres se altera cuando lleva unos días congelada, y tiene un olor extraño, como a grasa rancia. Se debe a que la lipasa (una enzima digestiva, que viene en la misma leche para ayudar al bebé a hacer la digestión) actúa sobre las grasas de la leche y empieza a digerirlas. Eso no es malo, pero puede que al bebé no le guste. El problema se puede evitar escaldando la leche justo después de sacársela (caliéntela al fuego hasta que empiece a hacer pequeñas burbujitas por los lados del recipiente, pero sin hervir, y vuélvala a enfriar inmediatamente. Se supone que eso la habrá puesto a unos 80 °C).

PARDOU A, SERRUYS E, MASCART-LEMONE F, DRAMAIX M, VIS HL. HUMAN MILK BANKING: INFLUENCE OF STORAGE PROCESSES AND OF BACTERIAL CONTAMINATION ON SOME MILK CONSTITUENTS. BIOL NEONATE. 1994;65:302-9.

Cómo calentar la leche: En algunos libros recomiendan descongelar la leche de manera lenta, sacándola desde el día anterior del congelador y dejándola en la nevera. Nunca me ha parecido muy razonable; en primer lugar, eso hace que durante un día entero la leche esté medio descongelada, y por tanto la conservación no es tan perfecta; en segundo lugar, si la leche congelada es para emergencias, ¿cómo puede preverlo el día antes?

Para descongelar la leche rápidamente, algunos libros recomiendan poner el frasco bajo el grifo abierto, primero con agua fría y progresivamente cada vez más caliente. Descongelar de ese modo requiere tener el grifo abierto durante mucho tiempo, y consumir una cantidad tal de gas y sobre todo de agua que es un auténtico delito ecológico.

Habíamos recomendado descongelar al baño María, pero con el fuego apagado. Es decir, calentar agua en un recipiente, y cuando esté caliente pero no demasiado (que

241

pueda meter la mano dentro sin quemarse), apagar el fuego y sumergir el frasco con la leche. Si el agua estuviera demasiado caliente, un frasco de cristal helado podría romperse por el cambio brusco de temperatura. Este método es eficaz, rápido y ecológico, pero ya no lo recomendamos por temor a accidentes. Puesto que la madre por definición no está, la descongelación suele hacerla la abuela (que ya no tiene los mismos reflejos) o el padre (un *manitas* en la cocina), muchas veces mientras el bebé llora de hambre y le pone nervioso. A veces intentando consolar al bebé con una mano mientras calienta la leche con la otra. El bebé puede quemarse con el agua caliente, o tocar el fogón apagado pero que aún quema...

Por todo ello, el método que ahora se recomienda, rápido, ecológico y a prueba de accidentes, es descongelar con agua caliente del grifo, sin encender el fuego. Llene un recipiente grande de agua caliente, sumerja el frasco con la leche y espere. Si el agua se enfría, cámbiela las veces que haga falta.

También es posible descongelar o calentar la leche con el microondas. Algunos libros dicen que no, porque se destruyen las inmunoglobulinas; pero no se destruyen todas, y en todo caso la leche artificial tampoco tiene inmunoglobulinas. No pasa nada porque un niño grande, en una de las tomas del día, tome un poco menos (otra cosa sería un prematuro, que necesita mucho esas defensas y que hace todas las tomas descongeladas). Si la leche sólo se calienta a la temperatura adecuada, sin llegar a hervir, la alteración es muy pequeña. En realidad, el problema gordo del microondas no es que se altere la leche, sino que pueden producirse quemaduras.

El microondas es el único método de calentamiento que permite calentar más el centro de un objeto que su superficie, y además de forma irregular, una parte puede estar mucho más caliente que otra. Concretamente, un biberón puede estar tibio al cogerlo con la mano, pero parte de la leche que contiene puede estar casi hirviendo. Cuando aparecieron los microondas, y la gente no sabía muy bien cómo funcionaban, se produjeron varios casos de quemaduras en la boca y en el esófago, y los expertos recomendaron no calentar nunca un biberón en el microondas, ni con leche artificial ni con leche materna.

Pero si se usa el microondas con prudencia, no hay ningún problema. Recuerde que, con la misma potencia y el mismo tiempo, cuanto más líquido haya, menos se calentará. Es mejor usar una potencia media o baja, porque así el tiempo es más largo y puede regularse mejor. Caliente poco tiempo, compruebe la temperatura, siga calentando si es preciso. Sobre todo, antes de darle la leche al niño, es importante agitarla bien durante un rato para que se ponga toda a la misma temperatura y comprobarla echándose unas gotas sobre el dorso de la mano, como se ha comprobado siempre la temperatura de los biberones.

Una vez descongelada, la leche se ha de usar antes de veinticuatro horas.

Cómo administrar la leche: Es normal que la leche materna se separe y la nata quede flotando. Basta con agitarla bien.

Algunos niños toman la leche de su madre con el biberón, y luego toman el pecho, y todo lo toman bien y sin problemas. Pero algunos, incluso después de tomar el pecho durante meses, se malacostumbran con el biberón y empiezan a mamar en mala posición, lo que puede producir rechazo del pecho, dolor de los pezones, grietas. Y también hay muchísimos niños que, acostumbrados al pecho, no quieren el biberón y lo rechazan de entrada.

Entre unas cosas y otras, el biberón no suele ser la mejor opción. Puede usarlo, si quiere, pero probablemente le será más fácil darle la leche con un vasito. Oirá también hablar de la cucharita, la jeringa o el cuentagotas; estos métodos pueden ser útiles para darle una pequeña cantidad de suplemento a un recién nacido; pero darle 150 mililitros o más de leche a un niño mayor con cucharita puede ser desesperante.

Darle de beber con un vasito a un bebé suena raro en nuestra cultura, y es probable que amigas y abuelas se queden patidifusas. Pero se puede hacer. En algunos países es habitual darle la leche con vaso a todos los niños hospitalizados, incluyendo a los prematuros. En algunos estudios, cuando las enfermeras conocen bien la técnica, los prematuros toman la leche más deprisa y desperdician menos con un vasito que con un biberón (en otros estudios es al revés, sospecho que porque las enfermeras no dominaban la técnica).

Lo ideal sería usar un pequeño recipiente con un pico curvado, como un cazo o como un exprimidor manual pero mucho más pequeño. En la India usan un recipiente tradicional de este estilo, llamado *paladai* (fig. 15). Tal vez encuentre a la venta un recipiente similar, quizá un cazo de muñecas... Si no, un simple vaso pequeño, de los de vino o licor, puede servir.

Lo primero es sostener al bebé bien vertical. Si es usted diestra, probablemente lo más práctico será que lo sujete sobre su muslo izquierdo y lo sostenga con el brazo izquierdo mientras le da la leche con la mano derecha. El vasito, medio lleno, se mete bien en la boca del bebé, tocando las comisuras. No se limite a apoyar el borde del vaso en el borde del labio; así es más fácil que se salga todo por fuera.

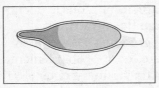

Figura 15. Un *paladai*.

Una vez bien colocado, levante el vaso hasta que el nivel de la leche llega al borde. Algunos bebés beben como una persona mayor; otros beben como los gatos, con la lengua.

He descrito el truco como si lo hubiera de hacer usted; pero en realidad es otra persona quien lo va a hacer mientras usted trabaja. Lo mismo que comentamos más arriba sobre los biberones, no es necesario ni conveniente que acostumbre a su hijo al vasito antes de irse a trabajar, pero sí que es necesario que le explique bien el truco a la abuela o a quien le vaya a dar la leche.

La cantidad es la que el bebé quiera. La leche que sobra en el biberón o en el vasito está mezclada con babas y es un cultivo de microbios, así que es mejor no guardarla. Por eso no es conveniente poner más cantidad de la que suela tomar; es mejor darle 50 y si se los acaba, 50 más, que intentar darle 200, que sólo tome 50, se ponga a dormir, tire la leche sobrante, y que al cabo de dos horas se despierte pidiendo más.

Si el niño parece hambriento, pero no le es fácil tomar ni el vaso ni el biberón, puede probar a espesar su leche con cereales y dársela con cucharita. Este truco también sirve para *alargar* la leche si un día no hay bastante en la nevera. Si el niño no quiere ni vaso ni biberón, pero tampoco parece hambriento, recuerde que es normal, y que no hay que preocuparse ni insistir.

Cuestiones políticas

En España, el permiso de maternidad sólo dura dieciséis semanas. Bueno, en realidad, la ley sólo garantiza seis. El convenio C103 de la Organización Internacional del Trabajo de 1952 recomendaba un permiso de doce semanas, así que dieciséis no estaba tan mal. Pero el nuevo convenio C183 de 2000 (que el gobierno español todavía no ha ratificado en 2009, y no sé a qué estarán esperando) recomienda catorce, y la recomendación anexa R191 indicaba que «los Miembros deberían procurar extender la duración de la licencia de maternidad, mencionada en el artículo 4 del Convenio, a dieciocho semanas, por lo menos». Pero en España, la ley de conciliación de la vida familiar y laboral, de 1999, estableció que sólo seis de las dieciséis semanas son *obligatorias*, y que las otras diez las podía tomar el padre en vez de la madre. Con lo cual, lejos de alcanzar las dieciocho semanas que casi todos los países europeos superan ampliamente, sólo tenemos seis semanas de permiso realmente garantizadas.

Claro, el invento se presentó (y al parecer fue aceptado) como un gran avance en la liberación de la mujer. Por fin seríamos todos iguales, y los padres compartirían el cuidado de los hijos.

Pero ¿cómo puede ser una liberación que te recorten los derechos? Porque la igualdad no consistió en darle dieciséis semanas de permiso al padre para que tuviera lo mismo que la madre, sino en quitarle a la mujer para dárselo a su marido. Se imitaba una medida similar que habían tomado los suecos unos años antes, pero en muy distintas circunstancias. En Suecia, el permiso de maternidad dura veintidós meses, ¡así sí que se puede repartir!

El hecho de que las dieciséis semanas ya no sean *obligatorias* no es ningún avance, ninguna liberación. Trabajador y empresario no negocian en igualdad de condiciones, el empresario tiene mucha más fuerza para imponer sus deseos. Por eso todos los derechos del trabajador tienen que ser derechos *obligatorios*, fijados por ley o por convenio: es obligatoria la jornada laboral, es obligatorio el salario, son obligatorias las vacaciones y las pagas extras. Si la jornada de cuarenta horas o el mes de vacaciones no fueran obligatorios, si el trabajador pudiera *voluntariamente* elegir una jornada de cincuenta horas (cobrando lo mismo) o unas vacaciones de sólo dos semanas, ¿se imagina las presiones que recibiría? Pues algunas mujeres ya reciben presiones: «No me digas que te vas a coger las dieciséis semanas enteras. Ya sabes cómo estamos de trabajo, no encuentro a nadie que te sustituya. Puedes volver en dos meses, y el resto que lo haga tu marido. Recuerda que tenemos que hablar de aquel posible ascenso...» Por su lado, el padre puede recibir las mismas presiones: «¿Cómo que un mes de permiso de paternidad? ¡No me salgas con tonterías, eso es para las mujeres! Sí, ya sé, tienes derecho legal, pero luego no vengas pidiendo favores...»

En España hubo hace unos años una recogida de firmas para solicitar los seis meses de permiso de maternidad (seis meses como un primer paso para alcanzar niveles europeos). No se ha conseguido.

He explicado, según mandan los cánones, cómo sacarse la leche y dejarla en la nevera, cómo congelarla y descongelarla... Pero no acabo de quedarme convencido.

A veces se presenta el sacarse leche como *la solución* que permite compaginar el trabajo y la lactancia, que permite a la madre que trabaja seguir dando el pecho a su hijo. Tantas veces lo he leído, tantas veces lo he repetido... La importancia de una salita para sacarse leche en el centro de trabajo, una nevera, una guardería en la fábrica.

Hasta que un día se despertó mi indignación. ¿Qué solución es esta? Más bien parece una burla. Es como decirle a la madre: «Usted deje aquí en la nevera su leche, que es lo que cuenta, y luego ya se puede ir, que su hijo estará perfectamente, alimentado con leche materna.» Como si la leche fuera lo único (o lo más importante) que una madre le da a su hijo.

Pues no, señor. Se supone que soy un *fanático* de la lactancia; pero si yo fuera el niño, preferiría que mamá se quedase en casa y me diera el biberón a que mamá se fuese y otra persona me diera leche materna. Sacarse leche no es una solución, sólo un pequeño parche para un grave problema socioeconómico, para una organización del trabajo absolutamente desquiciada que ha puesto las necesidades de los niños y de sus madres en el último lugar de la lista de prioridades.

Por supuesto que en muchos casos no hay más remedio que separarse del niño; y por supuesto que en esos casos sacarse leche puede resultar útil. Pero no debemos decir que es una *solución*, porque entonces dejaríamos (y dejarían nuestros gobernantes) de buscar una solución de verdad. ¿Para qué ampliar el permiso de maternidad, si es mucho más barato repartir folletos explicando cómo sacarse leche?

OIT. C103. CONVENIO SOBRE LA PROTECCIÓN DE LA MATERNIDAD, 1952.

WWW.ILO.ORG/ILOLEX/CGI-LEX/CONVDS.PL?C103

OIT. C183. CONVENIO SOBRE LA PROTECCIÓN DE LA MATERNIDAD, 2000.

WWW.ILO.ORG/ILOLEX/CGI-LEX/CONVDS.PL?C183

OIT. R191. RECOMENDACIÓN SOBRE LA PROTECCIÓN DE LA MATERNIDAD, 2000.

WWW.ILO.ORG/ILOLEX/CGI-LEX/CONVDS.PL?R191

LEY 39/1999, DE 5 DE NOVIEMBRE, PARA PROMOVER LA CONCILIACIÓN DE LA VIDA FAMILIAR Y LABORAL DE LAS PERSONAS TRABAJADORAS.

WWW.PORTICOLEGAL.COM/PA_LEY.PHP?REF=749

CAPÍTULO ONCE

Alimentación complementaria

Resumen práctico

Ya habrá notado que no me gusta decir las cosas *porque sí*, sino dar una explicación. Cuanto más *raro* es lo que digo, cuanto menos se parece a lo que suele decir *todo el mundo*, más larga tiene que ser la explicación.

He visto que este capítulo sobre las papillas me estaba quedando tan largo que podía resultar poco práctico. Así que empezaré explicando las cuatro cosas de utilidad práctica; y quien quiera saber el por qué lo encontrará en los apartados siguientes.

Algunos detalles bastante importantes

(Pero que tampoco son dogma de fe.)

— No obligar nunca a comer a un niño.

— Hasta los seis meses, sólo pecho: ni papillas, ni zumos, ni agua, ni infusiones, ni nada. Ni siquiera zumos *naturales* o hechos en casa. Excepciones: si entre los cuatro y los seis meses pide comida cuando ve comer a sus padres, se le puede ir dando algo. Si la madre trabaja y no puede o no quiere sacarse leche, es mejor adelantar alguna papilla que darle leche artificial.

— A partir de los seis meses empezar a ofrecerle (sin

forzar) otros alimentos, siempre después del pecho (el mismo niño empezará a comer antes del pecho cuando lo considere oportuno).

— No suprimir tomas para dar papillas; hasta el año debería mamar al menos cinco o siete veces al día, y si son más, mejor. El mismo niño irá reduciendo tomas, hasta mamar una o dos veces al día..., pero eso no debería ocurrir antes del año. Excepción: lógicamente, se saltará algunas tomas si usted trabaja. Pero ya compensará mamando más por la tarde y por la noche.

— Al principio, ofrecer los nuevos alimentos de uno en uno, con varios días de separación. Empezar con pequeñas cantidades.

— Empezar con el gluten (trigo, cebada, centeno o avena) cuando todavía toma pecho; durante un mes o más darle cantidades muy pequeñas (es decir, la mayor parte de los cereales que consuma seguirán siendo sin gluten).

— Si toma el pecho a demanda, ya tiene suficiente leche, y de la mejor calidad. No necesita ni le conviene ninguna otra leche, ni derivados lácteos, ni yogures (aunque diga en la etiqueta que son especiales para bebés), ni papillas lacteadas. Si usa cereales en polvo para bebés, asegúrese de que no lleven leche, y no les añada leche (puede disolverlos con agua o con caldo). Esto no lo decimos por puro *fanatismo* contra la leche; ocurre a menudo que la leche de las papillas produce alergias.

— Escurrir los alimentos, no llenarle la barriga con sopa, caldo o el agua de cocción.

— Alimentos alergénicos (especialmente leche y derivados, huevos, pescado, cacahuetes y otros frutos secos): durante años se ha recomendado retrasarlos, especialmente en niños con antecedentes de alergia. Últimamente, los expertos dicen que en realidad no hay pruebas convincentes de que retrasar la introducción de esos alimentos evite la alergia, ni siquiera en niños con antecedentes. Pero bue-

250

no, puesto que por alguno hay que empezar, y no le podemos dar todos a la vez, me parece que sigue siendo prudente empezar por los menos alergénicos.

— No añadir azúcar a los alimentos del bebé. Tampoco sal (o el mínimo posible, y siempre yodada).

— Seguir dando el pecho hasta los dos años o más.

— El orden de los distintos alimentos no tiene importancia. No hay una edad para la carne, una edad para la fruta...

— A partir del año, puede comer de todo, salvo que haya un motivo médico específico (por supuesto, con cierta prudencia, no es cosa de darle cincuenta alimentos nuevos justo el día de su cumpleaños).

Algunos trucos prácticos

(Lo que sigue son preferencias bastante personales. Si no le gusta, pues hágalo de otra manera, y tan amigos.)

Los niños de pecho suelen preferir comer lo mismo que come su madre, y no otros alimentos especialmente preparados para ellos.

No es necesario triturar los alimentos (es decir, usar una trituradora eléctrica). Esos aparatos se inventaron hace apenas unas décadas; no creo que ningún niño haya sufrido desnutrición por falta de trituradoras. Con un poco de habilidad, podrá separar una parte de lo que usted está comiendo y ponerlo al alcance de su bebé:

— Manzana o pera, ralladas con el rallador (y no demasiado fino) o cortadas en rodajas muy delgadas (que se curven al moverlas).

— Plátano, en rodajas muy finas, o aplastado con el tenedor, o sujetándolo con la mano y mordisqueando una punta.

— Naranja o mandarina, puede chupar un gajo mientras usted lo sujeta (que no se atragante).

— Verduras hervidas en general, machacadas con el tenedor o en dados que puede coger con sus deditos. La ensaladilla rusa (sin mayonesa ni atún; al principio aplastar un poco o pelar los guisantes) es ideal.

— Pollo o carne (hervido, asado, a la plancha, frito... no rebozado, si todavía no toma huevo): puede cortarlo en tiras muy finas, transversales a la fibra (sería mucho trabajo cortar a tiras una pechuga entera..., pero es que probablemente sólo va a comerse una tira). También puede rehogar en la sartén la carne picada (sin sal ni pimienta) con un poco de aceite, quedarán unas bolitas que puede coger con los dedos.

— Arroz hervido, normal y corriente. Con un chorrito de aceite de oliva probablemente le gustará más y tendrá más calorías. Unos días después se lo puede dar con tomate.

— Pan: puede ir royendo una corteza.

— Pasta: para no tener que cortar en trocitos los macarrones y espaguetis, puede usar sopa maravilla y otros tipos de sopa. Pero escurrida, sin agua. En vez de macarrones con tomate, sopa de letras con tomate...

— Legumbres: hervidas y aplastadas con el tenedor. Al principio, conviene retirar la piel dura de garbanzos y alubias.

La mayor parte de los días no necesitará cocinar nada especial para su bebé. Basta con programar con un poco de arte la comida de los mayores, apartando una porción antes de añadir la sal, las especias o los ingredientes que su hijo de momento no pueda comer. Por ejemplo, no importa que las lentejas se hayan hervido junto al chorizo, o que el arroz se haya hervido con el conejo; simplemente aparte esos ingredientes (el chorizo, por picante, es posible que no le guste... o quién sabe; el conejo lleva demasiados huesecitos). Pero si aún no toma pescado, no le dé arroz que haya hervido con pescado (como en una paella); aunque aparte el pescado, el arroz ha quedado impregnado y podría provocar alergia.

Recuerde que la alergia no depende de la cantidad. Basta una minúscula porción para provocarla. He visto bebés con una urticaria por pegarle un lametón a un helado (que lleva leche). Los macarrones baratos llevan sólo trigo, pero los caros llevan huevo. Las magdalenas y bollería en general, así como muchas galletas, suelen contener huevo y leche, léase bien la lista de ingredientes.

En España era tradición introducir los nuevos alimentos por meses: «A tantos meses la fruta, a tantos los cereales, a tantos la verdura...» Se solían dar mezclas: cuatro frutas juntas, cuatro verduras, infinitos cereales. Probablemente es mejor introducir los alimentos de uno en uno, sobre todo al principio (muchos dicen uno cada semana, aunque tampoco tiene por qué ser una semana exacta). Muchas madres intentan combinar las costumbres antiguas con las nuevas: por ejemplo, primero manzana, al cabo de unos días plátano, luego pera, más adelante naranja... Pero no hay necesidad de hacer meses *monográficos* de la fruta. Probablemente es mejor conseguir una dieta lo más variada posible en poco tiempo. Por ejemplo, primero arroz; luego pollo; después guisantes; más tarde plátano. Es sólo un ejemplo, también podría ser pollo-manzana-zanahoria-arroz, o pera-arroz-lentejas-pollo. El caso es que a los siete meses su hijo ya tiene una variedad de alimentos para elegir.

La vitamina C de la fruta o del tomate hace que se absorba mejor el hierro de los cereales, verduras y legumbres (sin vitamina C, el hierro de origen vegetal se absorbe muy mal). Para eso hace falta que los dos alimentos estén juntos en el estómago; por eso no tiene mucho sentido alimentar a los bebés con dietas disociadas (los cereales por la mañana, la verdura a mediodía, la fruta por la tarde...) y es mucho más lógico lo que hacemos los adultos: la vitamina C de la ensalada o del postre ayuda a absorber el hierro del plato principal.

Para darle poca cantidad de gluten (se puede empezar a los seis meses. Según las recomendaciones más recientes, que a lo mejor nos las vuelven a cambiar, es mejor empezar el gluten antes de los siete meses), en algunos países hay papillas con gluten pero sin trigo (el centeno, la cebada y la avena llevan mucho menos gluten que el trigo). En España, que yo sepa, todas las papillas para bebé con gluten llevan trigo. Puede mezclar las dos, una cucharadita con gluten y el resto de cereales sin gluten; o si le da cereales caseros, puede darle un «plato» con arroz hervido, y que cada día mordisquee un trocito de pan. Durante al menos un mes, muy poco gluten al día; luego, ya, la cantidad que quiera.

Una madre me escribió lo que comía su hija Nuria, de diez meses (aparte del pecho, que según la madre era el 95 por ciento de su dieta). Es una alimentación modélica, así que se lo copio entero:

Come con sus manos:

— gajos de naranja y mandarina (antes los escupía una vez exprimidos; ahora se traga casi todo; se come más o menos media naranja o mandarina y media todos los días, repartidas en dos sesiones y casi siempre con otras cosas);

— muy pocos trocitos de otras frutas, que va aceptando muy poco a poco;

— trozos de pan normal o tostado: ya los arranca y traga;

— arroz hervido, con pelín de aceite de oliva: lo come granito a granito prácticamente, pero en una sesión le pueden entrar unos 20; a veces el arroz lleva guisantes o trocitos de judía verde, y alguno se come;

— pollo: repela el hueso del muslo y además come trocitos de chicha;

— macarrones, unos cuatro o cinco por sesión;

— trocillos de jamón york, como 1/6 de loncha por sesión;

— últimamente, trocillos de jamón serrano blanditos;
— alguna vez ha mordisqueado bastoncitos de patata frita
hecha en casa o ha comido uno a uno garbanzos cocidos.

Con cuchara (yo la sostengo por el extremo y ella la maneja
agarrándola por el medio: jamás ha permitido, ni con la papi-
lla, que le metiera yo la cuchara en la boca sin más):

— de vez en cuando, pisto sin triturar de cebolla, tomate,
pimiento y calabacín, en total cuatro cucharaditas;
— de vez en cuando, guiso de lentejas sin triturar.

Las desesperadas madres de miles de niños de dos o
tres años, que sólo comen triturado, y sólo si se lo da la
madre, y que «si encuentra un trocito que haya quedado
sin triturar, le dan arcadas», seguro que mirarían con envidia a la madre de Nuria, que con diez meses come *comida de verdad*, come de todo y come ella solita. Y, sin embargo, ella me escribe, preocupada, porque su hija hace
semanas que no deja que le dé *papillas*.

¡Pero qué listos que son los niños! Prefiere una dieta
sana, variada y similar a la de los adultos a las papillas.
Prefiere comer con sus manitas a que le dé su madre. Y
está comiendo la cantidad que necesita, cuatro cucharaditas de verdura o cinco macarrones, o veinte granos de
arroz, y el resto pecho. Porque el principal objetivo de la
alimentación complementaria es que los niños se vayan
acostumbrando gradualmente a la alimentación normal de
los adultos. El que come medio macarrón, pero lo come
contento y feliz y con su propia mano, ha dado un importante paso en la dirección correcta; meses después comerá
cinco macarrones, y años después comerá un plato entero.
En cambio, el que come una papilla entera de *nueve cereales*, pero se la da su madre insistiendo y distrayéndolo, no
ha dado ni un solo paso. Ni está aprendiendo a comer solo,
ni está aprendiendo a masticar, ni está aprendiendo a dis-

frutar con la comida, ni está aprendiendo a comer lo que comemos los adultos (que desde luego no comemos *nueve cereales*). Y, además, al comer mucha cantidad de cereales (o de fruta, o de verdura, o de lo que sea) está tomando menos pecho. Y eso no es bueno para su nutrición, porque la leche materna es mucho más sana y nutritiva que cualquier otro alimento por el que la quieran sustituir.

Casi todos los niños comerán como Nuria si se les da la oportunidad desde el principio. Porque, a esa edad, los bebés desean hacer las cosas por sí mismos, y desean probar lo que ven comer a sus padres. Pero si no se les permite probar y experimentar, si por rapidez, o para que coman más cantidad y no se ensucien, recurrimos a sujetarles las manitas (para que no estorben) y meterles nosotros la cuchara en la boca, probablemente tardarán unos años en comer solos.

Si busca en Google «*baby-led weaning*», así, con comillas y todo, verá mucha información sobre este tema. Y si no lee inglés, busque en «google imágenes»; verá docenas de bebés comiendo comida normal, sin triturar, con sus propias manos, felices, desde el primer momento.

Libérese de los triturados.

Nomenclatura

Cualquier alimento que se dé a un bebé, además de la leche (materna o artificial), es un alimento complementario. Eso incluye las papillas, los zumos, el agua con azúcar, las infusiones con azúcar, las galletas o los biberones a los que se añade una cucharada de cereales. Tal vez le parezca que la palabra *alimento* es demasiado noble para aplicarla al agua con azúcar, pero lo cierto es que lleva muchísimas calorías. Sería un mal (pésimo) alimento complementario, pero no es agua pura.

Me gusta el término *complementario*, porque indica bien claro que existe otro alimento *principal* (¿adivina cuál?), y que todo lo demás es sólo un complemento. Pero como *alimentación complementaria* es un poco largo, a lo largo de este libro a veces diré *las papillas* en un sentido genérico. Es decir, no me estoy refiriendo sólo a *comida triturada que* se *come con cuchara*, sino también a la comida sólida que el niño coge con sus deditos, o a cualquier cosa que beba y no sea leche. De hecho, como creo que es mejor que el bebé coma desde el principio comida sin triturar, voy a intentar acabar con una costumbre de años y dejar de llamarles «papillas».

En inglés, los alimentos complementarios suelen denominarse *solids* o *solid foods*. En muchos libros traducidos (o escritos por gente acostumbrada a leer libros ingleses) hablan de *alimentos sólidos*, pero, ¡ojo!, tiene el mismo sentido genérico que yo he dado a *papillas*: los zumos o los biberones con cereales también son *sólidos*. Insisto en este detalle, porque algunos espabilados, al leer *comenzar con los alimentos sólidos a partir de los seis meses*, argumentan que los zumos y los biberones con cereales no son sólidos, sino líquidos, y por tanto se dan a los dos o tres meses. No es cierto. Hasta los seis meses se recomienda no dar nada, ni sólido, ni líquido, ni gaseoso. Nada más que leche. En el otro extremo, algunas madres definen *sólido* de una forma muy estricta, que excluye a las papillas; alguna vez me han dicho de un niño de dos años que «todavía no come sólidos».

Hablando de biberones con cereales: no es una buena idea. Un niño que toma pecho no debería tomar un biberón en su vida. Y un niño criado con biberón no debería tomar cereales ni ninguna otra cosa en el biberón. El biberón es sólo para la leche, y sólo durante el primer año. A partir de los seis meses, conviene ir dando algunas de las tomas de leche en un vaso, de forma que al cumplir un año el bebé ya sólo beba en vaso y deje de usar los biberones.

Claro, con el biberón toman más cantidad y más deprisa..., pero, como dijimos más arriba, no queremos que tomen más cantidad. El principal alimento de un bebé es la leche; si toma demasiada harina, demasiada fruta o demasiada verdura, tomará menos leche. Lo que queremos es que aprenda a comer normalmente, y el que toma la comida en biberón no está aprendiendo. Cada vez vemos más niños de dos o tres años acostumbrados a comer sólo en biberón. ¡Hasta biberones de verdura con pescado he llegado a ver!

Otra expresión que a veces se usa en inglés es *weaning foods*, que a veces se traduce como *alimentos de destete*. Pero, ojo, *weaning* y *destete* no son exactamente lo mismo (pág. 278), y la expresión no significa, ni muchísimo menos, que haya que destetar al niño. Al contrario, la leche, preferentemente materna, va a seguir siendo la base de su alimentación hasta los dos años o más.

Un poco de historia

A lo largo del siglo XX, la edad recomendada para empezar con las papillas sufrió notables cambios. En la figura 16 puede ver las recomendaciones de diversos libros escritos por médicos españoles (que no eran científicos locos, sino que recomendaban lo mismo que sus colegas ingleses, franceses o alemanes de la época).

A principios del pasado siglo, la primera papilla se daba a los doce meses cumplidos. Hasta el año, sólo pecho y nada más que pecho. Porque en aquellos tiempos prácticamente todos los niños tomaban el pecho: los pobres, el de su madre, y los ricos, el de la nodriza. Sólo en los orfanatos (en los peor organizados, porque los mejores orfanatos contrataban nodrizas) tomaban los niños lactancia artificial, con pésimos resultados. La mortalidad era altísima.

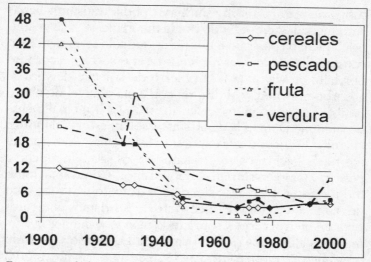

Figura 16. Edad recomendada para la introducción de los distintos alimentos, según varios libros españoles de puericultura.

La leche de vaca tiene un gran exceso de proteínas y minerales que el riñón del recién nacido no puede eliminar. Había que diluirla con agua. Pero la leche de vaca tiene menos lactosa y menos grasas que la leche materna, y al añadir agua es todavía peor. Como no había manera de mezclar grasa con la leche (se quedaba flotando), lo intentaban compensar con abundante azúcar. Y así se preparaban los biberones: *tanto de leche, tanto de agua, tanto de azúcar,* a lo que con el tiempo se fueron añadiendo otros ingredientes, hasta ser tan complicado que ya no se preparaba en casa, sino en la farmacia. Aún hoy, en inglés, la leche del biberón se llama *fórmula.*

Con aquellas mezclas algunos niños sobrevivían, pero tenían problemas. No había leche pasteurizada industrialmente, a la temperatura más baja posible para destruir las bacterias conservando las vitaminas; la leche se hervía en casa, *a lo bruto* (la leche sin hervir podía transmitir varias enfermedades, empezando por la tuberculosis), y la vitamina C quedaba destruida. Los niños que sólo se alimentaban con aquellas primitivas *fórmulas* caseras sufrían escorbuto por falta de vitamina C. El hierro de la leche de vaca se absorbe muy mal, y al diluirla con agua el nivel de hierro bajaba, y aquellos niños tenían anemias. La principal fuente de vitamina D no es la dieta, sino el sol; nuestra piel fabrica vitamina D cuando está expuesta a la luz solar. Pero a aquellos niños hacinados en orfanatos no los sacaban mucho a pasear, y también sufrían de raquitismo. ¿Cómo solucionar todos esos problemas? Si les damos fruta, sobre todo zumo de naranja, evitamos el escorbuto. Si les damos alimentos ricos en hierro, carne y sobre todo hígado, evitamos la anemia. Los alimentos ricos en vitamina D, hígado y pescado previenen el raquitismo. En 1920 se publicó un estudio científico sobre la alimentación de los niños de un orfanato con diversos alimentos sólidos a la temprana edad de seis meses, al parecer con notable éxito.

A raíz de la Primera Guerra Mundial, y más aún de la segunda, las fábricas y oficinas abrieron sus puertas a las mujeres; los hombres estaban ocupados matándose unos a otros. Eso acabó con la antigua y noble profesión de nodriza, que hasta entonces era una de las pocas salidas para una mujer que necesitase ganar dinero. Una nodriza no puede irse el viernes por la tarde y volver el lunes por la mañana, y mientras el niño que se chupe el dedo. Una nodriza trabaja veinticuatro horas al día, siete días por semana, 365 días al año, incluso el día de Navidad. La nodriza, por supuesto, dormía junto a su *cliente* y le daba el pecho por la noche. Los bebés de los ricos no dormían con sus padres (los pobres sí, dormían todos juntos, porque no había otra habitación); pero no piense ni por un momento que dormían solos; eso de dejar a los niños pequeños durmiendo solos en otra habitación es un invento muy, muy moderno. En inglés, la habitación de los niños se llama *nursery*, la habitación de la *nurse*, del francés *nourrice*, la nodriza. Cada vez que el niño se despertaba a media noche, la nodriza le daba el pecho, faltaría más, ¿o se cree que le pagaban por dejarlo llorar? (Por cierto, en inglés actual *nurse* es la enfermera. Cuando no había escuelas de enfermería, si había algún enfermo en la casa, le tocaba a la nodriza cuidarlo.)

Así que ser nodriza es uno de los trabajos más duros que hay. ¿Quién va a querer hacer algo así, por un niño que ni siquiera es su hijo? ¿Quién va a querer trabajar de nodriza, cuando puede ser obrera, secretaria, telefonista...? Llegó un momento en que sólo las mujeres que no podían encontrar ningún otro trabajo, mujeres ignorantes, enfermas o de dudosa moral, se ofrecían como nodrizas. En los años veinte y treinta, los pediatras advierten contra los peligros de confiar al hijo a una nodriza, incluso se usa un término despectivo, *lactancia mercenaria*. Los ricos muy ricos, pagando un dineral, podían hacerse con los servicios de una nodriza de confianza. Las mujeres de clase media y alta, pero no millonarias, no podían encontrar una buena nodriza, pero tampoco podían dar el pecho. Un fuerte prejuicio social impedía a una *señora* dar el pecho. Todavía hoy, muchas de mis lectoras habrán tenido que escuchar reproches de sus propias familiares: «¡Parece mentira, todo el día con la teta fuera, como una gitana!» Si hay quien se atreve a hablar así en pleno siglo XXI, imagínese lo que le podían soltar en 1930. Así que las mujeres con cierta posición (la esposa del arquitecto, la esposa del abogado... ¡la esposa del médico!) empezaron a criar a sus hijos con biberón. Y los niños ricos (los únicos que iban al pediatra, porque no había seguridad social) empezaron a sufrir escorbuto, raquitismo, anemia...

Los pediatras, lógicamente preocupados, aplicaron el remedio más adecuado: adelantar progresivamente la alimentación complementaria. A los cuatro meses, a los dos, al mes... Un experto norteamericano, en los años cuarenta, llegó a recomendar sardinas, atún y gambas para bebés de pocas semanas, al tiempo que en España se recomendaba el zumo de naranja a partir de los quince días.

Pero al mismo tiempo estaba pasando al olvido la *fórmula* preparada en casa o en la farmacia, y los biberones se llenaron de leche artificial preparada industrialmente. La industria se preocupó de investigar para perfeccionar su producto, le añadieron vitamina C, vitamina D, hierro... y otras docenas de ingredientes; si tiene una lata de leche a mano, puede ver la composición. Todavía hoy, la publicidad de la leche para bebés se centra en sus últimas adiciones: *enriquecida*, *plus*, *forte*, nucleótidos, ácidos grasos de cadena larga... A medida que se iban añadiendo a los biberones los diversos nutrientes, disminuía la necesidad de añadir otros alimentos. Se hicieron patentes los peligros de una alimentación demasiado precoz, en particular el peligro de las alergias (un peligro que siempre había existido, pero que antes era un mal menor en comparación con las ventajas. ¿Qué importan unos pocos casos de alergia al pescado, si así evitamos cientos de casos de raquitismo?). Y de nuevo la primera papilla se fue retrasando, a los tres meses, a los cuatro, *entre cuatro y seis*, a los seis...

Desde hace años, la OMS, UNICEF, la Academia Americana de Pediatría y la Asociación Española de Pediatría recomiendan lactancia materna exclusiva hasta los seis meses, y a partir de esa edad ofrecer otros alimentos además del pecho.

Somos animales de costumbres, nos resistimos al cambio. La edad de comienzo de las papillas no se adelantó justo cuando desaparecieron las nodrizas, ni se volvió a retrasar en cuanto añadieron vitaminas al biberón. En ambos casos hubo un retraso de unos veinte años, desde que surgió la necesidad hasta que la respuesta llegó a los libros para madres. Pero, aparte de ese retraso tan humano, los espectaculares cambios que vemos en la figura 16 no fueron modas o caprichos de médicos ignorantes, sino la respuesta racional de científicos serios y competentes a las necesidades de los niños en cada momento.

Lo malo es que esos cambios, reflejo de los cambios en la leche artificial, se aplicaron también a los niños que tomaban el pecho, cuando la leche materna no ha cambiado nada. La leche materna de ahora es igual a la que tomaban nuestros bisabuelos, en exclusiva, durante un año. Y tampoco les iba tan mal.

Hace un siglo los estudios científicos no se hacían con tanto detalle como ahora. A lo mejor nuestros bisabuelos, con lactancia materna exclusiva hasta el año, no estaban perfectamente sanos. Estaban más sanos, eso es seguro y lo comprobaron los pediatras de su época, que los niños que comían otras cosas. Pero, claro, el agua no siempre era potable, la leche no estaba pasteurizada, la carne y el pescado no se conservaban en frigoríficos... Seguro que la alimentación complementaria no es tan peligrosa ahora como lo era hace un siglo.

No podemos, por tanto, afirmar que la lactancia exclusiva hasta el año sea lo mejor. Tal vez, los científicos de aquella época se equivocaron. O tal vez acertaron y doce meses era la mejor recomendación en aquellas circunstancias, pero ya no lo es en la actualidad. En todo caso, tras echar un vistazo a la figura 16 se me hace difícil pensar que hemos llegado, por fin, a saber la verdad, toda la verdad y nada más que la verdad sobre alimentación infantil. Si los expertos de ahora ya no dicen lo mismo que los de hace veinte años, ¿qué dirán los de dentro de veinte años, o de cincuenta? Dudo que hayamos visto el final de la historia, y personalmente creo que la edad de inicio de las papillas se retrasará aún más. Pero es sólo una opinión personal; de momento, diremos todos seis meses, por si acaso.

¿Por qué seis meses?

A la hora de decidir cuál es la edad idónea para empezar con las papillas, se pueden tener en cuenta dos criterios distintos, uno teórico y otro empírico.

El razonamiento teórico sería algo así como: «Los niños de x meses necesitan tantos miligramos de vitamina X; como la leche materna sólo tiene tantos miligramos, a partir de x meses los niños necesitan comer otras cosas.»

El criterio empírico viene a ser: «Comparamos 100 niños que tomaron lactancia materna exclusiva durante x meses con otros 100 niños que tomaron lactancia exclusiva durante y meses. Observamos su peso, su talla, su desarrollo psicomotor, la incidencia de infecciones, el porcentaje de anemia... y la conclusión fue que x meses da mejor resultado que y meses.»

Necesidades teóricas de nutrientes

El problema de los razonamientos teóricos es que no tenemos datos suficientes para razonar. Casi podríamos decir que no tenemos ni idea. Una pregunta básica: ¿cuántas calorías necesita un bebé cada día? En la tabla 2 tiene respuestas para elegir.

Tabla 2. INGESTA RECOMENDADA (KCAL/DÍA), DATOS DE DIVERSOS AUTORES COMPARADOS POR DEWEY Y BROWN (2003)			
EDAD (MESES)	*FAO/OMS /UNU, 1985*	*OMS/ UNICEF, 1998*	*BUTTE, 2000*
6-8	784	682	615
9-11	949	830	684
12-23	1.170	1.092	894

Sólo comparamos cifras de fuentes serias y recientes, no quiero ni pensar si empezásemos a buscar libros de los últimos cincuenta años. Por la metodología usada, las cifras de Butte parecen ser las más fiables. ¿Serán definitivas, o las volverán a cambiar dentro de unos años? ¿Bajarán más, o subirán? Si las cifras de Butte son correctas, ¿qué consecuencias ha tenido el que durante años los expertos hayan recomendado una cantidad de comida un 25 por ciento superior a la realmente necesaria? (le adelanto una consecuencia: los niños se han negado a comer tanto, y las consultas de los pediatras se han llenado de *niños que no comen*).

Pero, claro, es evidente que no todos los niños comen lo mismo. Esas cifras son sólo un promedio, en el tiempo y en el espacio. En el tiempo, porque evidentemente un niño no necesita 684 kcal un día, y al día siguiente pasa a necesitar 894. El cambio será sin duda gradual, y probablemente no sea lineal; es decir, puede haber temporadas en que las necesidades aumenten rápidamente, y otras en que no aumenten casi nada o incluso disminuyan. En el espacio, porque las necesidades calóricas son (o se espera que sean), por definición, las necesidades medias de la población. Se considera estadísticamente *normal* (que no es lo mismo que médicamente normal) lo que está entre menos dos y más dos desviaciones típicas; en ese intervalo se sitúa el 95 por ciento de la población médicamente sana. Un 5 por ciento de personas sanas (y muchas enfermas) todavía está por fuera de esas ± 2 desviaciones.

Como puede ver en la tabla 3, un niño puede necesitar cada día el doble de comida que otro, y ambos son totalmente normales. Si les damos a los dos lo mismo, o bien uno sufrirá desnutrición o bien el otro se pondrá obeso. Y recuerde, aún hay un 2 y pico por ciento de niños que necesitan un poco menos de comida, y otros tantos que necesitan un poco más.

Tabla 3.

VARIABILIDAD DE LAS NECESIDADES ENERGÉTICAS
(DOS DESVIACIONES ESTÁNDAR POR DEBAJO O POR ENCIMA
DE LA MEDIA) SEGÚN EDAD Y SEXO, CON LACTANCIA MATERNA
(DATOS DE BUTTE, 2000)

| EDAD | NECESIDADES DE ENERGÍA (KCAL) | |
	NIÑOS	NIÑAS
3 meses	328-728	341-685
6 meses	491-779	351-819
9 meses	504-924	459-859
12 meses	479-1.159	505-1.013
18 meses	804-1.112	508-1.168
24 meses	729-1.301	661-1.273

Si ha habido un baile de cifras con las calorías, la situación con los nutrientes específicos (proteínas, vitaminas, minerales...) ya es un vodevil. Por definición, las necesidades de nutrientes no se fijan en la supuesta media de la población, sino en dos desviaciones típicas por encima de la media, redondeadas (normalmente al alza) para que quede una cifra bonita. Es decir, cuando se dice que una persona necesita 300 miligramos de vitamina X al día, es porque los expertos creen (habitualmente no *saben*, solo *creen*) que el 97,5 por ciento de la población necesita menos de esa cantidad. Oficialmente no se llaman *necesidades*, se les da otro nombre que cambia con la época y el país. En Inglaterra RNI, *ingesta recomendada de nutrientes*; en España CDR, *cantidad diaria recomendada*; en Estados Unidos se llamaban RDA, *asignación dietética recomendada*; pero ahora se llaman RDI, *ingesta diaria recomendada*. En el lenguaje cotidiano hablamos de *necesidades*: «Un adulto necesita 300 miligramos al día de vitamina X», como si eso fuera un mínimo. Sería más correcto decir: «La inmensa mayoría de los adultos necesitan menos de 300 miligramos.»

Sólo a modo de ejemplo, veamos las recomendaciones para una vitamina que creíamos bien estudiada, la vitamina C:

	Tabla 4.		
INGESTA RECOMENDADA DE VITAMINA C (MG/DÍA) SEGÚN DISTINTOS EXPERTOS			
EDAD	*INGLATERRA 1991*	*E.E. U.U. 1997*	*FAO/OMS 2002*
6-8 meses	25	50	30
9-11 meses	25	50	30
12-23 meses	30	15	30

No sólo las cifras son distintas, sino que ingleses y norteamericanos ni siquiera han podido ponerse de acuerdo en si, a partir del año, el niño necesita más vitamina C que antes, o menos.

Con otra vitamina, la niacina, ocurre una cosa aún más curiosa. La ingesta diaria recomendada, según los norteamericanos, es de dos miligramos hasta los seis meses, y de cuatro miligramos entre los siete y los doce meses. Un litro de leche materna sólo contiene 1,5 miligramos de niacina, y un bebé toma menos de un litro al día, de modo que, según esas cifras, todos los niños de pecho, desde que nacen, deberían tener un déficit de niacina. Apenas toman la mitad de lo que necesitan. Si hubiéramos de tomar las recomendaciones al pie de la letra, todos los niños de pecho tendrían que tomar un suplemento de un miligramo de niacina al día. ¿Qué pasa aquí? Resulta que los expertos no tenían ni idea de cuánta niacina necesita un bebé, y decidieron que lo normal debe de ser lo que toma un niño de pecho, puesto que los niños de pecho no tienen déficit de ningún nutriente. Para la mayoría de vitaminas y minerales, la ingesta diaria recomendada durante los primeros seis meses es, por definición, la cantidad que toma un bebé con lactancia materna exclusiva. Pero hicieron el cálculo partiendo de otra cifra (al analizar la leche materna, nunca da exactamente el mismo resultado), suponiendo que la leche lleva 1,8 miligramos por litro. Por tanto, el bebé estaría tomando 1,4 miligramos al día, redondeando generosamente, dos miligramos. La cifra de cuatro miligramos al día entre siete y doce meses viene de redondear generosamente la cantidad media de niacina que toma un bebé que come leche y papillas.

Olvidemos el redondeo; volvamos al razonamiento original: los niños necesitan un miligramo al día de niacina, porque eso es lo que toma un niño de pecho. Pero ¿cómo sabemos que el niño necesita un miligramo entero? ¿No es lógico pensar que la leche materna lleva niacina de sobra, por si acaso? ¿No puede ser que el niño tenga suficiente con 0,8, con 0,5, o incluso con 0,1 miligramo? Pues no tenemos ni idea. Para saberlo habría que hacer una serie de experimentos con niños, dándoles cada vez menos niacina para ver cuál es la cantidad mínima para que no enfermen; evidentemente, no se puede hacer un experimento así, por lo que nunca lo sabremos con certeza.

¿Y después de los seis meses? A esa edad, la ingesta recomendada aumenta de dos a cuatro, y la leche materna sí que es verdad que no llega a cuatro ni con redondeo. ¿Es esa la prueba de que, a partir de los seis meses, la lactancia exclusiva es deficitaria en niacina, y el niño necesita comer otras cosas? Pues ya ve que no. Las recomendaciones están calculadas partiendo de la base de que la alimentación complementaria comienza a los seis meses. Si la alimentación complementaria comenzase a los ocho meses, las recomendaciones serían: de cero a ocho meses, dos miligramos; de ocho a doce meses, cuatro miligramos. Es una petición de principio, un razonamiento circular. Les damos papilla porque *necesitan* vitaminas, y *necesitan* vitaminas porque toman papillas.

Son sólo dos ejemplos; podríamos contar historias parecidas de casi cualquier vitamina o mineral. En conclusión, las necesidades teóricas de nutrientes no sirven para decidir cuál es la mejor edad para iniciar la alimentación complementaria.

DEWEY KG, BROWN KH. UPDATE ON TECHNICAL ISSUES CONCERNING COMPLEMENTARY FEEDING OF YOUNG CHILDREN IN DEVELOPING COUNTRIES AND IMPLICATIONS FOR INTERVENTION PROGRAMS. FOOD NUT BULL 2003;24:2-28. BUTTE NF, WONG WW, HOPKINSON JM, HEINZ CJ, MEHTA NR, SMITH EOB. ENERGY REQUIREMENTS DERIVED FROM TOTAL ENERGY EXPENDITURE AND ENERGY DEPOSITION DURING THE FIRST 2 YEARS OF LIFE. AM J CLIN NUTR 2000;72:1558-69.

El hierro

El hierro es un caso especial. Frente a los otros nutrientes, de los que sólo tenemos cálculos teóricos muy discutibles, con el hierro tenemos datos un poco más fiables. Y si bien es cierto que ningún niño de pecho sufre escorbuto (por falta de vitamina C) o pelagra (por falta de niacina), sí que hay bastantes que tienen anemia por falta de hierro.

La leche materna es pobre en hierro, pero ese hierro se absorbe muy bien, mejor que el de cualquier otro alimento. La de vaca también es pobre en hierro, que, además, se absorbe muy mal. Y la leche de todos los mamíferos que se han analizado es pobre en hierro. Cuando a una madre se le dan suplementos de hierro, la cantidad de hierro en su leche no aumenta. Lo cual resulta muy llamativo, porque si a esa misma madre le damos una aspirina, la cantidad de aspirina en su leche sí que aumenta. Existe, al parecer, un mecanismo biológico que impide, activamente, que en la leche haya demasiado hierro. ¿Será que el exceso de hierro no es bueno para las crías? Se dice (pero no hay pruebas, que yo sepa) que el exceso de hierro en el tubo digestivo del bebé podría facilitar la diarrea, porque varios de los microbios *malos* que producen diarrea necesitan mucho hierro para vivir, mientras que los microbios *buenos*, los lactobacilos que forman la flora digestiva de los niños de pecho, pueden vivir con muy poco hierro. En un par de estudios, los niños sanos, sin anemia, a los que se daban suplementos preventivos de hierro, al cumplir el año pesaban y medían un poco menos que los del grupo control, sin suplementos de hierro. Parece que darle mucho hierro a un bebé que no lo necesita no es del todo inocuo, y tal vez convendría evitarlo (estoy hablando de los que no lo necesitan. Si su hijo tiene anemia y le han mandado hierro, por supuesto que se lo tiene que dar).

Y si la leche tiene poco hierro, ¿por qué no tienen anemia todos los bebés, desde que nacen? ¿De dónde sacan el hierro? No lo sacan de ningún sitio; los niños ya nacen con depósitos de hierro.

El hierro forma parte de la hemoglobina, la molécula que transporta el oxígeno por la sangre. El feto toma el oxígeno de la sangre de la madre, a través de la placenta. Imagine la placenta como una red, a uno y otro lado dos equipos juegan a pasarse la pelota. El que se queda la pelota gana. Pero la naturaleza no puede permitir que la madre gane ese partido; si la madre se queda con el oxígeno, su hijo muere. Así que hace trampas. El equipo del feto tiene más jugadores, y son todos profesionales. El feto tiene un tipo de hemoglobina especial, la hemoglobina fetal, que se engancha más fuerte al oxígeno que la hemoglobina normal. Y, además, tiene muchísimos glóbulos rojos, más (por mililitro) que su madre e incluso más que su padre (los varones adultos tienen más glóbulos rojos que las mujeres; pero el feto tiene todavía más).

El resultado es que, cuando nace, el feto tiene un montón de glóbulos rojos sobrantes. Rápidamente se destruyen no sólo los que sobran, sino todos, porque ya no necesita hemoglobina fetal. Y al mismo tiempo se van fabricando los nuevos glóbulos rojos, con hemoglobina normal. La hemoglobina que se destruye se convierte en bilirrubina; por eso a los recién nacidos les sube un poco y se ponen ictéricos (amarillos). Entre el mes y los dos meses se alcanza el punto más bajo, cuando quedan pocos glóbulos rojos fetales pero aún no se han fabricado suficientes glóbulos normales, y el bebé tiene una anemia transitoria, la anemia fisiológica del lactante (*fisiológico* quiere decir que es normal, que no es ninguna enfermedad).

El hierro de aquellos glóbulos rojos sobrantes se almacena, y se va empleando poco a poco para fabricar nuevos glóbulos. Así que el gran problema es: ¿cuánto durarán los depósitos? Cuando el hierro almacenado se acabe, el poco hierro de la leche materna resultará insuficiente, y el bebé necesitará comer otros alimentos ricos en hierro.

Hace ya varias décadas se hicieron cuidadosos cálculos, y se llegó a la conclusión de que esos depósitos se pueden agotar entre los seis y los doce meses. Y eso coincide bastante bien con la realidad: a los seis meses se empiezan a ver algunos bebés con anemia, a los ocho meses algunos más, a los diez meses, más todavía... Basándose en aquellos datos se suele decir que «a partir de los seis meses, el hierro en la leche materna es insuficiente, y por lo tanto hay que introducir la alimentación complementaria». Pero, claro, eso es sólo una simplificación muy exagerada. Sería más correcto decir: «A partir de los seis meses, algunos bebés pueden necesitar alimentación complementaria, mientras que otros tienen suficiente hierro sólo con el pecho hasta los doce meses» (o puede que más). El problema es saber quién necesita hierro y quién no.

Esos cálculos se hicieron en una época en que era costumbre pinzar y cortar el cordón umbilical nada más nacer. Hoy sabemos que es mejor cortarlo unos minutos después (pág. 89), y que así disminuyen los casos de anemia al año de edad.

El posible déficit de hierro a partir de los seis meses es uno de los principales argumentos para iniciar la alimentación complementaria a esa edad.

Muchos niños de pecho se niegan en redondo a comer otras cosas hasta los ocho o diez meses, o más; y cuando digo *en redondo* quiero decir que ni una cucharada. Y otros muchos apenas comen tres o cuatro cucharadas, y aquí viene otro desacuerdo sobre la nomenclatura, porque cuando un niño come tres cucharadas, las madres suelen decir: «No come nada»; pero yo digo: «Sí que come.»

Personalmente, creo que los niños que se niegan a comer papillas es porque ya tienen hierro suficiente, y que en el momento en que necesiten hierro (o cualquier otra cosa) ya espabilarán para comer. Así que los padres lo único que tienen que hacer es ofrecerles alimentos ricos en hierro, y pueden quedarse tranquilos, tanto si el niño se los toma como si no. Pero es sólo una creencia, no conozco ningún estudio científico que lo demuestre.

Otros creen todo lo contrario: que el déficit de hierro les hace perder el apetito, y por eso no quieren papillas y les falta aún más hierro y entran en un círculo vicioso. Y en esa situación, los padres no deberían estar nada tranquilos. Pero es sólo otra creencia; tampoco conozco ninguna prueba científica.

En cualquier caso, cuando un niño se niega a comer no se le puede obligar. No sólo es contrario a la ética (no se puede obligar a comer a un ser humano), sino que es inútil. Decenas de miles de madres pasan horas intentando que sus hijos coman, y no consiguen nada. El consejo (tantas veces escuchado) de «no darle teta, y así cuando tenga hambre ya comerá otra cosa» es absurdo y aberrante: la leche materna es el mejor alimento que existe, y contiene cientos de ingredientes; no tiene ninguna lógica privar a su hijo de todos ellos sólo para que tome un poco más de hierro.

Hay una opción mucho más sencilla. Si el niño rechaza todas las papillas y sólo quiere pecho, y los padres o el pediatra están preocupados por la posibilidad de que le falte hierro, sólo tienen que hacerle un análisis. Si está bien, todos tranquilos, puede seguir sin papillas. Y si de verdad le falta hierro, pues se le dan unas gotitas de hierro, y santas pascuas. Con pecho y hierro puede seguir sin papillas todo el tiempo que quiera.

GRIFFIN IJ, ABRAMS SA. IRON AND BREASTFEEDING. PEDIATR CLIN N AMER 2001;48: 401-13.

MAKRIDES M, LEESON R, GIBSON RA, SIMMER K. A RANDOMIZED CONTROLLED CLINICAL TRIAL OF INCREASED DIETARY IRON IN BREAST-FED INFANTS. J PEDIATR 1998;133:559-62.

IDJRADINATA P, WATKINS WE, POLLITT E. ADVERSE EFFECT OF IRON SUPPLEMENTATION ON WEIGHT GAIN OF IRON-REPLETE YOUNG CHILDREN. LANCET 1994;343:1252-4.

PISACANE A, DE VIZIA B, VALIANTE A, VACCARO F, RUSSO M, GRILLO G, GIUSTARDI A. IRON STATUS IN BREAST-FED INFANTS. J PEDIATR 1995;127:429-31.

Datos empíricos

Como hemos visto, no se puede decidir la edad ideal para iniciar las papillas basándose en las necesidades nutricionales de los niños, porque no conocemos cuáles son esas necesidades. De modo que los argumentos decisivos son de índole práctica: ¿hasta qué edad están sanos los niños que toman sólo pecho?

En 1989, el doctor Hijazi publicó un estudio con el título *Por cuánto tiempo es adecuada la lactancia materna exclusiva*. Su equipo siguió a 331 niños jordanos de clase media que habían tomado el pecho durante el primer mes y cuyas madres tenían intención de continuar con lactancia materna exclusiva hasta nueva orden. Los niños eran visitados en su domicilio y pesados cada dos semanas. Consideraban que el peso *se estancaba* cuando, en dos periodos consecutivos de dos semanas, un niño engordaba menos del *mínimo* que habría de engordar según las tablas de peso. El estudio terminaba cuando el peso *se estancaba* o cuando la madre dejaba de dar lactancia materna exclusiva.

Un estudio de este tipo tiene muchísimas limitaciones. Primero, por definición, un 3 por ciento de los niños engordan menos del *mínimo* (que es el percentil 3). Segundo, esas tablas están hechas con niños que sí que han tomado papillas. Tercero, parece que nadie aconsejaba en aquel estudio a las madres cómo mejorar la postura o dar el pecho con más frecuencia, y que no se tenía en cuenta si el estancamiento de peso era causado por alguna diarrea u otra enfermedad. Cuarto, cuando la madre empezaba la papilla por su cuenta, mientras su hijo seguía engordando perfectamente, nos perdíamos el final de la historia, ¿cuántos meses más hubiera seguido engordando sin las papillas?

El problema de la adecuación de las tablas es particularmente delicado. Supongamos que los niños engordan más con pecho y papillas que con pecho sólo. Es lo que supone la mayoría de la gente, pero la verdad es que nadie lo ha demostrado (véase más adelante). Supongamos que, a los diez meses, los niños que toman sólo pecho pesan de media siete kilos, y los que, además, toman papillas pesan

7,2 kilos. ¿Qué es mejor? Pues seguimos sin saberlo. La decisión de qué es mejor debería basarse en otros datos objetivos, como cuáles están más sanos, o tienen un mejor desarrollo psicomotor, tanto en ese momento como a largo plazo. A falta de esos datos, la decisión es puramente arbitraria: si yo decido que lo normal a los diez meses es tomar papillas, entonces el peso normal es 7,2 kilos, y a los niños que no toman papillas les faltan 200 gramos. Pero si yo decido que a los diez meses lo normal es la lactancia materna exclusiva, entonces los niños que toman papillas tienen un exceso de peso de 200 gramos. La teoría no se basa en los hechos, sino que son los hechos los que se interpretan a la luz de la teoría.

Con todas sus limitaciones, el estudio de Hijazi encontró 53 niños que siguieron engordando normalmente con lactancia exclusiva durante más de seis meses. De ellos, trece niños pasaron de los nueve meses; uno de ellos llegó hasta el año y otro hasta los catorce meses. Esto es un mínimo. El estudio demuestra que algunos niños pueden engordar normalmente durante un año o más sólo con el pecho. Pero no podemos saber si esos mismos niños habrían engordado más o menos, o habrían estado más o menos sanos, si además hubieran comido otras cosas.

Si queremos resultados más concretos, lo que necesitamos es un estudio experimental. Dividir al azar a los niños en dos grupos, que empezarán a tomar las primeras papillas a una edad distinta, y ver qué ocurre: cuáles engordan más, cuáles están más sanos... Por desgracia, sólo se han hecho dos de tales estudios, y los dos por el mismo equipo de científicos norteamericanos, en Honduras, a mediados de los años noventa. Unos niños tomaban la primera papilla a los cuatro meses, otros a los seis. No encontraron diferencia en el peso ni en la talla, en los niveles de cinc en la sangre, ni en la incidencia de diarrea y enfermedades respiratorias o anemia, ni en el desarrollo psicomotor. Las madres que empezaron más tarde con la papilla perdieron más peso después del parto. Entre los cuatro y los seis meses, los niños que tomaban papilla engordaron lo mismo que los que no; lo que demuestra que no comieron más, sino que tomaron menos leche para hacerle hueco a la papilla. Como la leche materna es más nutritiva que cualquier otro alimento, al hacer el cambio tomaban menos nutrientes (y menos defensas). Basándose en esos dos únicos estudios (pues no se ha hecho ningún otro en ningún país), los principales expertos del mundo (la OMS, UNICEF, la Academia Americana de Pediatría y asociaciones similares de casi todos los países) han cambiado sus recomendaciones; hace veinte años decían *iniciar la alimentación complementaria entre los cuatro y los seis meses*; ahora dicen *alrededor de los seis meses*.

Dos estudios comparan cuatro meses con seis meses, y prueban que es mejor seis meses. Pero no tenemos ni un solo estudio que compare seis meses con ocho, con diez o con doce meses. No lo hay, y nunca lo ha habido, pues antiguamente se cambiaban las recomendaciones a ojo de buen cubero, sin estudios. Si los padres o los profesionales pensaban que las recomendaciones sobre alimentación infantil se basaban en datos científicos y procesos lógicos, se equivocaban. En realidad, ha sido un poco como el juego de las sillas musicales: todo el mundo dando vueltas hasta que para la música, y entonces se quedan donde están y de ahí no hay quien los mueva. Casualmente, cuando se acabó la música (es decir, cuando se aceptó la necesidad de hacer estudios serios antes de cambiar las cosas) la norma estaba en cuatro meses, y ha costado muchísimo cambiar de cuatro a seis. Si la música hubiera acabado hace un siglo, cuando la norma era *primera papilla a los doce meses*, los partidarios de empezar a los diez meses hubieran tenido que aportar pruebas sólidas para conseguir un cambio.

HIJAZI SS, ABULABAN A, WATERLOW JC. THE DURATION FOR WHICH EXCLUSIVE BREAST-FEE-DING IS ADEQUATE. A STUDY IN JORDAN. ACTA PÆDIATR SCAND 1989;78:23-8.

COHEN RJ, BROWN KH, CANAHUATI J Y COLS. EFFECTS OF AGE OF INTRODUCTION OF COMPLEMENTARY FOODS ON INFANT BREAST MILK INTAKE, TOTAL ENERGY INTAKE, AND GROWTH: A RANDOMISED INTERVENTION STUDY IN HONDURAS. LANCET 1994;343:288-293.

DEWEY KG, COHEN RJ, BROWN KH, LANDA RIVERA L. AGE OF INTRODUCTION OF COMPLEMENTARY FOODS AND GROWTH OF TERM, LOW-BIRTH-WEIGHT, BREAST-FED INFANTS: A RANDOMIZED INTERVENTION STUDY IN HONDURAS. AM J CLIN NUTR 1999;69:679-86.

CAPÍTULO DOCE

El destete

El destete ha sido víctima de un grave problema de traducción.

En español, *destetar* significa, evidentemente, *quitar la teta*. «Hacer que deje de mamar el niño», dice el diccionario. Puede ser un destete brusco («ayer desteté a mi hija»), aunque, por supuesto, siempre es mejor el destete gradual («llevo dos semanas destetando a la niña»).

Teóricamente, en inglés *destetar* se dice *to wean*. Pero no es lo mismo. Etimológicamente, *to wean* significa *acostumbrar*, y los diccionarios la definen como: «Acostumbrar a un niño a alimentos distintos de la leche de su madre.» Por tanto, no se desteta en un día o en un mes, sino en varios meses o años. El *weaning* inglés no corresponde a nuestro *destete*, sino que es el largo periodo que comienza con la primera papilla y finaliza cuando al año deja el pecho definitivamente.

Cuando nosotros decimos *comenzar con las papillas*, los ingleses a veces dicen *to start weaning*. Si alguien lo traduce como *comenzar el destete*, los lectores pensarán que, antes de un mes, el niño ha de estar destetado. Del mismo modo, los ingleses llaman a veces *weaning foods* a las papillas. Y alguno va y lo traduce como *alimentos de destete*, ¡desastre total! La traducción literal sería *alimentos de acostumbramiento*, una expresión horrible; la traducción elegante podría ser *alimentación complementaria*, *papillas*, *primeros alimentos*..., pero, desde luego, no tienen nada que ver con el destete.

Una madre inglesa que dice «empecé a destetar el mes pasado» a lo mejor tiene intención de seguir dando el pecho tres años más.

Destete espontáneo

Todos los niños se destetan, tarde o temprano. Lo crea o no, su hijo dejará el pecho. Si una madre me dijera: «Quiero batir un récord Guinness, me gustaría dar el pecho durante quince años, ¿cómo podría hacerlo?», tendría que contestarle: «Lo siento, no creo que exista ningún método para conseguirlo. Haga lo que haga, su hijo dejará el pecho mucho antes.»

No existen estudios bien hechos sobre la edad del destete espontáneo. Aparentemente, la mayoría de los niños dejan el pecho entre los dos y los cuatro años. Algunos maman hasta los seis o siete. Personalmente, nunca he visto a ningún niño que haya mamado más de siete años. Una vez le pregunté a una de las fundadoras de la Liga de la Leche, una persona que ha conocido a miles de madres lactantes durante cuarenta años; me dijo que había visto dos niños que mamaron hasta los ocho años. Álvar Núñez Cabeza de Vaca, en sus *Naufragios*, habla de una tribu en lo que hoy es Florida en que los niños solían mamar hasta los doce años; pero eran circunstancias muy especiales: vivían en un medio muy hostil, sufrían frecuentes hambrunas, y Núñez está convencido de que sin tan prolongada lactancia, los niños no hubieran sobrevivido.

También hay niños que dejan espontáneamente el pecho antes de los dos años; especialmente cuando las papillas se han introducido en grandes cantidades desde el principio, *saltándose tomas.*

Las mujeres que dan el pecho más de un año se enfrentan, a veces, con la incomprensión y el rechazo de familiares, amigos y profesionales de la salud. Lo mismo ocurrió hace medio siglo con las primeras que se pusieron pantalones. Paciencia, ya se acostumbrarán.

No existe ningún límite a la lactancia materna. No hay ningún motivo médico, nutricional ni psicológico por el que haya que destetar obligatoriamente a determinada edad. Sí que existen médicos, nutricionistas o psicólogos que pretenden establecer tales límites: «Tu leche ya no alimenta»; «le estás creando dependencia»... Son afirmaciones que no se basan en ningún dato científico; son prejuicios. Usted no está obligada a compartir las opiniones de su médico sobre la lactancia, del mismo modo que no tiene que ser del mismo equipo de fútbol o votar al mismo partido.

Algunas madres deciden dar el pecho hasta que el niño *se canse* y lo deje espontáneamente. Otras prefieren tomar ellas la iniciativa y destetarle antes. Usted decide.

DETTWYLER KA. A TIME TO WEAN: THE HOMINID BLUEPRINT FOR THE NATURAL AGE OF WEANING IN MODERN HUMAN POPULATIONS. EN STUART-MACADAM P, DETTWYLER KA, EDS.: BREASTFEEDING. BIOCULTURAL PERSPECTIVES. NEW YORK: ALDINE DE GRUYTER, 1995.
SUGARMAN, M, KENDALL-TACKETT, K. WEANING AGES IN A SAMPLE OF AMERICAN WOMEN WHO PRACTICE EXTENDED BREASTFEEDING. CLINICAL PEDIATRICS 1995; 34:642-7.

Destete dirigido

Si desea destetar a su hijo, conviene que lo haga poco a poco, reduciendo el número de tomas en varias semanas, o como poco en varios días. El destete brusco resulta muy duro para el niño, para la madre y para toda la familia (que tiene que oír los llantos del niño).

Recuerde que el pecho no es sólo comida, sino también cariño, contacto, consuelo, relación humana... Precisamente por eso tengo que escribir un capítulo sobre la manera de destetar. Si el pecho fuera sólo comida, la pregunta «¿cómo lo puedo destetar?» tendría una respuesta ridículamente obvia: «Pues cada vez que pida pecho, en vez de pecho le da un vaso de leche, o un bocadillo de jamón,» Pero no es tan fácil.

Para destetar a un niño hay que darle todas esas cosas, cariño, contacto, consuelo... por otros medios. Ni por un momento piense que destetar significa descansar. Muchas madres descubren que el pecho es, en realidad, una de las formas más cómodas de atender las necesidades de su hijo. Para destetarlo hay que jugar más con él, leerle más cuentos, enseñarle más canciones, admirar más sus dibujos, escuchar con más paciencia sus razonamientos, hacerle más cosquillas, darle más besos... Un niño no va a renunciar al pecho si no obtiene otra cosa a cambio. Es cierto que todo esto, a diferencia de dar el pecho, también lo puede hacer el padre; pero aun así la madre tendrá que hacer más cosas que antes.

Y todas esas cosas hay que dárselas antes de que pida pecho. Hay que tomar la iniciativa y prestarle atención aunque esté *entretenido y sin molestar*. Porque cuando se aburra y pida atención, probablemente no pedirá que jueguen con él o le cuenten un cuento; pedirá pecho, que es lo que tiene costumbre de pedir. Por ejemplo, si papá se lleva al niño al parque, y allí está jugando con él (no simplemente leyendo el periódico mientras el niño se aburre), es muy difícil que el niño pida: «Vamos a casa, papá, que quiero teta.» Pero si el niño está aburrido en casa mientras sus padres están ocupados en otras cosas, cuando pida teta lo mejor es dársela enseguida. Demasiado tarde para: «Manolo, llévate al niño al parque, que está pidiendo teta otra vez»; el niño se daría cuenta rápidamente y pediría el pecho con renovado entusiasmo.

El niño destetado antes del año debería tomar leche adaptada para bebés (leche artificial). Después del año, puede tomar leche de vaca entera. La leche materna tiene más grasa que la leche de vaca entera, por lo que no es lógico darle leche desnatada o semi a un niño pequeño.

CAPÍTULO TRECE

Medicamentos y otras sustancias

Si el mundo fuera el lugar redondo y tranquilo que nos prometieron, un libro para madres sobre lactancia materna no debería tener un capítulo sobre medicamentos. No debería ni mencionar el tema. La posibilidad de que un medicamento que toma la madre perjudique al bebé es tan absolutamente remota que no vale la pena ni mencionarla. Es más fácil ganar a la lotería (en cada sorteo gana alguien) que tener problemas con un medicamento durante la lactancia. Y en esos casos absolutamente excepcionales, el médico que receta el medicamento en cuestión debería saber qué hacer.

Pero el mundo está loco. Los medicamentos no causan casi ningún problema durante la lactancia; pero el miedo a los medicamentos (el miedo de los médicos y el miedo de las madres) causa infinitos problemas, hasta tal punto que me he visto obligado a escribir este capítulo.

Vivimos una situación que bordea la histeria colectiva. El mismo médico que le receta un tratamiento al bebé sin pensárselo dos veces se cree obligado a consultar gruesos libros y a sopesar los pros y los contras antes de darle el tratamiento a la madre. La misma madre que le da a su hijo sin vacilar cualquier medicamento que le hayan recetado (¡y unos cuantos que ni siquiera le han recetado!) mira con desconfianza lo que le recetan a ella, comprueba en alguna página de Internet que es *compatible*, pregunta a dos o tres médicos antes de decidirse... ¿Qué pasa, acaso el medicamento es mucho más tóxico disuelto en leche que cuando está en la pastilla? Los prospectos de muchos medicamentos advierten de presuntos peligros falsos o imaginarios. Muchos profesionales recomiendan el destete cada vez que la madre debe tomar algún medicamento sin importancia (algunos, creyéndose muy modernos, no recomiendan el destete, sino sólo interrumpir la lactancia durante el tratamiento y luego volver a dar el pecho, como si eso fuera tan fácil de hacer). Muchas madres sufren el dolor y la enfermedad sin tratamiento, sólo porque están dando el pecho. Veamos algunos ejemplos:

— Amaya es obligada a destetar porque tiene que tomar un antibiótico *muy fuerte*. A la semana siguiente, su bebé tiene fiebre... y le recetan el mismo antibiótico.

— Silvia tiene una hernia discal, sufre terribles dolores y su médico sólo le dice: «Como estás dando el pecho, no puedo darte nada.» Tras tres meses de tortura, el médico le explica que ya no hace falta que dé el pecho, porque la leche «ya no alimenta» y le receta por fin un antiinflamatorio. Al leer el prospecto, Silvia descubre que es el mismo medicamento que le recetaron a su hijo cuando le pusieron la vacuna, por si le daba fiebre.

— A Lola le han hecho una simple radiografía de tórax, y le han dicho que tiene que estar veinticuatro horas sin dar el pecho. ¿Imaginará este médico que, después de la radiografía, el paciente se vuelve de color verde fosforito, como en los dibujos animados?

— Lucía es asmática. En los últimos meses ha tenido varios ataques leves, para los que no le han permitido tomar ningún tratamiento. ¿Se imagina lo que es cansarse al caminar, dormir superficialmente, notar que te falta el aire, ser consciente de cada respiración, saber que todo pasaría con un golpe de inhalador, y tenerlo prohibido? Hace cuatro días la situación se hizo insostenible: «Tienes que destetar a la niña ahora mismo y usar el inhalador cada cuatro horas.» ¿Se imagina lo que es destetar a lo bruto, de un día para otro, a una niña de siete meses; los llantos inconsolables, las noches en vela? Tras varios meses de tortura asmática y cuatro días de desgarrador destete, Lucía se entera de que el inhalador es perfectamente compatible con la lactancia, de que podía haberlo usado desde el principio sin ningún peligro para ella ni para su hija.

— Montse tiene una infección de orina. Aunque su médico le aseguró que puede tomarse el antibiótico sin ningún problema, el prospecto del medicamento dice que «no se ha demostrado su seguridad durante la lactancia». Así que, por si acaso, en vez de tres pastillas al día ha tomado sólo dos. Lástima que no se le ha curado la infección.

El origen del mito

Creo que toda esta histeria en torno a los fármacos viene de la confusión entre embarazo y lactancia. ¿A que parece imposible confundirlos? En el embarazo, el niño está dentro; en la lactancia, el niño está fuera; cualquiera puede verlo. Pero en el prospecto de cualquier medicamento encontrará un párrafo titulado «embarazo y lactancia». Todas las demás circunstancias tienen derecho a una explicación separada en el prospecto; nunca se dice «niños y ancianos», ni «conducción de vehículos e insuficiencia renal». Pero el embarazo y la lactancia van siempre juntos, como si fueran lo mismo.

Y no lo son. Las diferencias entre el embarazo y la lactancia son abismales, y no sólo en cuanto al consumo de medicamentos.

Durante el embarazo, el bebé está a medio fabricar. Algunos medicamentos pueden producir efectos secundarios completamente distintos de los que producen en un adulto. Esto quedó bien claro con el terrible desastre de la talidomida. Era un buen analgésico, con muy pocos efectos secundarios, por lo que se usó ampliamente en embarazadas. Pronto empezaron a nacer niños sin brazos, o con los brazos gravemente malformados. Hubo miles de afectados en todo el mundo. El problema sólo puede ocurrir si la madre toma el medicamento justo en el momento en que se están formando los brazos de su hijo. Cuando el fármaco lo toma un adulto, o un niño mayor, o un bebé, o incluso un feto un poco mayor, cuyos brazos ya están completamente formados, no pasa nada. La talidomida no puede hacer que los brazos se te desenrosquen y se caigan.

Los efectos de un medicamento durante el embarazo son completamente imprevisibles, y no tienen nada que ver con sus efectos secundarios en el adulto. Aunque sea el medicamento más inocente del mundo, aunque el prospecto diga: «Efectos secundarios: raramente, ligero dolor de cabeza que desaparece espontáneamente», nadie sabe si puede provocar una malformación. En el laboratorio se hacen experimentos con ratas, perras y conejas embarazadas, pero tampoco son una garantía, porque cada especie es distinta. Algunos medicamentos son muy peligrosos para el feto de perro, y no hacen nada al feto de conejo.

Así que, las primeras veces que se administra un medicamento a una embarazada, es un salto en el vacío. Nadie sabe qué ocurrirá. Sólo se lo darán si está muy enferma y si su enfermedad no se puede tratar con otro medicamento más antiguo y mejor conocido. Sólo cuando un medicamento ha sido administrado a cientos, miles de embarazadas, y no ha pasado nada, podemos afirmar que no hay ningún riesgo.

En cambio, cuando se le da un medicamento a un bebé, en principio los efectos secundarios van a ser más o menos los mismos que en el adulto. Puede haber algunas variaciones; los niños pequeños pueden ser más sensibles (o menos sensibles) a algunos efectos concretos, o puede que su hígado y sus riñones tarden más en eliminar algunos productos. Pero, de todos modos, un medicamento cuyos peores efectos son «náuseas, dolor de cabeza, mareo» se lo daremos sin temor a un bebé; mientras que otro medicamento que puede producir «hepatitis fulminante, insuficiencia renal, convulsiones y coma» nos dará tanto miedo en un bebé como en un adulto, y sólo lo usaremos para tratar enfermedades graves.

Otra importante diferencia entre el embarazo y la lactancia es la cantidad de medicamento que recibe el niño. Casi todos los medicamentos pasan tranquilamente a través de la placenta, y la concentración del fármaco en la sangre de la madre y del niño son exactamente las mismas. Es decir, si el medicamento afecta al corazón de la madre, afectará igual al corazón del feto (en cuanto su corazón esté formado y sea capaz de reaccionar). Si el feto tuviera una infección, podríamos tratarlo dándole el antibiótico a su madre.

En cambio, la cantidad de medicamento que recibe el bebé a través de la leche es muy pequeña. Algunos medicamentos pasan a la leche con dificultad, y la concentración en la leche es muy inferior a la concentración en la sangre de la madre. Otros pasan con gran facilidad, incluso se concentran en la leche, alcanzando concentraciones muy superiores a las de la sangre. Esto se valora mediante la relación leche/plasma (el plasma sanguíneo es lo que queda de la sangre tras centrifugarla y quitarle las células: glóbulos rojos y blancos, y plaquetas):

$$\text{Relación leche/plasma} = \frac{\text{Concentración en la leche}}{\text{Concentración en el plasma}}$$

Un ejemplo de medicamento que pasa muy poco a la leche: la amoxicilina, un antibiótico muy usado (en España, excesivamente usado). La relación leche/plasma es de aproximadamente 0,03. Es decir, la concentración es 33 veces más alta en el plasma sanguíneo de la madre que en su leche. La concentración en la leche es algo menos de un miligramo por litro. Mientras la madre toma 1.500 miligramos al día (25 mg/kg, si pesa 60 kilos), su bebé toma menos de un miligramo al día, 0,3 mg/kg si pesa tres kilos. La amoxicilina se usa, por ejemplo, para tratar las otitis de los bebés, a una dosis de 80 miligramos por kilo de peso. Es decir, si un niño de cinco kilos tuviera otitis, necesitaría beber más de 400 litros de leche al día para recibir suficiente antibiótico.

Un ejemplo de medicamento que pasa mucho a la leche: la ranitidina, usada en el tratamiento de la úlcera gástrica. La relación leche/plasma es de diez (aproximadamente, pues la relación real va variando con el tiempo); es decir, el medicamento está diez veces más concentrado en la leche que en el plasma de la madre. Aun así, la concentración en la leche es inferior a 3 mg/l. Es decir, que mientras la madre toma 300 miligramos al día, unos 5 mg/kg, el bebé toma bastante menos de 1 mg/kg. La ranitidina es un medicamento seguro (es decir, con muy pocos efectos secundarios), y que a veces se administra a bebés (para tratar la esofagitis por reflujo), a una dosis de 2 a 4 mg/kg. La madre puede tomar ranitidina sin temor.

La ranitidina es uno de los medicamentos que más se concentran en la leche, de hecho, hay pocos casos en que la relación leche/plasma sea superior a uno.

Todas estas cifras y cálculos son para desmentir una idea bastante extendida. Cuando se dice «se concentra en la leche materna» o «diez veces más en la leche que en el plasma», muchos se asustan: «Pero, entonces, ¡el niño va a tomar más medicamento que la madre!» Pues ya ve que no es así. El niño jamás toma más medicamento que la madre. Eso es completamente imposible. En términos absolutos, la imposibilidad es obvia: si la madre toma 10, en la leche no puede haber 11. Lo que pasa a la leche es sólo una pequeña parte de lo que la madre ha tomado. Pero también es imposible en términos relativos: la dosis de medicamento por kilo de peso que toma el bebé a través de la leche siempre es muy inferior a la dosis que toma la madre. Cuando el medicamento pasa *mucho* a la leche, la dosis para el bebé es muy inferior (menos de la sexta parte, en el caso de la ranitidina). Cuando el medicamento pasa *poco* a la leche (la inmensa mayoría de los casos), la dosis es ridículamente inferior.

Una importante consecuencia: es imposible tratar a un lactante dándole el medicamento a la madre. Si madre e hijo tienen la misma enfermedad y han de tomar el mismo medicamento, al niño hay que darle su dosis completa. Con lo que pasa por la leche, el bebé no tiene ni para empezar. O al revés: para conseguir suficiente medicamento en la leche, la madre tendría que tomar tanta cantidad que probablemente se intoxicaría.

Algunas ideas generales

— Si se le puede dar al niño sin temor, también se le puede dar a la madre. Hay medicamentos que se les dan cada día a cientos de bebés por motivos banales, para la tos o los mocos o la otitis. Otros medicamentos se usan más raramente en bebés, para tratar la tuberculosis, la insuficiencia cardiaca o la epilepsia; pero cuando los usamos, nadie se asusta y no suele haber efectos secundarios. En general, tales medicamentos serán plenamente compatibles con la lactancia. En cambio, cuando un medicamento está formalmente contraindicado en niños pequeños, o cuando sólo se usa en enfermedades muy graves (como el cáncer) porque tienen peligrosos efectos secundarios, es lógico seguir buscando información. Incluso un medicamento peligroso puede ser compatible con la lactancia si pasa en pequeña cantidad a la leche; pero si pasa en gran cantidad, podría haber problemas.

— Si se puede tomar durante el embarazo sin peligro, se puede tomar durante la lactancia. Hay medicamentos que se toman durante el embarazo sólo en caso de vida o muerte, porque no hay otro remedio. Pero aquellos medicamentos que se puedan tomar tranquilamente y sin ningún temor durante el embarazo, con más motivo se podrán tomar durante la lactancia. Algunos expertos no estarán de acuerdo con este punto; teóricamente, un medicamento podría ser peligroso para el bebé pero no para el feto. Por ejemplo, si produjera depresión respiratoria: como el feto no respira, no puede perjudicarle. Pero lo cierto es que, aunque teóricamente pueda existir, no conozco ni un solo ejemplo real de medicamento que se pueda dar sin peligro durante el embarazo («no se preocupe, no pasa nada») y sea peligroso durante la lactancia.

— Si no se absorbe por vía oral, no puede hacer daño al bebé. No existen pastillas de heparina, insulina, gentamicina... sólo existen inyecciones. No importa si pasan o no pasan a la leche, porque a su bebé no le van a poner una inyección de leche. Otros medicamentos se dan por vía oral, pero precisamente para que no se absorban, porque actúan directamente en el intestino: antiácidos, muchos laxantes, algunos antibióticos usados (habitualmente mal usados) para tratar la diarrea...

— Si los efectos secundarios son leves, no importa si pasa a la leche o no. Por ejemplo, en el prospecto del omeprazol (para la úlcera de estómago) leemos: «Es bien tolerado. Raramente se han comunicado náusea, dolor de cabeza, diarrea, estreñimiento y flatulencia. En algunos

pacientes se ha presentado erupción cutánea. Generalmente, estos síntomas fueron leves y pasajeros.» Incluso
suponiendo que pasase a la leche en grandes cantidades
(que no pasa), ¿qué más da que el bebé tenga una diarrea
leve? Si le quitan el pecho, aparte de lo que va a llorar, es
fácil que tenga una diarrea importante.

— Existen más datos sobre los medicamentos más antiguos. Cuando un fármaco sale al mercado, nadie sabe si
pasa a la leche o no, sencillamente porque aún no lo ha
tomado ninguna madre. Entre dos medicamentos similares, normalmente se usa el que se conoce mejor. Pero en
algunos casos será mejor usar el fármaco nuevo, aunque
sea poco conocido, por ejemplo si es más seguro (tienen
muchos menos efectos secundarios) que el antiguo.

— Todos los fármacos de efecto tópico se pueden usar
durante la lactancia. Con *efecto tópico* quiero decir que
actúan sólo en la parte del cuerpo en que se aplican. Por
ejemplo, no es lo mismo la penicilina, que se inyecta en la
nalga para que se absorba y pase a la sangre y actúe sobre
todo el cuerpo, que la anestesia local, que sólo *duerme*
una pequeña zona alrededor del punto de inyección. Si la
madre no se duerme toda entera, sino sólo ese trocito,
quiere decir que el anestésico no pasa a la sangre, y por lo
tanto tampoco pasa a la leche. Tampoco es lo mismo una
pomada que se usa para tratar una enfermedad de la piel
que un parche de nicotina o de nitroglicerina, que se pone
en la piel para que el fármaco se absorba y se distribuya
por todo el cuerpo. (Por cierto, la penicilina, la nicotina y
la nitroglicerina sí que son compatibles con la lactancia...,
pero no porque su efecto sea tópico, sino por otros motivos.) Todas las pomadas, gotas para los ojos, gotas para
los oídos, inhaladores nasales, inhaladores bronquiales,
óvulos vaginales... se pueden usar sin ningún temor durante la lactancia. Es cierto que siempre se absorbe una
pequeña cantidad de esos productos; pero lo que pasa a la

sangre ya es muy poco, y por lo tanto lo que pasa a la leche es todavía menos. Concretamente, el asma o la rinitis alérgica se tratarán siempre que sea posible con inhaladores, que son mucho más seguros que cualquier medicamento por vía oral.

— Cuando el bebé crece, el riesgo disminuye. El recién nacido todavía no tiene tanta capacidad como el bebé mayor o el adulto para eliminar algunos fármacos, porque sus riñones y su hígado todavía no trabajan a pleno rendimiento. Además, el recién nacido toma siempre una dosis mayor. Un bebé de seis kilos toma más leche que un bebé de tres kilos, pero no el doble de leche, por lo tanto, la dosis de leche (y de cualquier cosa disuelta en la leche, como los medicamentos) por kilo de peso va disminuyendo. Un niño de nueve kilos toma menos leche que uno de seis, porque ya está comiendo otras cosas. Un niño de doce kilos toma menos leche que uno de tres. Todo lo que dicen los libros sobre fármacos y lactancia está calculado para el *peor* de los casos, para un recién nacido. Si dicen que cierto medicamento se administrará *con precaución* (por ejemplo, si la madre toma barbitúricos, hay que estar atentos por si el bebé presentara somnolencia), se refieren al recién nacido. Con los niños mayores normalmente no es necesaria ninguna precaución. Salvo, quizá, alguna rarísima excepción por un medicamento sumamente tóxico, es absurdo decirle a una madre que destete a su hijo de dos años, que sólo mama un par de veces al día, porque toma un medicamento; probablemente quien aconseja tal cosa tiene fuertes prejuicios contra la lactancia a los dos años, y usa el fármaco como simple pretexto.

— Por el mismo motivo, cuando la madre toma el medicamento de forma continuada, el riesgo es cada vez menor. Por ejemplo, algunos expertos recomiendan hacer controles de hormonas tiroideas al lactante si su madre toma antitiroideos. Pero si hacemos un control al cabo de un mes, y es normal, y otro a los tres meses, y también es normal, no tiene sentido seguir haciendo controles. Si hubiera efectos secundarios, sería al principio. Tampoco tiene sentido decirle a una madre con un tratamiento crónico: «Dale el pecho sólo tres meses, por las defensas, y luego lo destetas.» Si hubiera algún peligro, sería, precisamente, en esos primeros meses; si no ha pasado nada, puede seguir todo el tiempo que quiera.

— En general, la hora en que se toma el medicamento no tiene ninguna importancia en relación con la lactancia. Sólo en algunos casos especiales, aquellos medicamentos que únicamente se puedan dar con grandes precauciones, le recomendará su médico un horario especial. Se trataría de hacer coincidir el pico máximo de concentración en sangre (distinto para cada fármaco) con el periodo más largo en el que su hijo no suele mamar (lo que a veces es por la noche, aunque no siempre). Pero en la inmensa mayoría de los fármacos, que son plenamente compatibles con la lactancia, no hay que darle la menor importancia al horario. ¿Qué más da que pase un poco más o un poco menos de medicamento? El doble de *una cantidad ridícula* sigue siendo *otra cantidad ridícula*.

— Es una grave irresponsabilidad dejar a una madre enferma sin tratamiento, sólo porque está dando el pecho. Ni se le ocurra tomar menos dosis, o menos tiempo, del que le han recomendado; su hijo no va a estar ni mejor ni peor por tomar un pelín más o menos de medicamento; pero tanto usted como su hijo van a estar mucho peor si usted no se cura.

Cómo buscar información

A veces una madre pregunta al pediatra algo así como: «Tengo colitis ulcerosa (o psoriasis, o hipertensión, o lupus...), ¿qué puedo tomar?» Pero el pediatra no sabe; esas enfermedades las ha de tratar un médico de adultos, y muchas veces, un especialista. Es ese especialista el que debe proponer el tratamiento (o mejor varios tratamientos alternativos). Entonces sí, es probable que el pediatra tenga un libro donde consultar cuál de esos medicamentos puede tomar.

En un mundo ideal, será el médico de la madre el que se preocupe de buscar un tratamiento compatible con la lactancia. En algunos casos hablará con el pediatra, o le escribirá una nota, para ponerse de acuerdo en el tema. Pero todavía hay muchos médicos que prohíben la lactancia sin motivo, o privan a la madre del tratamiento que necesita.

En esos casos, pregunte: «Y si no estuviera dando el pecho, ¿qué medicamento me recetaría? ¿Hay otros medicamentos parecidos que también se puedan usar en mi caso?» Pida siempre varias opciones y apunte los nombres. Luego, otro médico con más interés por la lactancia podrá ayudarla a elegir. En algunos casos, la madre se ve obligada a buscar ella misma la información y llevársela a su médico.

Prospectos y vademécum

El peor sitio para buscar información sobre lactancia es el prospecto del medicamento. Un auténtico desastre. Casi todos los medicamentos advierten que hay peligro, que no se debe usar, que está contraindicado. Muchos se descuelgan con vagas admoniciones del tipo: «Durante la lactancia sólo se usará cuando sus posibles beneficios superen, a criterio del médico, a los riesgos potenciales»; una frase que espanta mucho a las madres, pero que no es más que una perogrullada (durante la lactancia, y durante toda la vida, por supuesto que un medicamento sólo se usa si sus beneficios superan a sus riesgos).

Muchas veces ocurre que el médico comprueba con cuidado que un medicamento es perfectamente compatible con la lactancia, se lo receta a la madre... y ésta, al llegar a casa y leerse el prospecto, se pega tal susto que no se lo toma, o toma una dosis menor o durante menos días. No haga eso. Si no toma la dosis necesaria, es probable que no se cure. En caso de duda, llame a su médico y explíquele lo que dice el prospecto. Si no le puede llamar ahora mismo, tómese el medicamento, siga dando el pecho normalmente, y llámelo al día siguiente. Siempre habrá tiempo de destetar al niño o de dejar de tomar el medicamento. No hay ningún medicamento tan venenoso que, por tomar el pecho un par de días, le vaya a pasar nada grave al bebé (recuerde que cualquier medicamento es más peligroso para la madre que toma la pastilla que para el niño que sólo toma la leche; si el prospecto no dice: «Haga testamento antes de tomar este medicamento», será que no es para tanto).

En España, sobre el escritorio de los médicos suele haber un grueso libro rojo, el vademécum. Básicamente, contiene los prospectos de todos los medicamentos. Por tanto, está lleno de errores.

Información en Internet

La Academia Americana de Pediatría publica regularmente una lista de medicamentos y lactancia materna. No aparecen todos los medicamentos que existen; por tanto, no basta con mirar los contraindicados y ver que no están; también hay que consultar la lista de los medicamentos compatibles y comprobar que sí están. Si el medicamento no sale en ninguna de las listas, significa que tendrá que buscar la información en otro sitio.

Encontrará esa lista en Internet, traducida al español, en la página de la Asociación Española de Pediatría:

WWW.AEPED.ES

La excelente página del Hospital de Denia ofrece información más detallada sobre cientos de medicamentos:

WWW.E-LACTANCIA.ORG

Completas monografías en inglés sobre muchos fármacos en:

HTTP://TOXNET.NLM.NIH.GOV/CGI-BIN/SIS/ HTMLGEN?LACT

Medline, la madre de todas las informaciones

Muchas veces no encontrará información sobre un determinado medicamento, y su médico tampoco encontrará nada en los libros, o la información será insuficiente, o querrá estar segura. En esos casos, lo mejor es ir a la fuente: Medline.

Medline es una gigantesca base de datos que contiene información sobre millones de artículos de revistas médicas publicados desde los años cincuenta. Cientos de revistas médicas en docenas de idiomas. En la mayor parte de los casos, se ofrece un resumen del artículo en inglés. En algunos casos, es posible leer el texto completo del artículo a través de Internet.

La única pega es que está todo en inglés.

Puede entrar en Medline a través de PubMed:

WWW.PUBMED.GOV

Un ejemplo práctico. Supongamos que sufre usted una fuerte depresión posparto y le han recetado paroxetina, un antidepresivo. El primer problema es: ¿cómo diablos se dirá en inglés? No son palabras que suelan salir en los diccionarios. Por fortuna, los nombres de medicamentos son muy similares en español y en inglés, así que vamos a probar a lo bruto: escriba *paroxetina* y dele al *Intro*.

Aparece un sólo artículo, originalmente escrito en italiano (se ve que allí se llama igual). Pero Medline, muy amablemente, nos pregunta si hemos querido decir *paroxetine*, que daría 3.199 artículos (para cuando usted lea este libro, seguro que ya salen más). Puede escribirlo bien, o simplemente puede hacer clic sobre *paroxetine*, y saldrán los 20 primeros de esos tres mil y pico.

No siempre es tan fácil encontrar el nombre en inglés del medicamento. Pruebe a cambiar la *f* por *ph*, la *i* por *y*, o a añadir alguna *h* detrás de *c* o *t*. También puede buscar el nombre comercial en Google; es probable que en inglés sea el mismo.

Claro, no se va a mirar los 3.000 artículos. Así que vamos a buscar los que hablan de paroxetina y lactancia. En la ventanita de arriba, escriba *breastfeeding* (lactancia materna) después de paroxetina. Es indiferente que escriba una coma en medio o no la escriba. También podría escribir en medio la palabra AND, en mayúsculas, y el efecto sería el mismo. Pulse *Intro*, y esta vez sólo aparecen 20 artículos que contienen al mismo tiempo las dos palabras, ya sea en el título, en el resumen o incluso en el nombre de los autores.

Repase los títulos, y haga clic en el que le interese para leer un resumen. El primero (pero puede que cuando lo pruebe usted ya no sea el primero) se titula «The safety of newer antidepressants in pregnancy and breastfeeding», y dice que es una revisión (*review*). Pinta bien. Pero al leer el resumen vemos que no dice nada concreto. O bien vamos a una biblioteca especializada a buscar el artículo completo, a ver si se aclara, o bien seguimos buscando entre los veinte resúmenes.

El artículo número 7 también pinta bien: «Paroxetine during breast-feeding: infant weight gain and maternal adherence to counsel.» El resumen esta vez es claro: 27 madres tomaron paroxetina durante la lactancia, no hubo ningún problema.

El artículo número 10, «Use of sertraline, paroxetine and fluvoxamine by nursing women», pinta aún mejor: dice «Free article», y eso significa que el artículo entero, y no sólo el resumen, se puede leer gratis en Internet. Este es más terminante todavía: hicieron análisis de sangre a los bebés, y no encontraron ni rastro de la paroxetina. Ningún problema. Haciendo clic en el lugar adecuado puede ver el artículo completo, imprimirlo y llevárselo a su médico si es necesario.

Abreviando, encontrará varios artículos más, algunos de los cuales se pueden leer enteros. Todos coinciden en que se puede tomar paroxetina durante la lactancia (aunque no todos lo dicen explícitamente; prefieren decir: «No se observaron efectos adversos»; «bajas concentraciones en la leche», y cosas así).

Aun así, quizá no hemos encontrado toda la información sobre el tema. Los ingleses a veces escriben *breastfeeding* todo junto, a veces en dos palabras, *breast feeding*, y a veces con guión, *breast-feeding*. Medline no distingue si hay un guión en medio o no, así que no hace falta probar con el guión. También puede ocurrir que el artículo buscado no use la palabra *breastfeeding*, al menos en el título y en el resumen, porque no habla de niños que toman el pecho, sino del periodo de lactancia en la madre (*lactation*). Esta última palabra la usan también para referirse a animales. Y alguien puede que no haya hablado de lactancia ni de dar el pecho, sino de «paroxetina en la leche materna» (*human milk* o *breast milk*). Para que no se nos escape nada, podemos escribir en la ventanilla lo siguiente (al pie de la letra, incluyendo el paréntesis):

PAROXETINE AND (BREASTFEEDING OR BREAST FEEDING OR LACTATION OR MILK)

Aparecerán todos los artículos que mencionan la paroxetina y al menos una de las palabras que siguen. En este momento, son 31. Al buscar *leche*, sin especificar si es materna o no, puede que salga algún artículo sobre tomarse la pastilla con un vaso de leche, pero de todos modos 31 no son demasiados, y los podemos repasar todos.

Truco de las frases: lo mismo que en Google, cuando quiera buscar dos o más palabras juntas, formando una frase, tiene que escribirlas entre comillas. En el caso de *breast feeding* no es necesario, porque Medline tiene un diccionario interno y reconoce que estas dos palabras forman una expresión; si quiere encontrarlas también por separado, tendrá que separarlas con una coma. En cambio, *paroxetine levels* (niveles de paroxetina) no es una expresión del diccionario; si las busca separadas, encontrará 388 artículos; si las busca como frase entrecomillada, sólo nueve.

¿Y si no sale ni un solo artículo? Aunque no sepamos si el medicamento pasa a la leche o no, todavía podemos encontrar información útil. Por ejemplo, si buscamos:

INDOMETHACIN INFANT

Aparecen más de mil artículos. Basta con echar un vistazo a los primeros para darse cuenta de que la indometacina se administra frecuentemente no sólo a bebés, sino a prematuros. Siendo así, es evidente que sí que la puede tomar durante la lactancia.

Días para tomarse una pastilla

Los datos sobre fármacos en la leche materna resultan a veces difíciles de comprender, incluso para los profesionales. Por ejemplo, se ha encontrado una concentración de digoxina en la leche de 0,00096 mg/l. Eso es lo mismo que 0,00096 µg/ml, o 0,000096 mg/100 ml, o 0,000096 mg/dl, o 0,96 µg/l, o 0,096 µg/dl, o 96 ng/dl... y en distintos libros lo encontrará explicado de distintas formas. ¿A que es la locura? Podemos imaginar un kilo de arroz o cien gramos de jamón, pero nadie puede imaginar 96 nanogramos por decilitro. ¿Eso es mucho, o es poco?

Imagine que una de las pastillas que está tomando se le cae al suelo, y su hijo la encuentra y se la traga. ¿Cree que con una sola pastilla se va a intoxicar? Pues ahora imagine que, en vez de tragársela, le da un lametazo, la esconde, al día siguiente le da otro lametazo... ¿Sabe cuántos días tardaría en tomarse una pastilla?

Realizo el cálculo con la concentración máxima en la leche del fármaco (lo que es una exageración, pues la concentración máxima sólo se alcanza en un momento determinado, y el resto del día es más baja), asumiendo que el lactante toma cada día 750 mililitros de leche materna (algunos toman un poco más a los cuatro o cinco meses, pero tanto los recién nacidos como los niños mayores que ya comen otros alimentos en realidad toman bastante menos leche). En la siguiente tabla damos los resultados para algunos fármacos; las concentraciones en la leche están sacadas del libro de Hale.

Tabla 5. ALGUNOS MEDICAMENTOS EN LA LECHE MATERNA			
FÁRMACO	CONCENTRACIÓN EN LECHE (MG/L)	PASTILLA (MG)	DÍAS PARA TOMARSE UNA PASTILLA
Alprazolam	0,0037	0,5	180
Amoxicilina	1,3	500	513
Atenolol	1,8	50	37
Carbamazepina	2,5	400	213
Cloxacilina	0,4	500	1.667
Digoxina	0,00096	0,25	347
Naproxeno	2,37	550	309
Nifedipino	0,046	10	290
Paroxetina	0,1	20	267
Pirazinamida	1,5	250	222
Ranitidina	2,6	150	77

Como se puede observar, el lactante necesita más de un mes para tomarse una sola pastilla de atenolol (mejor usar propanolol, labetalol o metopronol); dos meses y medio para una pastilla de ranitidina, casi un año para una pastilla de digoxina, cuatro años y medio para tomar una sola pastilla de cloxacilina (suponiendo que su madre tomase cloxacilina cada día durante todo este tiempo). ¡Y aún vemos suspender la lactancia en caso de mastitis, porque la cloxacilina *pasa a la leche*!

Cuando el medicamento se usa en lactantes, podemos también ver qué dosis le daríamos a su hijo si estuviera en tratamiento, y cuántos días tendría que mamar para conseguir esa dosis. Por ejemplo, la dosis habitual de digoxina es de 0,015 mg/kg/d; un lactante de 5 kilos tendría que tomar 0,075 miligramos. Para obtener esa cantidad de la leche, necesitaría tomar 78 litros, lo que le llevaría 104 días. Es más fácil morir ahogado en la leche, o aplastado por su peso, que intoxicado por la digoxina.

HALE TW. MEDICATIONS AND MOTHERS' MILK. 11TH ED. AMARILLO, TEXAS. PHARMASOFT PUBLISHING; 2004.

Alcohol

El alcohol pasa fácil y rápidamente de la sangre de la madre a la leche, y viceversa, de forma que la concentración en ambos líquidos es la misma. La relación leche/plasma es 1.

En España, el límite legal de alcohol en sangre para conducir es de 0,5 g por litro, que es lo mismo que 0,05 g por 100 ml o 0,05 por ciento. Hace unas décadas, era de 0,08 por ciento. Con un nivel superior a 0,15 por ciento la persona está visible y claramente borracha. Con un nivel superior a 0,55 por ciento, te mueres. Así de sencillo, caes muerto al suelo. Muchos mueren un poco antes.

Incluso las personas acostumbradas a beber reaccionan igual ante los mismos niveles de alcohol. Lo que ocurre es que los bebedores habituales eliminan el alcohol más rápidamente, y les cuesta más alcanzar un nivel alto; pero al llegar a 0,15 se emborrachan, y a 0,55 se mueren, como todos los demás.

Por lo tanto, es absolutamente imposible que la leche materna contenga más de 0,55 por ciento de alcohol, y para eso la madre tiene que estar hospitalizada por intoxicación etílica aguda. En la práctica, una madre borracha podría tener 0,2 o 0,3 por ciento de alcohol en la leche, y una madre que beba con moderación no va a llegar a 0,05 por ciento.

El vino tiene un 10 o 12 por ciento de alcohol. Los licores, un 30 o 40 por ciento (algunos incluso más). La cerveza tiene un 4 a 6 por ciento de alcohol. La cerveza sin alcohol puede contener legalmente hasta un 1 por ciento de alcohol. Una persona con un 1 por ciento de alcohol en la sangre estaría muerta hace tiempo. Por lo tanto, incluso la leche de una madre completamente borracha se podría embotellar con la etiqueta «leche sin alcohol». Y la leche de una madre que ha tomado una copita, aunque llegue a 0,04 por ciento y dé positivo en el control de carretera, todavía se podría vender como «leche sin alcohol 0,0», porque 0,04 se redondea como 0,0 (si somos puristas, 0,06 se redondea como 0,1; ignoro si los fabricantes de cerveza son tan estrictos).

En conclusión, la leche es, en el peor de los casos, una bebida alcohólica muy, pero que muy suave, y es casi imposible que beber alcohol durante la lactancia perjudique al bebé.

Digo *casi* porque los recién nacidos son muy sensibles al alcohol, lo metabolizan muy lentamente, y además beben como cosacos. Más de medio litro de leche al día, con poco más de tres kilos, es como para un adulto de 60 kilos beber diez litros al día. Una amiga comadrona me ha contado que en su hospital, en Barcelona, acudió una vez a urgencias un recién nacido con somnolencia excesiva e hipotonía; la única causa aparente era que la madre se bebía una mediana de cerveza antes de cada toma. Lo triste del caso es que la madre era abstemia; hacía el esfuerzo de beber tanta cerveza porque había oído que era buena para tener más leche.

El consumo de alcohol se mide en gramos al día; pero a efectos prácticos se suele medir en *copas*. Tradicionalmente, *una copa* es tanto más pequeña cuanto mayor la gradación alcohólica de la bebida: la cerveza se bebe en jarras, el vino en vasos, el vino generoso en copas, el coñac en copas más pequeñas, el tequila en recipientes minúsculos. Cada *copa* de bebida lleva, más o menos, la misma cantidad de alcohol. No se puede decir, por tanto, que el tequila sea más peligroso que la cerveza, siempre que se conforme con la dosis de *un chupito*. Por supuesto, una jarra llena de tequila sí que sería muy, pero que muy peligrosa.

En un estudio, se encontró un leve retraso en el desarrollo psicomotor de los niños cuando las madres consumían más de dos copas al día. Basándose en ese dato, muchos libros recomiendan «máximo dos bebidas al día» durante la lactancia. Desde luego, es una norma prudente no sólo durante la lactancia, sino durante toda la vida. El alcohol es malo para la salud, para la de la madre y para la del padre, y es buena idea no pasar nunca de las dos copas.

Pero si usted es de las que toman tres o cuatro copas al día, y no puede o no quiere dejarlo, no creo que esté perjudicando por ello a su hijo. Se perjudica a sí misma, pero no al bebé. Es mucho mejor el pecho, incluso si la madre toma tres copas al día, que el biberón. Es muy difícil que esas cantidades de alcohol afecten al bebé, y los mismos científicos, cuando volvieron a repetir su estudio unos años después, ya no encontraron relación entre el alcohol y el desarrollo psicomotor. Probablemente lo que ocurre es que muchas madres que beben durante la lactancia también bebieron durante el embarazo, y fue eso lo que afectó al desarrollo de sus hijos.

Durante el embarazo, el alcohol sí que es peligroso. Muy peligroso. No hay ninguna cantidad de alcohol que se considere *segura* durante el embarazo. El objetivo debe ser consumo cero, ni una gota de alcohol. Por supuesto, una cerveza por semana será menos mala que una cerveza al día, pero nadie puede garantizar que «con una cerveza por semana no pasa nada».

Si algún día, en una fiesta, bebe más de la cuenta, puede ser prudente no dar el pecho mientras esté visiblemente ebria, sobre todo si el bebé tiene pocas semanas. Cuando vuelva a estar serena, querrá decir que su nivel plasmático, y por tanto el nivel en su leche, ha vuelto a bajar de 0,15. Recuerde, el alcohol pasa fácilmente en los dos sentidos, no se queda acumulado en el pecho. Por tanto, no es necesario sacarse la leche y tirarla (a no ser que tenga los pechos demasiado llenos y le molesten); la leche se *limpia* sola.

LITTLE RE, NORTHSTONE K, GOLDING J; ALSPAC STUDY TEAM. ALCOHOL, BREASTFEEDING, AND DEVELOPMENT AT 18 MONTHS. PEDIATRICS 2002;109:E72-2.
HTTP://PEDIATRICS.AAPPUBLICATIONS.ORG/CGI/CONTENT/FULL/109/5/E72

Tabaco

Lo mismo que el alcohol, el tabaco es malo para la salud. La madre que da el pecho, sería mejor que no fumase. Y la que da el biberón. Y el padre. Y los que no tienen hijos. Fumar es malo para todos.

Ahora bien, si fuma, lo mismo que si bebe alcohol, es mejor que siga dando el pecho. El tabaco es malo, pero no tanto como para convertir la leche materna en algo peor que la leche artificial.

Los hijos de padres fumadores sufren más problemas respiratorios; bronquitis, neumonías, otitis. Se ha demostrado que la lactancia materna protege en parte contra esos problemas. Es decir, humo de tabaco y encima biberón es la peor combinación para la salud del niño. Si no puede dejar de fumar, al menos siga dándole el pecho.

Por desgracia, mucha gente (familiares, conocidos, y puede que hasta algún médico) presiona a la madre fumadora para que deje de dar el pecho. Tal vez por eso las madres que fuman destetan, estadísticamente, más pronto.

La nicotina pasa a la leche. Incluso en la leche de algunas madres no fumadoras hay nicotina, porque son fumadoras pasivas. Pero recuerde que la nicotina es el menor de los problemas del tabaco. El cáncer, la bronquitis y el enfisema no son causados por la nicotina, sino por el alquitrán y otros componentes del humo. Por eso se usan parches de nicotina para dejar de fumar: porque el humo del tabaco es mucho más peligroso que la nicotina del parche.

Por lo tanto, si la madre fuma, el peligro para el bebé no es la leche *contaminada*, sino el humo. Si no fuma nunca dentro de casa, su hijo no estará expuesto al humo, y la nicotina en la leche no le hará ningún daño. En cambio, si fuma dentro de casa, su hijo respira el mismo humo tomando el biberón que tomando el pecho.

Por supuesto, el humo que produce el padre o cualquier otra persona es igual de peligroso que el de la madre. La ley prohíbe fumar en todos los centros de trabajo, para proteger la salud de nuestros compañeros de trabajo que no fuman. ¿No le parece que la salud de su hijo merece la misma protección? No basta con no fumar en la misma habitación; los pisos son muy pequeños y el humo lo invade todo. Insista en que nadie fume en ningún lugar de la casa. A fumar, al balcón.

Y si, para dejar de fumar, necesita usar parches o chicles de nicotina, pues úselos. Puede seguir dando el pecho perfectamente. Esos parches están calculados para que la cantidad de nicotina en la sangre sea más o menos la misma que cuando se fuma, y por tanto no es peligroso para el bebé.

DIFRANZA JR, ALIGNE CA, WEITZMAN M. PRENATAL AND POSTNATAL ENVIRONMENTAL TOBACCO SMOKE EXPOSURE

AND CHILDREN'S HEALTH. PEDIATRICS 2004;113:1007-15.
HTTP://PEDIATRICS.AAPPUBLICATIONS.ORG/CGI/CONTENT/
FULL/113/4/S1/1007

Café

La cafeína pasa a la leche, pero en pequeña cantidad. En un estudio, cuando las madres tomaban cinco tazas al día de café, con 100 miligramos de cafeína por taza, no se alteraban el sueño ni la frecuencia cardiaca de los bebés, que recibían con la leche menos de un miligramo por kilo y día de cafeína.

Así que puede usted tomar café tranquilamente. Ahora bien, cabe la posibilidad de que un consumo exagerado de café, sumado a las bebidas de cola, el chocolate y el té, pueda alterar a algún bebé especialmente sensible. Si le parece que su hijo duerme poco o está muy nervioso, pruebe a tomar café descafeinado y a reducir otras fuentes de cafeína.

RYU JE. EFFECT OF MATERNAL CAFFEINE CONSUMPTION ON
HEART RATE AND SLEEP TIME OF BREAST-FED INFANTS.
DEV PHARMACOL THER 1985;8:355-63.

Isótopos radiactivos

Si se hace una gammagrafía con isótopos radiactivos, es posible que tenga que interrumpir la lactancia durante unas horas. La agencia de energía atómica de Estados Unidos ha dado normas muy concretas sobre cuántas horas hay que estar sin dar el pecho según el tipo de isótopo y la dosis. Las encontrará en

WWW.NRC.GOV/READING-RM/DOC-COLLECTIONS/NUREGS/
STAFF/SR1556/V9/R1/SR1556V9R1.PDF

Es un documento muy largo, lo de la lactancia está en las páginas 325 y 326. Cuando en la columna 3 no dice nada, es que se puede dar el pecho sin ninguna interrupción. Y estas normas están calculadas con un amplio margen de seguridad, no hay ningún motivo para esperar más tiempo. En muchos hospitales parecen ignorar que existen estas normas, y recomiendan estar varios días sin dar de mamar, lo que no tiene ninguna justificación. Puede imprimir esas páginas y llevárselas a su médico.

Es distinto el uso de yodo radiactivo no para hacer una gammagrafía, sino para destruir el tiroides en caso de hipertiroidismo. La dosis es mucho más alta, y hay que destetar al bebé.

Contaminantes ambientales

De vez en cuando, algún titular de prensa (a veces promovido por alguna organización ecologista) alerta sobre los pesticidas en la leche materna, y siembra el pánico entre las madres.

¿Por qué los científicos se dedican a buscar contaminantes en la leche materna? ¿Es que el tema les parece preocupante? No exactamente. Lo que ocurre es que algunos contaminantes, como el DDT, las dioxinas o los PCB, se acumulan en el tejido graso. Por lo tanto, un análisis de sangre sería poco útil para conocer el nivel de contaminación de un individuo; habría que recurrir a una biopsia. La leche materna refleja la contaminación del tejido graso, y proporciona una forma mucho más sencilla de valorar el nivel de contaminación de una población determinada. Por este motivo se han realizado en todo el mundo docenas de estudios sobre contaminantes en la leche materna: es un simple marcador epidemiológico, una manera de saber cómo anda el problema de la contaminación en un país.

La contaminación de la leche materna no es nueva, hace décadas que se publican estudios sobre el tema. De hecho, los niveles de la mayoría de los contaminantes (PCB, DDT...) han disminuido en las últimas décadas, gracias a las medidas legales que han limitado o prohibido su uso.

Los cientos de estudios publicados en las últimas décadas, en que la lactancia materna disminuye la incidencia de infecciones, alergias, diabetes, celiaquía, leucemia, e incluso la mortalidad global en Estados Unidos (pág. 389), se han hecho con madres cuya leche estaba contaminada, y más que la de ahora. Incluso cuando está contaminada, la leche materna es mucho mejor para la salud que el biberón.

Varios estudios en Holanda (Koopman-Esseboom, Boersma, Patandin) muestran que la exposición a los PCB, sobre todo a través de la placenta, afecta al desarrollo psicomotor y a la inteligencia a medio plazo. Pero la lactancia materna contrarresta en parte este efecto, y el desarrollo de los niños que toman pecho, aunque la leche esté contaminada, es mejor que el de los niños que toman biberón.

Salvo que la madre haya estado expuesta a alguna contaminación accidental masiva, sus niveles de contaminantes reflejan simplemente la exposición de cualquier persona de su edad en su misma comunidad. Si su hijo respira el mismo aire, come la misma comida y bebe la misma agua, a su edad estará igual de contaminado. El haber recibido además una pequeña parte de los contaminantes que almacenaba su madre sólo aumentará un poco sus propios niveles. La única manera de disminuir la contaminación de nuestros hijos es luchar para que nuestro ambiente esté menos contaminado.

La ingesta de agua contaminada con nitratos no aumenta la concentración de nitratos en la leche materna.

En cambio, el lactante sí que corre un gran riesgo si le preparan el biberón con esa misma agua contaminada.

Algunas madres están muy preocupadas porque trabajan con productos químicos, y alguien les ha dicho que no pueden dar el pecho. Es un disparate. Como ocurre con cualquier medicamento, lo que reciba el bebé a través de la leche es sólo una pequeñísima parte de lo que ha tomado la madre.

Si usted está expuesta a cantidades tan grandes de una substancia tan tóxica que su leche va a envenenar a su hijo, entonces lo que tiene que hacer no es dejar de dar el pecho, sino salir por piernas y cambiarse de trabajo. Es un suicidio trabajar durante años en un sitio tan peligroso. Y si usted no corre peligro, si se cumplen todas las medidas de seguridad para que usted trabaje en perfecta salud hasta los sesenta y cinco, entonces puede dar el pecho sin ningún problema.

SOLOMON GM, WEISS PM. CHEMICAL CONTAMINANTS IN BREAST MILK: TIME TRENDS AND REGIONAL VARIABILITY. *ENVIRON HEALTH PERSPECT* 2002;110:A339-47.
HTTP://WWW.EHPONLINE.ORG/DOCS/2002/110PA339-A347SOLOMON/ABSTRACT.HTML

LANDRIGAN PJ, SONAWANE B, MATTISON D, MCCALLY M, GARG A. CHEMICAL CONTAMINANTS IN BREAST MILK AND THEIR IMPACTS ON CHILDREN'S HEALTH: AN OVERVIEW. *ENVIRON HEALTH PERSPECT.* 2002;110:A313-5.
HTTP://WWW.EHPONLINE.ORG/DOCS/2002/110PA313-A315LANDRIGAN/ABSTRACT.HTML

PRONCZUK J, AKRE J, MOY G, VALLENAS C. GLOBAL PERSPECTIVES IN BREAST MILK CONTAMINATION: INFECTIOUS AND TOXIC HAZARDS. *ENVIRON HEALTH PERSPECT* 2002;110:A349-51.
HTTP://WWW.NCBI.NLM.NIH.GOV/PUBMED/12055066

KOOPMAN-ESSEBOOM C, WEISGLAS-KUPERUS N, DE RIDDER MA, VAN DER PAAUW CG, TUINSTRA LG, SAUER PJ. EFFECTS OF POLYCHLORINATED BIPHENYL/DIOXIN EXPOSURE AND

FEEDING TYPE ON INFANTS' MENTAL AND PSYCHOMOTOR DEVELOPMENT. *PEDIATRICS* 1996;97:700-6.

BOERSMA ER, LANTING CI. ENVIRONMENTAL EXPOSURE TO POLYCHLORINATED BIPHENYLS (PCBS) AND DIOXINS. CONSEQUENCES FOR LONGTERM NEUROLOGICAL AND COGNITIVE DEVELOPMENT OF THE CHILD LACTATION. *ADV EXP MED BIOL* 2000;478:271-87.

PATANDIN S, LANTING CI, MULDER PG, BOERSMA ER, SAUER PJ, WEISGLAS-KUPERUS N. EFFECTS OF ENVIRONMENTAL EXPOSURE TO POLYCHLORINATED BIPHENYLS AND DIOXINS ON COGNITIVE ABILITIES IN DUTCH CHILDREN AT 42 MONTHS OF AGE. *J PEDIATR* 1999;134:33-41.

DUSDIEKER LB, STUMBO PJ, KROSS BC, DUNGY CI. DOES INCREASED NITRATE INGESTION ELEVATE NITRATE LEVELS IN HUMAN MILK? *ARCH PEDIATR ADOLESC MED* 1996;150:311-4.

CAPÍTULO CATORCE

Enfermedades de la madre

En la mayoría de los casos ni la enfermedad ni su tratamiento van a hacer daño al niño a través del pecho, ni la
lactancia va a hacer daño a la madre. Otra cosa es que la
madre no pueda físicamente dar el pecho, o que se encuentre tan mal que no tenga deseos de hacerlo; pero eso es algo
que debe decidir cada madre, y no el médico por ella.

Anemia

La anemia es frecuente después del parto, por la pérdida
de sangre. Por supuesto, si la madre tiene anemia, debe
tomar el tratamiento correspondiente (habitualmente hierro, aunque también existen otros tipos de anemia). Pero
no sólo puede seguir dando el pecho, sino que le conviene
mucho dar el pecho el mayor tiempo posible. Porque
cuanto más dé el pecho, más tardará en volverle la regla,
y la menstruación es la principal vía por la que pierden
hierro las mujeres.

El hierro que toma la madre no pasa a la leche; el nivel
de hierro en la leche se mantiene constante.

Dar el pecho en sala de partos contribuye a prevenir la
anemia de la madre, pues la oxitocina hace que se contraiga el útero y disminuye la pérdida de sangre.

Se ha observado que la anemia importante en el posparto (menos de 10 mg/dl de hemoglobina) se asocia con el

abandono precoz de la lactancia, lo que podría deberse a la disminución de la cantidad de leche. Cuando la madre estaba normal durante el embarazo, y tiene una anemia importante después del parto, quiere decir que perdió mucha sangre en el parto. Se cree que la pérdida de sangre puede afectar a la hipófisis y dejarla como *atontada*, incapaz de fabricar suficiente prolactina durante unos días. Pero, probablemente, el problema es transitorio y puede superarse con un manejo adecuado de la lactancia (posición correcta, lactancia a demanda, extraerse leche si fuera preciso).

Asma

Puede dar el pecho, y puede tratarse con cualquier inhalador (salbutamol, terbutalina, corticoides, ipratropio...). La dosis por vía inhalada es muy baja y pasa muy poco a la sangre, así que tanto para usted como para el bebé (sobre todo para usted, que para el bebé tampoco hay tanta diferencia) es mejor el inhalador. Si necesita corticoides en pastillas, tampoco hay problema. Incluso en dosis muy altas (como las que se usan para enfermedades autoinmunes), la cantidad de corticoide en la leche es muy inferior a la cantidad que el mismo niño fabrica cada día.

Alergias

Se recomienda precisamente que los niños con antecedentes familiares de alergia tomen el pecho el mayor tiempo posible. Varios antihistamínicos (prometazina, loratadina, dexclorfeniramina, cetirizina...) son compatibles con la lactancia. Con algunos otros antihistamínicos se han observado casos de somnolencia en el bebé. En cualquier caso, para la rinitis (estornudos y moqueo), los inhaladores nasales de corticoides son mucho más efectivos y tienen menos efectos secundarios (para la madre y para el bebé).

Miopía

No hemos encontrado ninguna justificación para el curioso mito de que las mujeres miopes no deben dar el pecho. De los más de 8.000 artículos sobre la miopía que recoge Medline desde 1963, sólo uno (de 1969) hace referencia a la lactancia materna. Los tratados de oftalmología no mencionan ninguna relación entre la lactancia y la evolución de la miopía.

Caries en la madre

Está muy extendida la creencia de que el embarazo y la lactancia producen caries en la madre por descalcificación de los dientes. Sin embargo, el esmalte dentario no tiene riego sanguíneo, y por tanto no puede descalcificarse por los cambios metabólicos que afectan al resto del esqueleto. El mayor riesgo de caries que en algunos estudios se asocia con el embarazo parece debido a cambios en el pH (acidez) de la saliva, y puede prevenirse con una higiene dental adecuada.

LAINE MA. EFFECT OF PREGNANCY ON PERIODONTAL AND DENTAL HEALTH. ACTA ODONTOL SCAND 2002; 60:257-64.

Epilepsia

La carbamazepina, el ácido valproico, la fenitoína y otros medicamentos son compatibles con la lactancia. Si estaba tomando fenobarbital durante el embarazo, no sólo puede, sino que conviene que dé el pecho, porque eso puede evitar que el recién nacido convulsione (pueden sufrir un síndrome de retirada, porque han estado recibiendo el medicamento en el útero). Se ha publicado el caso de una niña que sufrió convulsiones a los siete meses, cuando la madre (perfectamente controlada en un hospital) la destetó de golpe, mal aconsejada por otro médico. Tuvo que darle fenobarbital con los biberones durante un año más. Es importante que el destete sea muy lento (meses), como el que se produce naturalmente a medida que el niño va comiendo otras cosas.

No se le ocurra dejar la medicación o reducir la dosis sin control médico. La mayoría de los antiepilépticos no le pueden hacer ningún daño al bebé; pero una convulsión mientras lleva a su hijo en brazos o mientras lo baña sí que puede ser muy peligrosa.

KNOTT C, REYNOLDS F, CLAYDEN G. INFANTILE SPASMS ON WEANING FROM BREAST MILK CONTAINING ANTICONVULSANTS. LANCET 1987;2:272-3.

Dolor

Puede tomar paracetamol, ibuprofeno, diclofenaco, codeína, metamizol (Nolotil®)... y muchísimos otros.

Gripe y resfriado

No tienen tratamiento. Se curan solos, al cabo de unos días. Por desgracia, en España se abusa de tratamientos inútiles, especialmente antibióticos. Sólo hay tratamiento sintomático, es decir, que no cura la enfermedad, pero puede hacer que se sienta mejor si se encontraba muy mal. Para la fiebre o el dolor de cabeza, paracetamol o ibuprofeno. Si la tos es insoportable o no le deja dormir, codeína. Los antibióticos, antihistamínicos, mucolíticos y expectorantes no hacen nada en estos casos, y no vale la pena tomarlos, ni durante la lactancia ni durante el resto de la vida (pero, si los tomase, tampoco iban a hacerle daño al bebé). La vacuna de la gripe se puede administrar durante la lactancia.

Úlcera de estómago

Puede tomar sin ningún reparo omeprazol, ranitidina, famotidina... y antiácidos. El tratamiento para el *Helicobacter pylori* (habitualmente omeprazol, claritromicina y amoxicilina) es plenamente compatible con la lactancia.

Empastes dentales

Un curioso mito asegura que los empastes son tóxicos y que es peligroso empastarse un diente durante la lactancia. Eso es absurdo. Si el empaste fuera tóxico, la intoxicada sería usted, que va a llevarlo en la boca el resto de su vida, y no el bebé, que sólo va a tomar el pecho (no a chupar el empaste). Tampoco la anestesia local afecta para nada al bebé. Si su marido la está esperando con el bebé, puede dar el pecho en la misma sala de espera del dentista.

Diabetes

A la madre diabética le conviene dar el pecho. Se ha visto que las diabéticas gestacionales (las que han enfermado durante el embarazo) tienen menos de la mitad de posibilidades (4 frente a 9 por ciento) de convertirse en diabéticas

316

para toda la vida si dan el pecho, y además les aumenta el colesterol *bueno* y les baja el colesterol *malo*. Y las que ya eran diabéticas antes del embarazo habitualmente necesitan menos insulina mientras dan el pecho. Ajuste la dosis de insulina según los resultados de los controles, y no se sorprenda si necesita sólo tres cuartos de lo que solía inyectarse.

La leche de madres diabéticas es normal. Puede haber ligeras alteraciones sin importancia y una ligera disminución de la cantidad en los primeros días si están mal controladas; pero si la glucemia está bien controlada, su leche es totalmente normal. Lo que hace falta es un buen control diabetológico, un inicio precoz de la lactancia y una mayor frecuencia de las tomas.

Las madres diabéticas, especialmente si no están bien controladas, parece que tienen más mastitis y más candidiasis del pezón; para prevenirlo es importante la lactancia frecuente en posición correcta, y no aplicar pomadas en el pezón.

El recién nacido de una madre diabética necesita un control estricto durante los primeros días, con mediciones repetidas de la glucemia. Pero esos controles se pueden hacer mientras el niño permanece con su madre. Tanto el contacto piel con piel como la lactancia frecuente ayudan a evitar la hipoglucemia del bebé. Hospitalizar al recién nacido, separándolo de la madre, no sólo es innecesario, sino peligroso para el hijo de madre diabética.

KJOS SL; HENRY O; LEE RM; BUCHANAN TA; MISHELL DR. THE EFFECT OF LACTATION ON GLUCOSE AND LIPID METABOLISM IN WOMEN WITH RECENT GESTATIONAL DIABETES. OBSTET GYNECOL 1993;82:451-5.

DAVIES HA, CLARK JDA, DALTON KJ, EDWARDS OM. INSULIN REQUIREMENTS OF DIABETIC WOMEN WHO BREAST FEED. BR MED J 1989;298:1357-8.

NEUBAUER SH, FERRIS AM, CHASE CG, FANELLI J, THOMPSON CA, LAMMI-KEEFE CJET AL. DELAYED LACTOGENESIS IN

WOMEN WITH INSULIN-DEPENDENT DIABETES MELLITUS.
AM J CLIN NUTR 1993;58:54-60.

VAN BEUSEKOM CM, ZEEGERS TA, MARTINI IA, VELVIS HJR,
VISSER GHA, VAN DOORMAAL JJ, MUSKIET FAA. MILK OF PA-
TIENTS WITH TIGHTLY CONTROLLED INSULIN-DEPENDENT
DIABETES MELLITUS HAS NORMAL MACRONUTRIENT AND
FATTY ACID COMPOSITION. AM J CLIN NUTR 1993;57:938-43.

OSTROM KM, FERRIS AM. PROLACTIN CONCENTRATIONS IN
SERUM AND MILK OF MOTHERS WITH AND WITHOUT INSU-
LIN-DEPENDENT DIABETES MELLITUS. AM J CLIN NUTR
1993;58: 49-53.

FERRIS AM, DALIDOWITZ CK, INGARDIA CM, REECE EA, FU-
MIA FD, JENSEN RG, ALLEN LH. LACTATION OUTCOME IN
INSULIN-DEPENDENT DIABETIC WOMEN. J AM DIET ASSOC
1988;88:317-22.

CHRISTENSSON K, SILES C, MORENO L, BELAUSTEQUI A, DE
LA FUENTE P, LAGERCRANTZ H, PUYOL P, WINBERG J. TEM-
PERATURE, METABOLIC ADAPTATION AND CRYING IN
HEALTHY FULLTERM NEWBORNS CARED FOR SKIN-TO-SKIN
OR IN A COT. ACTA PÆDIATR 1992;81:488-93.

Cáncer de mama

No es recomendable amamantar durante la quimioterapia (casi todos los antitumorales están contraindicados durante la lactancia). Tampoco es posible dar el pecho durante el tratamiento con tamoxifeno, porque es un potente inhibidor de la producción de leche. Pero las madres que ya han terminado el tratamiento sí que pueden dar el pecho, se ha visto que después de la cirugía conservadora y la radioterapia es posible dar el pecho sano, y a veces incluso el pecho enfermo.

El cáncer de mama tiene un componente hereditario, y es más frecuente en mujeres cuyas madres tuvieron cáncer de mama. Hace años se lanzó la hipótesis de que eso podría deberse a algún virus que se podía contagiar de madre a hija durante la lactancia; si fuera así, las madres con cáncer de mama no deberían dar el pecho. Pero se ha demostrado que aquella teoría del virus es falsa. La herencia se debe a los genes, no a un virus, y las mujeres que han tomado el pecho tienen la misma incidencia de tumores mamarios, tanto malignos como benignos, que las mujeres que han tomado el biberón.

Las mujeres que han dado el pecho más tiempo tienen menos riesgo de sufrir un cáncer de mama (pág. 392).

HELEWA M, LEVESQUE P, PROVENCHER D, LEA RH, ROSOLOWICH V, SHAPIRO HM; BREAST DISEASE COMMITTEE AND EXECUTIVE COMMITTEEE AND COUNCIL, SOCIETY OF OBSTETRICIANS AND GYNAECOLOGISTS OF CANADA. BREAST CANCER, PREGNANCY, AND BREASTFEEDING. J OBSTET GYNAECOL CAN 2002;24:164-80.

Fibrosis quística

Cada vez más niñas afectas de fibrosis quística alcanzan la edad adulta y tienen hijos. Aquellas que tienen un peso normal y una situación clínica estable pueden dar el pecho. La concentración de cloro y sodio en su leche es normal. Aunque en algunos casos la concentración de ácidos grasos esenciales en su leche está disminuida, la mayoría de los bebés amamantados por madres afectadas se desarrollan de forma normal. El embarazo y la lactancia no afectan negativamente al estado nutricional y clínico de las pacientes, ni empeoran su supervivencia.

GILLJAM M, ANTONIOU M, SHIN J, DUPUIS A, COREY M, TULLIS DE. PREGNANCY IN CYSTIC FIBROSIS. FETAL AND MATERNAL OUTCOME. CHEST 2000;118:85-91.
HTTP://CHESTJOURNAL.CHESTPUBS.ORG/CONTENT/118/1/85FULL

Enfermedades infecciosas

En general, las infecciones de la madre (gripe, resfriados, infección urinaria, neumonía, diarrea...) no afectan a la producción de leche ni a su composición, y no se transmiten por la lactancia, de modo que puede seguir dando el pecho tranquilamente.

En muchos casos, a los pocos días aparecen en la leche anticuerpos contra el causante de la enfermedad, que pueden proteger al bebé total o parcialmente. El bebé no sólo puede mamar, sino que le conviene hacerlo.

ZAVALETA N, LANATA C, BUTRÓN B, BROWN KH, LONNER-DAL B. EFFECT OF ACUTE MATERNAL INFECTION ON QUANTITY AND COMPOSITION OF BREAST MILK. AM J CLIN NUTR 1995;62:559-63.

Hepatitis B

La hepatitis B no se transmite por la lactancia materna. Incluso cuando no existía la vacuna, ya se había demostrado que no se transmitía así. Tampoco se transmite durante el embarazo, salvo rarísimas excepciones, porque el virus no puede pasar la placenta. La hepatitis se contagia de madre a hijo en el momento mismo del parto, porque con las contracciones se producen pequeñas roturas en la placenta por las que puede pasar el virus. Por eso, es posible evitar el contagio tratando al bebé nada más nacer: sólo tiene unos pocos virus, que acaban de entrar en su organismo, y es posible destruirlos antes de que causen daño. Si el bebé se hubiera contagiado semanas antes del parto, ya no tendría remedio.

A todas las embarazadas se les hacen pruebas para detectar la hepatitis B. Cuando la madre es portadora, al recién nacido se le administra inmunoglobulina y vacuna contra la hepatitis. Es muy importante que se administren antes de veinticuatro horas, mejor aún, antes de doce horas. Si se retrasan, puede que ya no sirvan de nada.

Puede dar el pecho sin ningún temor, tanto antes como después de que vacunen a su hijo.

GILES ML, SASADEUSZ JJ, GARLAND SM, GROVER SR, HELLARD ME. AN AUDIT OF OBSTETRICIANS' MANAGEMENT OF WOMEN POTENTIALLY INFECTED WITH BLOOD-BORNE VIRUSES. MED J AUST 2004; 180:328-32.
WWW.MJA.COM.AU/PUBLIC/ISSUES/180_07_050404/GILI0614_FM.HTML

Hepatitis C

Numerosos estudios demuestran que la hepatitis C no se transmite por la lactancia materna. En general, la transmisión de madre a hijo es muy rara.

Por ejemplo, Thomas y colaboradores revisaron once estudios de distintos países. En seis de los estudios no se contagió ni uno solo de un total de 227 niños, de los que 168 habían tomado el pecho. Es decir, no se habían contagiado ni por el embarazo, ni por el parto, ni por la lactancia. En otros cinco estudios (197 niños, de los que 114 tomaron el pecho) hubo algunos casos de contagio, que debieron de producirse durante el embarazo o el parto porque la incidencia era la misma con pecho que con biberón.

Es posible medir la cantidad de virus que tiene en la sangre una persona portadora; tener la viremia alta equivale a ser *muy contagioso*. A veces se dice a las madres con viremia alta que no deben dar el pecho. Pero no hay ningún motivo. En un pequeño estudio en Hong Kong, de once madres altamente contagiosas que dieron el pecho, no se contagió ningún niño.

También hay quien dice a las madres que si tienen grietas sangrantes no deberían dar el pecho, porque entonces sí que podría contagiarse el bebé. El razonamiento es ingenioso, pero no existe la más mínima prueba de que sea cierto. Antes al contrario, cuando decimos que la hepatitis C no se contagia por la lactancia, no lo hacemos con razonamientos teóricos, no se trata de «no hay virus en la leche» ni de «lo destruyen los jugos gástricos», ni nada por el estilo. Lo decimos porque hay estudios con cientos de madres reales que han dado el pecho, y los niños no se han contagiado. Lógicamente, alguna de esas madres habrá tenido grietas, y a pesar de eso los niños no se han contagiado. Si es usted portadora de la hepatitis, es razonable que intente evitar las grietas (y aunque no sea portadora; que a nadie le gusta tener grietas), y en el capítulo sobre la posición explicamos cómo. Pero aunque tuviera grietas, puede seguir dando el pecho.

Sí que hay una excepción: las madres que son portadoras al mismo tiempo de la hepatitis C y del VIH (virus del sida). En ese caso, la hepatitis C sí que se puede contagiar, durante el embarazo y también durante la lactancia. Es como si los dos virus fueran amigos, y uno ayudase a pasar al otro.

THOMAS SL, NEWELL M-L, PECKHAM CS, ADES AE, HALL AJ. «A REVIEW OF HEPATITIS C VIRUS (HCV) VERTICAL TRANSMISSION: RISKS OF TRANSMISSION TO INFANTS BORN TO MOTHERS WITH AND WITHOUT HCV VIRAEMIA OR HUMAN IMMUNODEFICIENCY VIRUS INFECTION». *INTERNAT J EPIDEMIOL* 1998;27:108-17.
LIN HH, KAO JH, HSU HY, NI YH, CHANG MH, HUANG SC ET AL. ABSENCE OF INFECTION IN BREAST-FED INFANTS BORN TO HEPATITIS C VIRUS-INFECTED MOTHERS. *J PEDIATR* 1995;126:589-591.

Sida

El sida se transmite a través de la leche materna. Aproximadamente un 15 por ciento de los hijos de madre portadora se habrá contagiado durante el embarazo y parto; y otro 15 por ciento se contagiará a través de la lactancia materna. Por tanto, la lactancia materna se considera contraindicada siempre que existan alternativas razonablemente adecuadas (acceso a leche artificial suficiente, a agua potable...), como es el caso en nuestro país.

En algunas zonas del mundo, la mortalidad por desnutrición y enfermedades infecciosas entre los niños que no toman el pecho es tan alta que continuar la lactancia constituye un mal menor.

La administración de antirretrovirales (medicamentos contra el sida) durante la lactancia disminuye la transmisión, pero no la evita por completo.

Un estudio sugiere que es la lactancia materna no exclusiva la que contagia el sida. Parece que los microbios o las proteínas extrañas en otros alimentos producen minúsculas lesiones en la mucosa digestiva que permiten la entrada del virus. Pero falta comprobarlo con otros estudios. Y en todo caso la lactancia debería ser absoluta y totalmente exclusiva: ni un solo biberón, ni siquiera de agua, durante toda la lactancia, y destete brusco y completo de un día para otro, porque el destete gradual o la introducción de las papillas son formas de lactancia mixta.

También se está estudiando la posibilidad de extraerse la leche, desinfectarla con calor o con productos químicos y dársela luego al bebé.

En conclusión, no existe todavía un método seguro y viable de evitar el contagio. En los países desarrollados, el VIH (virus del sida) es una contraindicación para la lactancia materna.

Tuberculosis

La tuberculosis no se transmite a través de la leche, salvo tal vez en caso de mastitis tuberculosa, una complicación que no se ve en España desde hace muchas décadas. La forma habitual de tuberculosis, que es la pulmonar, se contagia por el aire; el niño puede contagiarse igual tomando el pecho que tomando el biberón. La cuestión, por tanto, no es si el niño puede mamar o no, sino si el niño puede permanecer junto a la madre.

A veces se retrasa el diagnóstico de tuberculosis para no hacer una radiografía durante el embarazo. Es un grave error. La tuberculosis activa no tratada es un riesgo mucho mayor para la madre y para el feto que la mínima irradiación de una placa de tórax. Si se sospecha que una embarazada puede tener tuberculosis, hay que hacer la radiografía e iniciar el tratamiento.

Si, en el momento del parto, la madre lleva varias semanas de tratamiento, ya no es contagiosa y no hay riesgo para el bebé. Si, por otra parte, la tuberculosis se diagnostica unos días después del parto (por ejemplo: al entrar en el hospital, alguien nota que la madre tose mucho, le hace la prueba de la tuberculina, hay que esperar tres días para ver el resultado, entonces le pide una radiografía, tarda un par de días más...), el bebé ya ha estado expuesto al contagio, y no sirve de nada separarlo de la madre. Ese bebé tendrá que tomar isoniazida durante al menos diez semanas, tanto si está con la madre como si no.

Si, cuando nace el niño, la madre lleva menos de dos meses de tratamiento, podría plantearse separar al bebé de la madre para evitar el contagio. Pero el coste psicológico para toda la familia es muy alto, y además habría que garantizar que quienes cuiden al bebé no estén contagiados (si la madre está enferma, ¿se han hecho ya las pruebas necesarias a los abuelos y otros familiares?). Por todo ello, la OMS recomienda que el bebé se quede con la madre y reciba isoniazida.

Ni que decir tiene que si el bebé está con la madre, puede mamar.

Si la tuberculosis no es pulmonar (por ejemplo, tuberculosis renal u ósea) tampoco hay ningún motivo para interrumpir la lactancia ni para separar al niño de la madre; no son contagiosas.

DIVISION OF CHILD HEALTH AND DEVELOPMENT. BREASTFEEDING AND MATERNAL TUBERCULOSIS. UPDATE 1998;23. WWW.WHO.INT/CHILD-ADOLESCENT-HEALTH/PUBLICATIONS/NUTRITION/UP_23.HTM

Diarrea

Normalmente, la madre no necesita ningún medicamento (excepto en algunos casos muy concretos en que se usan antibióticos, normalmente después de hacer un cultivo). Eso sí, necesitará beber abundantemente para compensar las pérdidas. Algunas mujeres con diarrea grave que no toman suficiente líquido notan una disminución de la leche. Si la diarrea es seria, tome suero de rehidratación oral. Y siga dando el pecho.

Sería irresponsable destetar a un niño precisamente cuando la madre tiene diarrea, porque es el momento más peligroso: ¿de dónde sacó su madre la diarrea? ¿Hay una epidemia, tal vez el agua está contaminada? ¿Con qué agua iban a preparar los biberones, entonces?

Varicela-herpes zóster

El herpes zóster y la varicela están causados por el mismo virus. Cuando pasamos la varicela, el virus queda escondido en nuestro cuerpo, y puede volver a salir al cabo de muchos años, aprovechando una bajada de las defensas, y dando lugar al herpes zóster.

Al comienzo del embarazo (antes de la semana 20), la varicela puede producir malformaciones. En el recién nacido, la varicela es una enfermedad muy grave, muchas veces mortal. En cambio, en un bebé de un mes o más, la varicela es una enfermedad leve, lo mismo que en un niño mayor. Por eso se toman precauciones muy estrictas cuando una embarazada tiene la varicela.

Lo que voy a explicar a continuación son las normas de la sociedad australiana de enfermedades infecciosas. Puede consultarlas completas en Internet; en caso de necesidad, puede imprimirlas y llevárselas a su médico.

— Una embarazada que no ha pasado la varicela y que ha estado en contacto con un caso de varicela debe recibir inmunoglobulina específica antes de setenta y dos horas de la exposición. Recuerde que la varicela es contagiosa desde antes de aparecer las vesículas; si se entera de que el sobrinito con el que estuvo jugando anteayer tiene la varicela, contacte inmediatamente con su ginecólogo. Si no está segura de si ha pasado la varicela o no, le harán un análisis para comprobarlo.

— En algunos casos, puede que le tengan que dar un tratamiento antivírico.

— Si la embarazada inicia la varicela siete o más días antes del parto, ha tenido tiempo de fabricar anticuerpos que pasan la placenta y protegen al bebé. No hay problema.

— Si la madre inicia una varicela entre siete días antes del parto y veintiocho días después, el recién nacido debe recibir inmunoglobulina antizóster antes de setenta y dos horas (mejor antes de veinticuatro) del nacimiento o del contacto. Es una urgencia. Eso significa que, si usted ha dado a luz hace menos de veintiocho días y sufre la varicela, debe llamar inmediatamente al médico o hacer que alguien lleve a su hijo a urgencias del hospital para que le pongan la inyección. Pero no se le ocurra ir usted a urgencias de obstetricia, podría contagiar a otras embarazadas.

(Explicación tranquilizadora: si la varicela aparece a los veintinueve, o a los treinta y dos días del parto, no se asuste y no intente que pinchen a su hijo *por si acaso*. Los médicos somos gente muy cauta para estas cosas, y el *por si acaso* ya está incluido en esos veintiocho días, en realidad, el peligro grande son las primeras dos semanas. Si un médico que parece que sabe lo que se hace le dice: «No es necesario, aquí sólo ponemos la inmunoglobulina hasta los 24 días» o algo así, puede fiarse.)

— Si tiene usted el herpes zóster, en el embarazo o después, no se preocupe: eso significa que ya pasó usted la varicela hace años, y por lo tanto su hijo ha recibido anticuerpos por la placenta. No hay peligro para el feto ni para el recién nacido.

— Sea cual sea el caso, no hay que separar a la madre del hijo, y no hay que interrumpir la lactancia materna. Sí que es posible que haya que aislarlos a los dos juntos en el hospital, separándolos de otros bebés y de otras madres.

HEUCHAN AM, ISAACS D. THE MANAGEMENT OF VARICELLA-ZOSTER VIRUS EXPOSURE AND INFECTION IN PREGNANCY AND THE NEWBORN PERIOD. AUSTRALASIAN SUBGROUP IN PAEDIATRIC INFECTIOUS DISEASES OF THE AUSTRALASIAN SOCIETY FOR INFECTIOUS DISEASES. *MED J AUST* 2001;174:288-92. WWW.MJA.COM.AU/PUBLIC/ISSUES/174_06_190301/HEUCHAN/HEUCHAN.HTML

Herpes simple

En el recién nacido (menos de quince días) el herpes simple produce una infección generalizada y potencialmente mortal. Normalmente se contagia durante el parto, pero se han descrito algunos casos de contagio por el pecho. Durante el primer mes, la presencia de lesiones de herpes simple en el pezón contraindica la lactancia de ese lado hasta su curación. La lactancia puede proseguir del otro lado. Del mismo modo, las personas con un herpes labial no deben besar a un recién nacido. Después de un mes, el herpes del lactante ya no reviste especial gravedad, y de hecho es frecuente que sea el bebé infectado el que ha contagiado el herpes a la madre; la lactancia puede continuar.

LAWRENCE RA. *LA LACTANCIA MATERNA*. BARCELONA: MOS-BY-DOYMA, 1996.

Hipertiroidismo

Se suele tratar con medicamentos antitiroideos, como el carbimazol y el metimazol (no confundir con el metamizol, Nolotil®, un fármaco para el dolor). Durante el embarazo, muchos especialistas prefieren usar el propiltiouracilo, que no está a la venta en España y que sólo se importa para las embarazadas.

Se han publicado muchísimos casos de madres lactantes tratadas con metimazol, incluso durante más de un año, y los niveles hormonales de los bebés siempre han sido normales.

No es fácil acertar la dosis exacta del medicamento para cada paciente; hay que ir haciendo controles periódicos y subir o bajar según la respuesta. Pero incluso en las temporadas en que la madre tenía hipotiroidismo porque estaba tomando demasiado medicamento, al bebé no le ha pasado nada.

Muchos autores recomiendan controlar periódicamente los niveles hormonales del bebé. Probablemente es una precaución innecesaria, y en todo caso sólo habría que hacerlo los primeros meses, puesto que cada vez el bebé toma menos leche (y por tanto, menos fármaco) por kilo de peso. Si no le pasó nada en los primeros meses, tampoco le pasará luego.

Si un médico le dice que no puede dar el pecho, consulte a otro. Si es preciso, imprima el siguiente artículo de Internet y lléveselo:

AZIZI F, KHOSHNIAT M, BAHRAINIAN M, HEDAYATI M. «THYROID FUNCTION AND INTELLECTUAL DEVELOPMENT OF INFANTS NURSED BY MOTHERS TAKING METHIMAZOLE». *CLIN ENDOCRINOL METAB* 2000;85:3233-8. HTTP://JCEM.ENDOJOURNALS.ORG/CGI/CONTENT/FULL/85/9/3233

Hipotiroidismo

El tratamiento del hipotiroidismo consiste en tomar hormona tiroidea. El objetivo del tratamiento es tener los mismos niveles hormonales que una persona sana, y por tanto en la leche también habrá la misma cantidad de hormona que en la de cualquier otra madre. Puede dar el pecho, sin la menor duda. La leche materna siempre contiene hormona tiroidea, es un componente normal.

¿Y si por error la madre toma demasiada hormona durante una temporada, no podría perjudicar a su hijo? No. La cantidad de hormona en la leche es tan pequeña que, aunque hubiera el doble o el triple, seguiría sin tener importancia. El exceso de hormona tiroidea tiene efectos muy llamativos: nervios, hiperactividad, taquicardia... la madre estaría como una moto, se daría cuenta y reduciría la dosis, y a todo esto el bebé tan tranquilo.

El hipotiroidismo, y más raramente el hipertiroidismo, pueden provocar una disminución de la producción de leche (pág. 183), pero con el tratamiento correcto la cantidad de leche se normaliza.

Hipertensión y cardiopatías

De vez en cuando todavía le prohíben dar el pecho a alguna madre porque está enferma del corazón y la lactancia sería una *sobrecarga*.

Es mentira. Hace ya muchos años se demostró que las madres que dan el pecho y las que dan el biberón no tienen diferencias en la frecuencia cardiaca, el gasto cardiaco (la cantidad de sangre que el corazón bombea en un minuto) ni la presión arterial. Dar el pecho no es ninguna sobrecarga. Y los medicamentos que se usan en estos casos suelen ser compatibles con la lactancia.

Los diuréticos (tiazidas, furosemida) no hacen daño al bebé, pero algunos creen que en ciertos casos podrían disminuir la secreción de leche; aunque es muy dudoso, hay que estar atentos; probablemente la respuesta del bebé sería mamar más a menudo, y la producción de leche volvería a aumentar.

Depresión

La mayor parte de las madres sufren en las primeras dos semanas momentos de tristeza, irritabilidad y llanto fácil, lo que se conoce como melancolía o tristeza posparto. La verdadera depresión posparto es la que causa síntomas graves durante la mayor parte del tiempo durante más de dos semanas.

La verdadera depresión es una enfermedad grave y necesita tratamiento. La madre deprimida no responde adecuadamente a su hijo: le habla menos, le sonríe menos, no es capaz de prestarle atención y darle seguridad, y eso a su vez afecta al desarrollo del bebé.

El apoyo social es importante para prevenir la depresión. No es bueno que la madre esté sola con su hijo la mayor parte del día. Las visitas de las abuelas y otras familiares y amigas pueden ser de gran ayuda, así como la asistencia a grupos de apoyo a la lactancia, o de gimnasia posparto. Se ha demostrado que la simple visita semanal de una enfermera a domicilio ayuda a prevenir y a tratar la depresión.

La depresión no es motivo para destetar. Se conocen casos de madres que se han suicidado justo después de que les prohibieran dar el pecho. Podría ser casualidad, por supuesto, pero también es fácil comprender que el destete no va a mejorar el estado de ánimo de la madre. La depresión se caracteriza precisamente por sentimientos de inutilidad y fracaso, sólo falta decirle a la madre que lo del pecho también lo está haciendo mal, que su leche le hace daño a su hijo...

Existen numerosos antidepresivos perfectamente compatibles con la lactancia. Parece que los más adecuados son la paroxetina, la sertralina y la nortriptilina. También se consideran seguros la amitriptilina, la desipramina, la clomipramina y la dotiepina. Sí se han descrito efectos adversos (leves) en algunos recién nacidos cuya madre tomaba doxepina o fluoxetina. Lo de la fluoxetina (Prozac) es un poco confuso; se ha comprobado que la cantidad que pasa a la leche es bajísima, y muchos creen que es compatible con la lactancia y que esos presuntos efectos adversos se han observado precisamente porque es el antidepresivo más usado, con diferencia.

GJERDINGEN D. THE EFFECTIVENESS OF VARIOUS POSTPARTUM DEPRESSION TREATMENTS AND THE IMPACT OF ANTIDEPRESSANT DRUGS ON NURSING INFANTS. *J AM BOARD FAM PRACT* 2003;16:372-82.
WWW.JABFP.ORG/CGI/REPRINT/16/5/372

Prolactinoma

El prolactinoma es un tumor benigno de la hipófisis, a veces microscópico, que secreta prolactina. Puede causar amenorrea (falta de menstruación) y galactorrea (producción espontánea de leche en una persona que no está dando el pecho). Si hay amenorrea, es necesario tratar a la mujer con inhibidores de la lactancia para que pueda ovular y tener hijos.

Dar el pecho no agrava la enfermedad ni estimula el crecimiento del tumor. Y, por supuesto, la madre con un prolactinoma tiene leche a chorros (increíble pero cierto: conocí a una madre con un prolactinoma a la que ordenaron dar suplementos porque *no tenía leche*). Si su médico le pone problemas para la lactancia, puede recomendarle los siguientes artículos:

HÖLMGREN U, BERGSTRAND G, HAGENFELDT K, WERNER S. WOMEN WITH PROLACTINOMA —EFFECT OF PREGNANCY AND LACTATION ON SERUM PROLACTIN AND ON TUMOUR GROWTH. *ACTA ENDOCRINOL (COPENH)* 1986;111:452-9.

PASINETTI E, SCHIVARDI MR, FALSETTI L, GASTALDI A. EFFETTI DELLA TERAPIA E DELLA GRAVIDANZA NELLA IPER-PROLATTINEMIA DA ADENOMA IPOFISARIO. CASO CLINICO. *MINERVA GINECOL* 1989;41:157-60.

ZÁRATE A, CANALES ES, ALGER M, FORSBACH G. THE EFFECT OF PREGNANCY AND LACTATION ON PITUITARY PROLAC-TIN-SECRETING TUMOURS. *ACTA ENDOCRINOL (COPENH)* 1979;92:407-12.

Ingreso hospitalario

Si una madre ingresa en el hospital (por ejemplo, por un traumatismo o para operarse de la vesícula), su bebé debería ingresar con ella. Tanto si toma el pecho como si toma el biberón. Para un niño menor de tres años, separarse de la madre es muy doloroso, y más durante varios días seguidos. No se trata sólo de mantener la lactancia, no basta con que la madre se saque leche para que se la den a su hijo. El bebé necesita la leche, pero necesita mucho más a su madre.

A veces se impide la visita de niños a los pacientes hospitalizados por el temor a los gérmenes hospitalarios. Pero, si entrar en el hospital es peligroso, ¿cómo permiten que los bebés nazcan en hospitales, por qué ingresan precisamente a los niños enfermos? La separación sólo estaría justificada en casos muy concretos, por ejemplo si la madre está aislada por una grave enfermedad infecciosa. De otro modo, debería facilitarse que los niños visiten a su madre tanto tiempo como el estado físico de la enferma le permita tolerar (el estado de la enferma, no el prejuicio o la comodidad del personal sanitario).

Una cesárea es una intervención seria de cirugía abdominal. Si una mujer que ha dado a luz por cesárea puede tener a su recién nacido en su habitación y darle el pecho, una mujer operada de apendicitis, vesícula o quiste de ovario puede tener en su habitación a su bebé de cuatro o de quince meses y darle el pecho.

Probablemente, la madre también descansa mejor si puede ver con frecuencia a su hijo que si no lo ve en varios días.

En caso de intervención quirúrgica, puede dar el pecho tan pronto como despierta de la anestesia (lo que indica que ya ha eliminado casi todo el anestésico).

Si el ingreso es programado, además de retrasarlo lo más posible, puede sacarse leche unos días antes y dejarla en el congelador, para aquellos periodos en que sea imposible dar el pecho (cuando el bebé ya es mayor y toma papillas, probablemente ya no es necesario sacarse leche). Pregunte en los distintos hospitales de su ciudad, y elija el que le dé más facilidades para estar con su hijo. Si hay prohibiciones sin fundamento, este es el momento de hablar con el director, el jefe de servicio o con quien haga falta para hacer valer sus derechos.

Si durante varias horas va a resultar materialmente imposible dar el pecho (porque estará en quirófano, o en recuperación, o haciéndose pruebas...), es importante que le vacíen los pechos para que su estado no se complique con una ingurgitación o una mastitis. Que sus familiares se lo recuerden a las enfermeras.

Colitis ulcerosa
(cómo buscar información en Internet)

No podemos hablar una por una de todas las enfermedades que podría llegar a tener una madre mientras lacta, así que tendrá que aprender cómo buscar información por sí misma. Usaremos la colitis ulcerosa como ejemplo práctico.

Internet es una fuente inagotable de información. Por desgracia, cualquiera puede publicar cualquier tontería, y hay que saber encontrar y reconocer la información seria.

Para saber más sobre la enfermedad, es buena idea empezar por Medline Plus, un buscador de información para no profesionales del gobierno norteamericano. Sólo da información seria:

HTTP://MEDLINEPLUS.GOV/SPANISH/

Verá que se puede buscar en inglés o en español. Si puede leer inglés, pruebe con los dos idiomas, porque sólo una parte de la información está traducida.

Otras páginas ofrecen información para médicos muy completa. Pero antes de meterse a leer información para médicos, recuerde que puede usar un lenguaje poco comprensible, que no está precisamente escrita para tranquilizar a los pacientes, y que es muy fácil caer en el síndrome del estudiante de medicina: imaginarse que tiene todos los síntomas que va leyendo.

Por ejemplo, emedicine.com ofrece excelentes artículos muy completos:

WWW.EMEDICINE.COM/MED/TOPIC2336.HTM

Es probable que con todo esto aún no haya encontrado la respuesta exacta a la pregunta *¿puedo dar el pecho?* Es una cuestión altamente especializada, que ni siquiera se mencionará en muchos libros de texto de gastroenterología. Así que tendremos que ir a la fuente y buscar en Medline (pág. 296). Busque:

ULCERATIVE COLITIS AND (BREASTFEEDING OR BREAST-FEEDING OR LACTATION)

Encontrará 30 estudios (o más). Si repasa los resúmenes verá que sí, que puede dar el pecho aunque tenga colitis ulcerosa, que se han publicado estudios sobre muchas mujeres que así lo han hecho, que la mayor parte de los fármacos usados son compatibles con la lactancia. También descubrirá que la lactancia materna disminuye el riesgo de colitis ulcerosa y enfermedad de Crohn en el bebé, lo que sin duda hay que tener en cuenta cuando le dicen alegremente que no dé el pecho. Puede imprimir los resúmenes más interesantes y llevárselos a su médico.

CAPÍTULO QUINCE

Circunstancias especiales

Gemelos

Es perfectamente posible dar el pecho a gemelos. De hecho, se conocen muchos casos de lactancia materna exclusiva de trillizos, y alguno de cuatrillizos.

Cualquier madre puede producir leche para dos niños. El secreto es el mismo que con uno solo: empezar lo antes posible y dar el pecho con frecuencia en buena posición. El mayor obstáculo no es la falta de leche, sino la cantidad de gente (incluyendo profesionales de la salud) que le dirán que no se puede.

Al principio, sobre todo si la madre es inexperta, probablemente le será más fácil darles el pecho por separado. Cuando ya domina la técnica, puede resultarle más cómodo darles a los dos a la vez. Pueden alternarse pechos, pero a veces cada niño tiene *su* pecho favorito, lo que tampoco es ningún problema (algunos libros antiguos advierten que, si el niño mama siempre del mismo lado, verá siempre a su madre con el mismo ojo, que se desarrollará mejor que el otro. Nos parece una advertencia absurda e infundada; el niño tiene todo el resto del día para ver a su madre con ambos ojos a la vez).

Por supuesto, tener gemelos es agotador, tanto con el pecho como con el biberón. Es fácil encontrar voluntarios para darles el biberón mientras usted hace la compra, pero lo que necesita es alguien que haga la compra (y la comida, y la limpieza) mientras usted da el pecho. Sobre todo al principio le va a quedar muy poco tiempo libre. Si sabe que está embarazada de gemelos, procure contactar con un grupo de madres y hablar con otras madres de gemelos, y piense en quién la ayudará con la casa. Si no pueden ayudarla sus familiares, piense en contratar a alguien. No hay dinero mejor gastado.

Existe un grupo de apoyo específico para madres de gemelos, trillizos o más, Multilacta (www.multilacta.org).

Prematuros

Cuando la madre da a luz antes de tiempo, su leche es distinta. Durante varias semanas contiene más proteínas, calcio, sodio y otros nutrientes que la leche materna normal. Está especialmente adaptada a las necesidades de un bebé prematuro.

Conviene empezar a sacarse leche a las pocas horas del parto, en cuanto sea físicamente capaz. Es más eficaz sacarse varias veces al día (seis u ocho) pero poco tiempo cada vez. Probablemente en pocos días le sobrará leche; los prematuros comen muy poquito. La leche sobrante se guarda congelada para más adelante.

Antiguamente no se les dejaba mamar hasta que eran capaces de tomar un biberón sin problemas. Ahora sabemos que era un error. Tomar el pecho es mucho más fácil que tomar el biberón; en los prematuros, la frecuencia cardiaca y respiratoria y el nivel de oxígeno en la sangre son más normales cuando toman el pecho, y pueden hacerlo mucho antes.

En muchos hospitales (y esperemos que algún día sea en todos) se practica el método canguro: el bebé se saca de la incubadora y se pone en contacto piel con piel con su madre. Se ha llegado a hacer con prematuros de menos de veintiséis semanas y menos de 600 gramos. En contacto con su madre, los prematuros mantienen mejor la temperatura, respiran mejor, engordan más, tienen menos infecciones y su desarrollo psicomotor es mejor. La madre se siente mucho más confiada, y le sale mucha más leche.

Si en su hospital todavía no lo hacen, insista y páseles información. Plantee objetivos sencillos a corto plazo: «No, no pretendo que cambien el tratamiento de todos los prematuros. Pero ¿no podría tener a mi bebé en brazos tres horitas esta tarde?».

En Alemania, Sontheimer y colaboradores han transportado a los prematuros en contacto piel con piel, sin incubadora, hasta a 400 kilómetros de distancia con excelentes resultados. Una ventaja nada desdeñable de este modo de transporte es que la madre se traslada junto con su hijo; demasiadas veces la madre se tiene que quedar en un pequeño hospital comarcal, sola y angustiada, mientras su hijo es trasladado a un centro de alta tecnología.

LUDINGTON-HOE SM, FERREIRA C, SWINTH J, CECCARDI JJ. SAFE CRITERIA AND PROCEDURE FOR KANGAROO CARE WITH INTUBATED PRETERM INFANTS. *J OBSTET GYNECOL NEONATAL NURS* 2003;32:579-88.

LUDINGTON-HOE SM, ANDERSON GC, SWINTH JY, THOMPSON C, HADEED AJ. RANDOMIZED CONTROLLED TRIAL OF KANGAROO CARE: CARDIORESPIRATORY AND THERMAL EFFECTS ON HEALTHY PRETERM INFANTS. *NEONATAL NETW* 2004;23:39-48.

FELDMAN R, EIDELMAN AI, SIROTA L, WELLER A. COMPARISON OF SKIN-TO-SKIN (KANGAROO) AND TRADITIONAL CARE: PARENTING OUTCOMES AND PRETERM INFANT DEVELOPMENT. *PEDIATRICS* 2002;110:16-26.

HTTP://PEDIATRICS.AAPPUBLICATIONS.ORG/CGI/CONTENT/FULL/110/1/16

HURST NM, VALENTINE CJ, RENFRO L, BURNS P, FERLIC L. SKIN-TO-SKIN HOLDING IN THE NEONATAL INTENSIVE CARE UNIT INFLUENCES MATERNAL MILK VOLUME. *J PERINATOL* 1997;17:213-17.

SONTHEIMER D, FISCHER CB, BUCH KE. KANGAROO TRANSPORT INSTEAD OF INCUBATOR TRANSPORT. *PEDIATRICS* 2004;113:920-3.

HTTP://PEDIATRICS.AAPPUBLICATIONS.ORG/CGI/CONTENT/FULL/113/4/920

CLOSA MONASTEROLO R, MORALEJO BENÉITEZ J, RAVÉS OLIVÉ MM, MARTÍNEZ MARTÍNEZ MJ, GÓMEZ PAPÍ A. MÉTODO CANGURO EN RECIÉN NACIDOS PREMATUROS INGRESADOS EN UNA UNIDAD DE CUIDADOS INTENSIVOS NEONATAL. *AN ESP PEDIATR* 1998;49: 495-8.

CATTANEO A, DAVANZO R, UXA F, TAMBURLINI G. RECOMMENDATIONS FOR THE IMPLEMENTATION OF KANGAROO MOTHER CARE FOR LOW BIRTHWEIGHT INFANTS. *ACTA PÆDIATR* 1998; 87: 440-5.

HUMANE NEONATAL CARE INITIATIVE. WWW.HNCI.EE
FUNDACIÓN CANGURO

HTTP://KANGAROO.JAVERIANA.EDU.CO/

CAPÍTULO DIECISÉIS

Enfermedades del bebé

Ictericia

La ictericia es la coloración amarillenta de la piel y las mucosas (se nota especialmente en el blanco del ojo) debida a la acumulación de bilirrubina.

La bilirrubina es un derivado de la hemoglobina. Los glóbulos rojos (eritrocitos o hematíes), que contienen hemoglobina, tienen una vida muy corta, sólo cuatro meses. Mueren y son sustituidos por otros nuevos. La hemoglobina, cuando no está dentro del glóbulo rojo, es tóxica, y el organismo se da mucha prisa en destruirla. Se separa la parte proteica, se separa el hierro (que se recicla para formar nuevos glóbulos rojos), y lo que queda se convierte en bilirrubina. Tanto trabajo para nada, porque sigue siendo tóxica, y hay que expulsarla.

La bilirrubina es liposoluble (soluble en grasas), y por tanto no se puede eliminar ni por la orina ni por la bilis, porque ambas son agua con cosas disueltas. Por suerte, el hígado es capaz de unir (conjugar) la bilirrubina con otras sustancias; la bilirrubina conjugada sí que se disuelve en el agua, y se elimina por la bilis. El color típico de las heces se debe a la bilirrubina (por eso, en algunas enfermedades del hígado, las deposiciones son blancas).

La bilirrubina conjugada no se puede absorber en el intestino. Pero dentro del intestino, parte de la bilirrubina se desconjuga, vuelve a ser liposoluble y se vuelve a absorber. Es el ciclo enterohepático de la bilirrubina.

Todo esto ocurre en niños y adultos. Pero no en los fetos. El feto no hace caca dentro del útero (en algunos casos hace, el último día, durante el parto, y eso indica sufrimiento fetal), y por tanto no puede eliminar la bilirrubina por la bilis. La bilirrubina del feto tiene que pasar a través de la placenta, y es el hígado de la madre el que la elimina. Y para atravesar la placenta tiene que ser liposoluble. El hígado del feto no puede conjugar la bilirrubina. Nada, ni un poquito. Porque toda la bilirrubina que conjugase se quedaría allí, sin poder atravesar la placenta, y se iría acumulando hasta matarle.

De pronto el niño nace, y todo cambia. Sus pulmones estaban llenos de agua, y ahora tienen que llenarse de aire. Recibía todo su alimento a través de la placenta, y ahora tiene que comer, digerir y metabolizar la comida. Sus riñones no expulsaban sustancias tóxicas (el líquido amniótico es básicamente orina del feto..., pero no contiene nada tóxico, porque se lo tiene que volver a beber), y ahora tienen que empezar a hacerlo. Y al mismo tiempo, el hígado tiene que ponerse a conjugar la bilirrubina. Todos esos cambios los hacen los recién nacidos al mismo tiempo, tan rápido y tan bien que la mayoría no tienen ningún problema.

Durante un tiempo, el hígado no funciona al cien por cien de su capacidad. Se pone en marcha lentamente, y durante esos días la bilirrubina se acumula y los bebés se ponen un poco amarillitos. Nada importante. Probablemente, esa lenta activación del hígado no es un fallo de diseño, sino que está hecha a propósito. La bilirrubina no es buena para el adulto, pero en el recién nacido actúa como antioxidante. Al recién nacido le conviene estar un poco amarillo, pero no mucho. Un exceso muy grande de bilirrubina puede dañar gravemente al cerebro (quernícterus).

Lo que no había previsto la naturaleza es que separásemos al recién nacido de la madre, le diéramos chupetes y biberones y no le dejásemos mamar más que cada cuatro horas. Los bebés que maman poco hacen caca pocas veces al día, y por lo tanto la bilirrubina que ya había sido conjugada y expulsada con la bilis permanece en el intestino durante muchas horas, y se reabsorbe. El hígado no da abasto a conjugar a toda esa bilirrubina que vuelve desde el intestino, y el bebé se pone más ictérico. Eso es lo que se conoce como ictericia de la lactancia materna (*breastfeeding jaundice*), aunque algunos sugieren que se debería llamar más bien *ictericia por falta de lactancia materna*. La mejor manera de evitar que la ictericia aumente es iniciar bien la lactancia: primera toma en sala de partos, bebé en la habitación de la madre las veinticuatro horas, lactancia a demanda, enfermeras y comadronas que sepan ayudar a la madre a colocar bien a su hijo al pecho.

Como un poco de bilirrubina es buena para el bebé, la leche materna contiene una sustancia que facilita la desconjugación de la bilirrubina en el intestino. Mientras que la ictericia desaparece completamente en una semana o así en los niños que toman el biberón, los niños de pecho pueden estar visiblemente amarillos varias semanas, e incluso dos o tres meses. Es lo que se llama ictericia de la leche materna (*breast milk jaundice*). Es un lío terrible, y quiero pensar que de aquí a pocos años algún científico americano les cambiará el nombre, pero de momento es lo que hay.

Algunos pediatras, faltos de experiencia con lo que es un niño de pecho normal (hace años había tan pocos...), se asustan con la ictericia prolongada, y se empeñan en hacer análisis y más análisis. No es necesario. Cuando un bebé parece muy amarillo, se le pide un análisis, y si la cifra es realmente alta (digamos 18 mg/dl), es razonable volverla a medir al cabo de un par de días para asegurarse de que no sube aún más. Pero si comprobamos que ha bajado un poco, ya está. No hace falta repetir los análisis para comprobar que está a 16, a 13, a 11, a 8,5, a 7... Ya sabemos que irá bajando lentamente, y que puede tardar varias semanas.

Casi la tercera parte de los niños sanos que están más de un mes amarillos tienen el síndrome de Gilbert. Se trata de una variación genética (no es una enfermedad, pueden vivir cien años) que afecta a la conjugación de la bilirrubina en el hígado. Es hereditario. Los adultos con síndrome de Gilbert pueden tener ataques de ictericia leve intermitente, a veces coincidiendo con otras enfermedades (una gripe o algo así). El problema es que cada vez el médico se asusta y empieza a pedir análisis pensando que es una hepatitis. Es un descanso saber qué es lo que tiene y no preocuparse más. Si en su familia hay casos conocidos de Gilbert (o si hay casos sospechosos, gente que de vez en cuando se pone ictérica y nunca le encuentran nada), dígaselo a su pediatra.

Como la bilirrubina no se elimina por la orina, sino por el hígado, beber más agua no sirve de nada. El suero glucosado no sirve para prevenir ni para tratar la ictericia.

Cuando los niveles de bilirrubina son muy altos, se practica la fototerapia. La luz de unas lámparas especiales actúa sobre la piel, destruyendo la bilirrubina. No hay ningún motivo para que el bebé ingrese en la unidad de prematuros si sólo necesita fototerapia; las lámparas de fototerapia tienen ruedas, y se pueden llevar a la habitación de la madre. Insista para que dejen al niño en su habitación. Hay que darle el pecho muy frecuentemente, primero, para que le baje la bilirrubina, y segundo, porque con el calor de los focos el bebé necesita más líquido (generalmente será suficiente con darle mucho pecho, pero en algún caso puede que haya que darle agua). Hace décadas se pensaba que, en caso de ictericia, había que dejar el pecho durante uno o dos días. Aún quedan médicos que lo recomiendan, pero se ha demostrado que no es necesario. Cuando la ictericia es debida a otra enfermedad, o a incompatibilidad de Rh, tampoco hay que interrumpir la lactancia.

En rarísimos casos, cuando los niveles de bilirrubina son tan altos que hay un serio peligro para el bebé, hay que hacer una exsanguinotransfusión, sacarle toda la sangre y cambiársela por sangre nueva. Es muy raro que eso ocurra en una ictericia *normal*, simplemente debida a que el niño mama poco (lo que llamamos ictericia fisiológica o parafisiológica, *casi normal*). Pero hay otras muchas causas de ictericia: problemas de Rh y grupo sanguíneo, problemas del hígado, infecciones... En el hospital, según la edad del bebé y otros síntomas, ya se encargarán de hacerle las pruebas oportunas para asegurarse de que no tiene nada serio.

Hoy en día, en niños sanos de tres o cuatro días, no se suele hacer fototerapia hasta que la bilirrubina sube a 20, o exsanguino hasta que sube a 25 o más. Antiguamente se hacía la fototerapia mucho antes, pero se ha visto que no es necesario. Ahora bien, en niños enfermos, o prematuros, o que tienen menos de tres días, la ictericia es más peligrosa y hay que tratarla antes.

Hoy en día, los niños se van del hospital tan pronto que todavía no se han puesto amarillos. Fíjese en el color de su hijo cuando se va del hospital: la cabecita, los pies, los ojos. Si en casa, al cabo de unos días, lo ve claramente más amarillo, acuda al centro de salud más cercano o vuelva al hospital. Hay que mirar siempre con buena luz natural, la luz artificial a veces es amarillenta y engaña mucho.

Todavía hay muchos médicos y enfermeras que recomiendan a la madre poner a su hijo al sol para que le baje la ictericia. Es un error. En el hospital, cuando hay que hacer fototerapia, se hace veinticuatro horas al día (sólo se saca al bebé de debajo de la lámpara para darle de comer). Pero un bebé no debería estar al sol más de diez minutos sin un protector solar de factor 30 o más; si se le deja una hora al sol sin protección puede sufrir graves quemaduras... y sin embargo la ictericia aún no le habría bajado, porque con una hora no es suficiente. No haga caso; o su hijo necesita fototerapia (y entonces se la tendrán que hacer en el hospital), o no la necesita (y entonces tampoco necesita tomar el sol). Lo que necesita es mucho pecho.

AMERICAN ACADEMY OF PEDIATRICS SUBCOMMITTEE ON HYPERBILIRUBINEMIA. «MANAGEMENT OF HYPERBILIRUBINEMIA IN THE NEWBORN INFANT 35 OR MORE WEEKS OF GESTATION». *PEDIATRICS* 2004;114:297-316.
HTTP://AAPPOLICY.AAPPUBLICATIONS.ORG/CGI/CONTENT/FULL/PEDIATRICS;114/1/297
AMERICAN ACADEMY OF PEDIATRICS. LA ICTERICIA Y SU BEBÉ
WWW.AAP.ORG/FAMILY/JAUNDICEFAQSPANISH.HTM
JOHNSTON RV, ANDERSON JN, PRENTICE C. IS SUNLIGHT AN EFFECTIVE TREATMENT FOR INFANTS WITH JAUNDICE? *MED J AUST* 2003;178:403.
WWW.MJA.COM.AU/PUBLIC/ISSUES/178_08_210403/JOH10652_FM.HTML

Síndrome de Down

Los niños con síndrome de Down pueden tener dificultades para mamar. Tienen hipotonía, por lo que maman débilmente y se *caen* del pecho si no se les sujeta bien. Tienen la lengua muy grande (macroglosia), por lo que el pecho a veces no entra bien en la boquita. Muchos tienen también una cardiopatía, y se cansan mientras maman.

Pero al mismo tiempo, la lactancia materna es especialmente beneficiosa para ellos: protege contra las infecciones (a las que estos niños están predispuestos) y facilita el vínculo afectivo (es muy duro tener un hijo con una malformación, y muchas madres sienten cierto rechazo. No se avergüence, es normal. Lo superará con muchos brazos y muchos mimos). Además, los niños con cardiopatías se fatigan al mamar, pero se fatigan aún más con el biberón (y se afecta su frecuencia cardiaca, su saturación de oxígeno...).

Es muy importante conseguir una posición óptima al pecho. Las tomas pueden ser muy largas. Puede que le sea útil la compresión del pecho (pág. 101) mientras su hijo mama. En una mala, puede que tenga que sacarse leche y dársela después de la toma con un vasito o con un cuentagotas.

Los niños con síndrome de Down nunca engordan normalmente, no siguen las gráficas de peso. Cuando son adultos, su talla es inferior a la normal. Por lo tanto, no se asuste si de bebé le dicen que engorda poco. Eso no es motivo para destetarlo. Encontrará curvas de crecimiento especiales para niños con síndrome de Down en:

WWW.FCSD.ORG/CAS/REVISTA/DOWNLOADS.HTM
BREASTFEEDING & DOWN SYNDROME RESOURCES
WWW.KELLYMOM.COM/BABYCONCERNS/DOWN-SYNDROME.
HTML
FUNDACIÓ CATALANA SÍNDROME DE DOWN. WWW.FCSD.ORG

Labio leporino

El labio leporino es una hendidura en el labio superior, debajo de la nariz. A veces hay un agujero bastante grande.

Hay pocos problemas para la lactancia. En la mayoría de los casos, el mismo pecho se adapta al defecto y lo tapa durante la toma. Cuando el defecto es grande y el pecho no se adapta bien, puede pasar aire por el orificio, lo que dificulta la succión (el bebé traga aire, y, además, no puede ejercer presión suficiente para mantener el pezón en su sitio); normalmente podrá solucionarlo usted misma tapando el hueco con su pulgar durante la toma.

El labio leporino se puede operar en las primeras semanas, y el niño puede mamar tan pronto como despierta de la anestesia. No es necesario ni conveniente tenerlo unas horas sin mamar (véase más abajo *paladar hendido*).

Cuanto antes empiezan a mamar tras la operación, antes aumentan de peso y antes se van a casa.

WEATHERLEY-WHITE RC, KUEHN DP, MIRRETT P, GILMAN JI, WEATHERLEY-WHITE CC. EARLY REPAIR AND BREAST-FEEDING FOR INFANTS WITH CLEFT LIP. PLAST RECONSTR SURG 1987;79: 879-87.
CHILDRENS HOSPITALS AND CLINICS. BREASTFEEDING AN INFANT WITH CLEFT LIP.
HTTP://XPEDIO02.CHILDRENSHC.ORG/STELLENT/GROUPS/PUBLIC/@MANUALS/@PFS/@NUTR/DOCUMENTS/POLICYREFERENCEPROCEDURE/018722.PDF

Paladar hendido

A veces, en el desarrollo del feto, las dos piezas que forman el paladar no se juntan bien en el centro, y queda un orificio más o menos grande que comunica la cavidad bucal con las fosas nasales. A veces se acompaña de labio leporino. El problema es que la comida se puede ir por el otro agujero y llegar al pulmón (aspiración), provocando neumonías por cuerpo extraño.

Se ha demostrado que los niños con paladar hendido que toman leche materna sufren menos otitis (a las que también están muy predispuestos). Además, en caso de aspiración, la leche artificial es una sustancia extraña que se infecta con facilidad, mientras que la leche materna está cargada de anticuerpos y glóbulos blancos, y es más difícil que provoque una neumonía.

Es muy importante que un recién nacido con paladar hendido tome leche materna, por cualquier método.

Algunos niños consiguen mamar directamente del pecho, colocándolos en posición muy vertical (sentados a caballito sobre el muslo de la madre). Es mucho más fácil que mamen si se tapa el orificio con una prótesis blanda (placa de Hotz); es como un parche de silicona que se hace a medida y se adapta al orificio. Si no se lo proponen, pregunte a su médico; puede imprimir el artículo que citamos más abajo (está en Internet) y llevárselo.

Otros niños no pueden mamar de ninguna manera; hay que darles la leche por sonda, o con un biberón especial para estos casos, o a veces con un biberón normal... Todos los métodos tienen sus problemas y sus inconvenientes. Si su hijo se atraganta menos con el biberón, pues dele el biberón... pero con leche materna dentro. Ya podrá ponerlo directamente al pecho más adelante, cuando se opere.

Estos niños suelen aumentar poco de peso, porque les cuesta comer. Si toma pecho pero engorda poco, sáquese más leche e intente dársela después con cualquier método. Verá que pronto se saca más leche de la que el niño admite; le sobrará leche. Por lo tanto, darle leche artificial no es la solución. Es más, a un niño que ya tiene problemas de peso le pueden fastidiar bastante los virus, diarreas y otitis que son más frecuentes con la lactancia artificial.

Después de la intervención quirúrgica, era costumbre alimentar a estos niños con cucharilla o por sonda, evitando el pecho y el biberón por temor a que se saltasen los puntos con el movimiento. Pero los puntos se moverán mucho más si el niño llora. Así que lo mejor es meterle el pecho en la boca en cuanto se despierte de la anestesia, para que no llore. Se ha demostrado que pueden tomar el pecho inmediatamente después de la intervención y que así engordan más y no se les saltan los puntos.

ROBERTS J, HAWK K. CLEFT LIP AND PALATE NEW BEGINNINGS 2002;19:88.
WWW.LLLI.ORG/NB/NBMAYJUN02P88.HTML
KOGO M, OKADA G, ISHII S, SHIKATA M, IIDA S, MATSUYA T. BREAST FEEDING FOR CLEFT LIP AND PALATE PATIENTS,

USING THE HOTZ-TYPE PLATE. CLEFT PALATE CRANIOFAC J
1997;34:351-3.
HTTP://WWW.NCBI.NLM.NIH.GOV/PUBMED/9257027
0: BFFCLA%3E2.3.CO%3B2
DARZI MA, CHOWDRI NA, BHAT AN. BREAST FEEDING OR
SPOON FEEDING AFTER CLEFT LIP REPAIR: A PROSPECTIVE,
RANDOMISED STUDY. BR J PLAST SURG 1996;49:24-6.

Fenilcetonuria

Es una rarísima enfermedad metabólica. Los niños que la
sufren deben tomar una leche especial sin fenilalanina (un
aminoácido), pero también deben tomar cierta cantidad
de leche normal, porque cierta cantidad de fenilalanina es
imprescindible para la vida. La leche materna lleva menos
fenilalanina que la de vaca; por tanto, estos niños necesitan menos leche especial cuando toman el pecho que
cuando toman el biberón.

CORNEJO V, MANRÍQUEZ V, COLOMBO M, MABE P, JIMÉNEZ
M, DE LA PARRA A, VALIENTE A, RAIMANN E. FENILQUETO-
NURIA DE DIAGNÓSTICO NEONATAL Y LACTANCIA MATER-
NA. *REV MED CHIL* 2003;131:1280-7.
WWW.SCIELO.CL/PDF/RMC/V13N11/ART08.PDF

Mandíbula pequeña

Algunos niños nacen con la mandíbula inferior demasiado
pequeña (retrognatia o micrognatia), como en el síndrome
de Pierre Robin. Les cuesta mamar porque no pueden abarcar suficiente porción de pecho para poner la lengua en su
sitio. A veces hay que sacarse leche y dársela con un vaso.
En otros es posible ayudar al niño colocándolo en posición
vertical durante la toma y sujetando su mandíbula con el

pulgar y el índice, al tiempo que la palma de la mano soporta el pecho, y comprimiendo el pecho durante la toma.

LANDIS J. PIERRE ROBIN SEQUENCE. *LEAVEN* 2001;37:111-112.
WWW.LLLI.ORG/LLLEADERWEB/LV/LVOCTNOV01P111.HTML

Problemas neurológicos

La hipotonía, la hipertonía o la falta de coordinación pueden dificultar la lactancia.

Los niños hipotónicos suelen mamar mejor si están en posición horizontal sobre una almohada, con la cabeza y el culito casi al mismo nivel. Puede ser útil sujetar su mandíbula con el pulgar y el índice, al tiempo que la palma de la mano soporta el pecho, y comprimir el pecho durante la toma.

CHILDRENS HOSPITALS AND CLINICS. BREASTFEEDING AN INFANT WITH NEUROLOGICAL PROBLEMS.
HTTP://XPEDIO02.CHILDRENSHC.ORG/STELLENT/GROUPS/
PUBLIC/@MANUALS/@PFS/@NUTR/DOCUMENTS/
POLICYREFERENCEPROCEDURE/018724.PDF

Cardiopatía congénita

Los niños con cardiopatía congénita mantienen una mejor saturación de oxígeno cuando toman el pecho que cuando toman el biberón. Es decir, se fatigan más con el biberón que con el pecho. Puede ser útil comprimir el pecho durante la toma.

MARINO BL, O'BRIEN P, LORE H. OXYGEN SATURATIONS DURING BREAST AND BOTTLE FEEDINGS IN INFANTS WITH CONGENITAL HEART DISEASE. *J PEDIATR NURS* 1995;10:360-4.

Diarrea

Cuando yo era niño, la diarrea, cualquier diarrea, se trataba con antibióticos. Todavía recuerdo los que me daba mi padre, el Sulfatalidín®, que sabía a rayos. No era necesario ni ir al médico; mis padres jamás se hubieran atrevido a darme por su cuenta un antibiótico para las anginas, pero lo de la diarrea lo sabía todo el mundo. Sin embargo, no recuerdo de mi infancia una dieta especial para la diarrea. Te tomabas la pastilla, y ya está.

Cuando, años más tarde, los médicos quisieron convencer a la población (y a algunos de sus propios colegas, más reticentes) de que los antibióticos para la diarrea son inútiles y a veces perjudiciales, parece que se sintieron obligados a dar algo a cambio: la *dieta astringente*. La dichosa dieta ya era invento antiguo, pero sin duda los pediatras de los años setenta y ochenta contribuyeron mucho a su difusión. «¿Y no le da antibiótico para la diarrea?» «No, señora, lo que hay que hacer es una dieta bien hecha, y ya verá como se le cura la diarrea.» Suena mejor que «no, señora, la diarrea se cura sola y no hace falta hacer nada», ¿verdad? Sin la dieta, la mitad de las madres se habrían ido a la farmacia muy enfadadas a comprar ellas mismas el antibiótico. Con el tiempo, muchos médicos se llegaron a creer lo de la dieta.

Básicamente (hay variaciones) la dieta consistía en estar veinticuatro horas sin comer nada sólido (sólo agua de arroz y agua de zanahorias), y luego seguir con arroz y zanahorias hervidas, pollo hervido o a la plancha, pescado hervido, manzana al horno, plátano maduro y pan tostado. Nada de leche, y mucho menos leche materna (que es tóxica, como todo el mundo sabe). Nunca entendí por qué el pollo no podía ser asado o frito, por qué la manzana no podía estar cruda o por qué había que tostar el pan, pero así eran las cosas. Cuando la diarrea se prolongaba, había que hacer la dieta más estricta, quitando el pollo y el pescado y tal vez la tostada.

Resultado: el pobre niño estaba muerto de hambre, porque le daban muy poca comida, y la poca que le daban era pobre en grasas y en proteínas, y estaba tan mala que ya costaría un esfuerzo comérsela estando sano, no digamos cuando te encuentras mal y con la tripa revuelta. El niño perdía peso (consecuencia inevitable cuando no se come) y, paradójicamente, la diarrea empeoraba. Porque la dieta se basaba en el conocido principio: «De donde no hay, no sale»; o «si no come, no hace caca», pero las cosas no son tan sencillas. En la diarrea se destruyen las células de la mucosa intestinal, y hace falta materia prima (proteínas y nutrientes) para regenerarlas.

Hoy en día, el tratamiento correcto de la diarrea es:

— Si toma pecho, seguir con el pecho. Cuanto más, mejor. Sin ninguna espera y ninguna interrupción. Procure que mame más a menudo de lo normal, ofrézcale el pecho aunque no lo pida.

— Si toma biberones, seguir con los biberones, preparados igual que siempre (nada de hacerlos diluidos, con más agua y menos polvo, y nada de prepararlos con agua de arroz o con otros líquidos en vez de agua normal). En algunos casos, el médico le recomendará una leche sin lactosa; pero de entrada se suele usar la leche normal.

— Si la diarrea es seria (que aquí llamamos diarrea a tres caquitas mal contadas...), además del pecho o del biberón ofrézcale suero de rehidratación oral. Son unos sobres (Sueroral®) que se compran en la farmacia y hay que diluir tal como explican las instrucciones. Si no se lo quiere tomar, será porque no lo necesita.

— Si tomaba papillas y otros alimentos, seguir con las mismas papillas. No hace falta que coma arroz, se curará igual comiendo macarrones o lentejas. Si le duele la barriga, no querrá comer mucho, ofrézcale con frecuencia. Por otra parte, no le dé arroz, ni agua de arroz, ni zanahorias, si no estaba comiendo esos alimentos habitualmente. No es buena idea introducir un alimento nuevo precisamente cuando el niño está con diarrea.

— Si vomita, es igual. Siga dándole el pecho y la rehidratación oral. Si toma 100 y vomita 80, al menos le quedan 20 dentro. Si no toma nada, no le queda nada dentro. Si las deposiciones son muy abundantes y vomita mucho, vaya al médico (pero no deje de darle pecho y rehidratación oral por el camino).

ROMÁN RIECHMANN E, BARRIO TORRES J. DIARREA AGUDA (PROTOCOLO DE LA ASOCIACIÓN ESPAÑOLA DE PEDIATRÍA) WWW.AEPED.ES/PROTOCOLOS/GASTROENTERO/2.PDF

Intolerancia a la lactosa

La intolerancia a la lactosa no tiene nada que ver con la alergia a la leche. No existe la alergia a la lactosa, es imposible. La alergia a la leche es alergia a las proteínas de la leche, y puede ser una enfermedad grave. Algunos niños que tienen síntomas de alergia a la leche tienen las pruebas de alergia negativas, algunos médicos le llaman a eso «intolerancia a las proteínas de la leche de vaca», que es una manera de decir: «Creo que tiene alergia, pero no lo puedo demostrar.»

La intolerancia a la lactosa no es alergia. Después de la edad de destete, la intolerancia a la lactosa es sencillamente normal; los raros somos nosotros, los que podemos tomar leche de adultos debido a una mutación (pág. 202). Pero a veces, en los bebés y niños pequeños, se produce una intolerancia secundaria a la lactosa cuando tienen diarrea. Se cura sola en unos días, y en todo caso es una enfermedad leve. Cuando el niño toma el biberón, a veces se le da una leche sin lactosa; pero con el pecho no suele haber problemas. Siga dando el pecho normalmente.

La lactosa en la leche materna no tiene nada que ver con que la madre tome o deje de tomar leche. La lactosa no se absorbe (ese es el problema de la intolerancia: o la lactosa se digiere y se destruye, o no se puede absorber), aunque la madre tome litros y litros de leche de vaca, en su sangre no hay ni una molécula de lactosa. La lactosa de la leche materna se fabrica en el mismo pecho, y se fabrica igual aunque la madre no tome leche.

Existe una rarísima intolerancia primaria a la lactosa, una enfermedad congénita que se puede tratar dando al bebé la enzima lactasa junto con la leche materna.

Galactosemia

La galactosemia es una grave enfermedad congénita (cataratas, ictericia, retraso mental, cirrosis, poco aumento de peso, vómitos, hipoglucemia...). Afecta aproximadamente a uno de cada 50.000 recién nacidos.

Los niños que tienen galactosemia no pueden tomar el pecho, ni tampoco la leche de biberón normal. Deben tomar una leche completamente exenta de lactosa. Es una contraindicación absoluta.

La galactosemia no tiene nada que ver con la intolerancia secundaria a la lactosa, un problema leve y transitorio que no contraindica en modo alguno la lactancia. El único motivo por el que menciono la galactosemia en este libro es para que no las confunda (ni se deje confundir por alguien que las haya confundido), porque en la intolerancia (secundaria) a la lactosa se puede dar el pecho sin problemas.

Alergia a la leche y otros alimentos

Un lactante puede tener alergia a algo que ha comido su madre. La causa más frecuente es la leche de vaca, pero también pueden ser los huevos, el pescado, la soja, los frutos secos... o cualquier otro alimento.

Los síntomas pueden ser variados. Un eccema atópico importante, llanto inconsolable, diarrea, sangre en las heces, rechazo del pecho. A veces el niño parece insaciable: mama dos minutos, suelta el pecho llorando, como no ha mamado bastante vuelve a pedir al poco rato, lo vuelve a soltar..., parece que se pelee con el pecho.

Es un error atribuir cualquier problema del bebé a la alergia. Estamos hablando de llanto intenso o de rechazo del pecho continuo en prácticamente todas las tomas durante días y semanas, no de alguna molestia ocasional.

Ante una sospecha fundada de alergia, la madre debería dejar de tomar leche de vaca durante al menos siete o diez días. Se han detectado proteínas de la vaca en la leche materna incluso cuatro días después de eliminar la leche de su dieta. Si el bebé no mejora, pues no sería la leche (si los síntomas de alergia parecen claros, se puede probar con otros alimentos). Si mejora (a veces es inmediato, y a veces lleva unos días), puede ser por la leche, o por pura casualidad. Es preciso comprobarlo, volviendo a tomar leche. Hay demasiadas madres que dejan de tomar leche u otros alimentos durante meses o años, sin suficiente comprobación y sin motivo justificado. Si la madre vuelve a tomar leche y el niño sigue bien, pues fue casualidad; puede seguir tomando leche. Si los síntomas reaparecen, deberá evitar el alimento en cuestión durante años, háblelo con su pediatra (es posible que quiera hacerle pruebas de alergia al bebé).

En esto de las alergias no valen las medias tintas. Tomar poca leche no sirve de nada, probablemente el niño no acabe de mejorar y nunca salga de dudas. Cuando suprima la leche, hágalo por completo. Lea las etiquetas; hay leche en muchas marcas de galletas, margarina, embutidos, bollería... (puede venir como *sólidos lácteos*, *lactosuero*, *proteínas lácteas*, *lactoproteínas*, *caseína*, *suero de leche*...). Al hacer la prueba de volver a tomar leche, no basta con cuatro gotas, porque igual no son suficientes para causar síntomas. Tome uno o dos vasos de leche al día.

Algunos niños son sensibles a varios alimentos, por lo que en muchos casos es útil eliminar al mismo tiempo la leche, los huevos, el pescado, la soja y los frutos secos (no tome leche de soja o de almendras cuando suprima la leche de vaca, porque también producen mucha alergia), además de cualquier alimento sospechoso en el caso concreto (si el padre es alérgico a las fresas, si el día que usted comió melocotones parece que el niño se puso peor...). Si su hijo mejora, vuelva a tomar los alimentos suprimidos de uno en uno y con intervalos de una semana, hasta descubrir cuál desencadena los síntomas.

Algunos médicos, cuando el bebé no mejora al suprimir la leche de la dieta de la madre, recomiendan destetar al niño y darle una leche hidrolizada. Es absurdo; antes de llegar a ese extremo hay que comprobar otras posibles causas de alergia. Algunos niños son alérgicos a varios alimentos a la vez. Unos pocos son alérgicos a muchos alimentos. Conocí a un bebé alérgico a la leche, el huevo, el pescado, el pollo, la ternera, el arroz, el trigo y otros alimentos. Sólo mejoró cuando la madre tomó, durante varios días seguidos, la leche hidrolizada que le habían recetado a su hijo, y nada más (es una dieta completa, si toma suficiente cantidad). Durante varios meses, la madre estuvo comiendo sólo leche hidrolizada, zanahorias, patatas, lentejas y carne de caballo, mientras su hijo tomaba leche materna, zanahorias, patatas, lentejas y carne de caballo (no es que

356

estos alimentos sean especialmente antialérgicos, simplemente son los que este niño toleraba, pero pueden causar alergia a otra persona).

El término *intolerancia a las proteínas de la leche de vaca* se usa cuando los síntomas son sugestivos de alergia a la leche, pero las pruebas de alergia son negativas. Esta situación es más frecuente en los síndromes digestivos, como la colitis (diarrea con sangre). Se ha de evitar la ingesta de leche, exactamente igual que cuando las pruebas de alergia son positivas. No confundir con la intolerancia a la lactosa.

En ocasiones, el estreñimiento crónico, incluso en niños con lactancia materna exclusiva, se debe a auténtica alergia a la leche de vaca, mediada por IgE.

Por supuesto, si a un niño le sienta mal lo que come su madre, peor le va a sentar lo que coma él directamente. La alergia a la leche de vaca se suele curar hacia los dos o cuatro años; no le dé ningún derivado lácteo hasta que se lo indique el médico. Adviértalo en la guardería, y a todos los familiares. Si un niño es alérgico a algún alimento, hay que tener especial cuidado al introducir la alimentación complementaria, siempre los alimentos de uno en uno y empezando con muy poca cantidad, para poder detectar cualquier problema.

Muchos médicos no saben que la alergia a la leche de vaca puede dar estreñimiento, creen que sólo da diarrea. Algunos médicos incluso le dirán que es imposible la alergia a algo que ha comido la madre. Aquí hay varios estudios científicos, por si tiene que convencer a alguien:

TORMO, R. ALERGIA E INTOLERANCIA A LA PROTEÍNA DE LA LECHE DE VACA (PROTOCOLO DE LA ASOCIACIÓN ESPAÑOLA DE PEDIATRÍA). WWW.AEPED.ES/PROTOCOLOS/GASTROENTERO/1.PDF
PUMBERGER W, POMBERGER G, GEISSLER W. PROCTOCOLITIS IN BREAST FED INFANTS: A CONTRIBUTION TO DIFFE-

RENTIAL DIAGNOSIS OF HAEMATOCHEZIA IN EARLY CHILD-
HOOD. *POSTGRAD MED* J 2001;77:252-4.
HTTP://PMJ.BMJJOURNALS.COM/CGI/CONTENT/
FULL/77/906/252
CLYNE PS, KULCZYCKI A. HUMAN BREAST MILK CONTAINS
BOVINE IGG. RELATIONSHIP TO INFANT COLIC? *PEDIATRICS*
1991;87:439-444.
IACONO G, CAVATAIO F, MONTALTO G, FLORENA A, TUMMI-
NELLO M, SORESI M ET AL. INTOLERANCE OF COW'S MILK
AND CHRONIC CONSTIPATION IN CHILDREN. *N ENGL J MED*
1998;339:1100-4.

Intervención quirúrgica

Antes de una operación, el paciente tiene que pasar muchas horas en ayunas. El objetivo es que el estómago esté vacío, para que no pueda vomitar durante la anestesia y ahogarse. Pero la leche materna se digiere mucho más deprisa que la fabada, y es un error tener a un niño pequeño tantas horas sin comer antes de una intervención.

Según la Sociedad Americana de Anestesiología, los niños de cualquier edad pueden tomar líquidos claros (agua, zumo, manzanilla) hasta dos horas antes de iniciar la anestesia; leche materna hasta cuatro horas antes, leche artificial y comidas ligeras (sin carne ni grasas) hasta seis horas antes. Muchos expertos creen que la leche materna se puede tomar hasta dos horas antes de la anestesia. Si tienen que operar a su hijo, pregunte con antelación cuántas horas ha de estar en ayunas. Si le dicen un montón de horas, imprima el siguiente documento de Internet y lléveselo al anestesista, al cirujano o a ambos:

AMERICAN SOCIETY OF ANESTHESIOLOGISTS TASK FORCE
ON PREOPERATIVE FASTING AND THE USE OF PHARMACOLO-
GIC AGENTS TO REDUCE THE RISK OF PULMONARY ASPIRA-

TION. PRACTICE GUIDELINES FOR PREOPERATIVE FASTING
AND THE USE OF PHARMACOLOGIC AGENTS TO REDUCE THE
RISK OF PULMONARY ASPIRATION: APPLICATION TO HEALTHY
PATIENTS UNDERGOING ELECTIVE PROCEDURES. 1999.
WWW.ASAHQ.ORG/PUBLICATIONSANDSERVICES/NPOGUIDE.HTML

Reflujo gastroesofágico

Todos los bebés vomitan, y por tanto todos tienen reflujo
gastroesofágico (en eso consiste el vómito, en que el contenido del estómago refluya hacia el esófago). Hacia el
año se les va quitando. Si están contentos, no les duele
nada y van engordando, el reflujo no tiene ninguna importancia ni requiere ningún tratamiento.

En algunos pocos casos, el reflujo es una verdadera enfermedad, que produce esofagitis (inflamación del esófago por el ácido del estómago) o problemas respiratorios
(por aspiración). La lactancia materna es especialmente
recomendable en estos casos, pues disminuye la duración
de los episodios de reflujo.

Por otra parte, los alimentos espesados (como las leches antirregurgitación) resultan prácticamente inútiles
en el tratamiento del reflujo. Es un grave error destetar a
un niño para darle una de esas leches.

HEACOCK HJ, JEFFERY HE, BAKER JL, PAGE M. INFLUENCE OF
BREAST VERSUS FORMULA MILK ON PHYSIOLOGICAL GAS-
TROESOPHAGEAL REFLUX IN HEALTHY, NEWBORN INFANTS.
J PEDIATR GASTROENTEROL NUTR 1992;14:41-6.
AGGETT PJ, AGOSTONI C, GOULET O, HERNELL O, KOLETZKO
B, LAFEBER HL, MICHAELSEN KF, MILLA P, RIGO. J, WEAVER
LT. ANTIREFLUX OR ANTIREGURGITATION MILK PRODUCTS
FOR INFANTS AND YOUNG CHILDREN: A COMMENTARY BY
THE ESPGHAN COMMITTEE ON NUTRITION. J PEDIATR GAS-
TROENTEROL NUTR 2002;34:496-8.

WWW.MEB.UNI-BONN.DE/KINDER/ESPGHAN/POSITION_PA-
PERS/CON_15.HTM
SPITTING UP, REFLUX AND BREASTFEEDING.
WWW.KELLYMOM.COM/BABYCONCERNS/REFLUX.HTML

Caries en el niño

La costumbre de irse a la cama con un biberón en la boca, sobre todo si contiene zumo o líquidos azucarados, produce múltiples caries en los incisivos, la llamada *caries del biberón*. En 1983, Brams y Maloney mostraban su sorpresa al encontrar algunos casos de caries del biberón en niños que sólo tomaban el pecho. Posteriormente, este tipo de caries ha recibido varios nombres: caries de la lactancia, caries rampante... las definiciones son variables; normalmente se requiere la existencia de caries múltiples, mientras que para el diagnóstico de *caries infantil precoz* basta con una caries en un diente de leche, antes de los seis años.

La relación entre lactancia materna y caries no está clara, pues se trata de una enfermedad multicausal. En su revisión, Valaitis y colaboradores observan que los estudios son de escasa calidad, y no permiten extraer conclusiones. En sus recomendaciones de 2003, la American Academy of Pediatric Dentistry apenas se compromete: recuerda que la lactancia materna es la mejor, que las tomas nocturnas frecuentes pueden contribuir a la caries, y que hace falta más investigación.

Hallonsten y colaboradores, entre 3.000 niños suecos de dieciocho meses, encontraron a 61 que todavía tomaban el pecho. Tenían caries el 19,7 por ciento de los niños que tomaban el pecho, frente al 1,7 por ciento de los que se habían destetado; pero los niños que tenían caries, con o sin lactancia materna, consumían más alimentos cariogénicos que los que no tenían caries. Los autores piensan que se trata de una asociación, que los niños con lactancia prolongada tenían mayor «tendencia a establecer hábitos dietéticos inadecuados».

En un grupo de niños holandeses (media, veintinueve meses) cuyas madres asistían a reuniones de la Liga de la Leche, Weerheijm y colaboradores encontraron una prevalencia de caries del 14,5 por ciento. Concluyeron que «la lactancia a demanda no aumenta la prevalencia de caries»; pero que las tomas frecuentes y el bajo consumo de flúor contribuyen a la aparición de caries.

Erickson dejó dientes en remojo en leche materna, y comprobó que la leche materna no produce caries en el laboratorio.

Es interesante comparar la prevalencia global de caries en distintas poblaciones.

En Tanzania, entre más de 2.000 niños de uno a cuatro años, Matee y colaboradores encontraron un 6,8 por ciento de caries de lactancia, variando según la región desde el 1,5 hasta el 12,8 por ciento. El uso del biberón era muy raro, los dulces pocos. El dormir con el pecho en la boca y la hipoplasia linear (un defecto del esmalte probablemente debido a alguna enfermedad intercurrente en el embarazo, en el periodo de formación de los dientes) se asociaban con la caries. Obsérvese que aquí la cuestión ya no es si el niño mama por la noche (lo que probablemente hacen todos los niños tanzanos), sino si tiene el pecho en la boca todo el rato. A pesar de todo, la prevalencia de caries de lactancia es muy baja.

En la India, en una población más occidentalizada, pero donde la lactancia materna aún es universal, Jose y King encontraron una prevalencia del 44 por ciento de caries en niños de ocho a cuarenta y ocho meses; el 99 por ciento tomaban el pecho, generalmente a demanda. Identificaron como factores de riesgo la mala higiene dental, el consumo de golosinas y la pobreza.

En una población que ha alcanzado cotas preocupantemente bajas de lactancia materna, entre 244 Inuit (esquimales) del Canadá de dos a cinco años, Houde y colaboradores encontraron un 72,2 por ciento de caries de biberón.

Un importante factor para la prevención de la caries podría ser el contacto salivar entre madre y bebé (como besarles en la boca) antes de la erupción de los dientes, tal vez porque desencadena inmunidad contra el *Streptococcus mutans* de la saliva materna. Aaltonene y Tenovuo, en un estudio prospectivo, clasificaron a 55 bebés finlandeses de siete meses en dos grupos, según si sus contactos salivares eran frecuentes o raros. Entre los cinco y siete años, los niños con más contacto salivar tenían menos caries en los caninos y premolares primarios (19 por ciento frente a 56 por ciento), a pesar de que consumían más dulces.

En conclusión, la prevención de las caries infantiles pasa por besar al bebé, darle el pecho, evitar el biberón (especialmente los biberones con zumos, infusiones, azúcar o miel, y los biberones nocturnos), evitar los dulces y golosinas, iniciar la higiene dental cuando aparecen los primeros dientes, y administrar flúor después de los seis meses cuando sea adecuado según el nivel de flúor en el agua de bebida (su pediatra le indicará). Si a pesar de todo se presentan caries en el lactante (lo que puede deberse a una especial sensibilidad individual o predisposición familiar), podría ser útil intentar que el bebé no pase la noche con el pecho en la boca, sino que mame y suelte el pecho antes de dormirse (el libro de Pantley ofrece consejos útiles para lograrlo).

BRAMS M, MALONEY J. «NURSING BOTTLE» CARIES IN BREAST-FED CHILDREN. *J PEDIATR* 1983;103:415-6.

VALAITIS R, HESCH R, PASSARELLI C, SHEEHAN D, SINTON J. *A SYSTEMATIC REVIEW OF THE RELATIONSHIP BETWEEN BREASTFEEDING AND EARLY CHILDHOOD CARIES. CAN J PUBLIC HEALTH* 2000;91:411-7.

AMERICAN ACADEMY OF PEDIATRIC DENTISTRY. POLICY ON BREAST-FEEDING. 2003. WWW.AAPD.ORG

HALLONSTEN AL, WENDT LK, MEJARE I, BIRKHED D, HAKANSSON C, LINDVALL AM, EDWARDSSON S, KOCH G. DENTAL CARIES AND PROLONGED BREAST-FEEDING IN 18-MONTH-OLD SWEDISH CHILDREN. *INT J PAEDIATR DEN*. 1995;5:149-55.

WEERHEIJM KL, UYTTENDAELE-SPEYBROUCK BF, EUWE HC, GROEN HJ. PROLONGED DEMAND BREAST-FEEDING AND NURSING CARIES. *CARIES RES* 1998;32:46-50.

ERICKSON PR, MAZHARI E. INVESTIGATION OF THE ROLE OF HUMAN BREAST MILK IN CARIES DEVELOPMENT. *PEDIATR DENT* 1999;2186-90.

MATEE M, VAN'T HOF M, MASELLE S, MIKX F, VAN PALENSTEIN HELDERMAN W. NURSING CARIES, LINEAR HYPOPLASIA, AND NURSING AND WEANING HABITS IN TANZANIAN INFANTS. COMMUNITY DENT ORAL EPIDEMIOL 1994;22:289-93.

JOSE B, KING NM. EARLY CHILDHOOD CARIES LESIONS IN PRESCHOOL CHILDREN IN KERALA, INDIA. *PEDIATR DENT* 2003;25:594-600.

HOUDE G. GAGNON PF. ST GERMAIN M. A DESCRIPTIVE STUDY OF EARLY CARIES AND ORAL HEALTH HABITS OF INUIT PRE-SCHOOLERS: PRELIMINARY RESULTS. *ARCTIC MED RES* 1991;SUPPL:683-4.

AALTONEN AS, TENOVUO J. ASSOCIATION BETWEEN MOTHER-INFANT SALIVARY CONTACTS AND CARIES RESISTANCE IN CHILDREN: A COHORT STUDY. *PEDIATR DENT* 1994;16:110-6

PANTLEY E. *FELICES SUEÑOS*. MADRID, MCGRAW-HILL INTERAMERICANA, 2003.

CAPÍTULO DIECISIETE

Dudas diversas

Le doy lactancia mixta.
¿Podría quitarle los biberones?

Sí. La producción de leche se adapta a la demanda. Al dar biberones, el niño mama menos y sale menos leche. Al quitar los biberones, mama más y vuelve a salir más leche.

Por supuesto, hay que tener en cuenta el motivo por el que se introdujeron los biberones. Si no hubo ningún motivo justificado; si le dijeron que 150 gramos por semana era *poco peso* (cuando en realidad es perfecto), o si no había ningún problema con el peso y le mandaron los biberones *para que duerma más*, o porque usted tenía que tomar algún medicamento, o por algún otro peregrino motivo, es evidente que sus pechos funcionaban perfectamente y pueden volver a funcionar. Pero si le mandaron los biberones porque había algún problema de verdad, si su hijo perdió mucho peso, o engordaba de verdad muy, muy poco, cabe la duda. ¿Realmente tengo poca leche, tendré que continuar siempre con lactancia mixta? ¿O el problema era otro, la mala posición o el horario rígido de las tomas, y ahora puedo hacerlo de otra manera y todo saldrá mejor? Por lo tanto, retirar los biberones no es una cosa que se pueda hacer alegremente. Hay que controlar el peso cada pocos días. Es posible que durante tres o cuatro días el peso se estanque y luego vuelva a subir. Pero si pierde peso, o si pasan varios días y no lo recupera, quiere decir que hemos de retirar los biberones más lentamente, o incluso que no podremos retirarlos del todo.

Si la cantidad de biberón que toma su hijo es pequeña, digamos menos de 200 mililitros al día, probablemente podrá suprimirlos de golpe. No le dé más biberones, y ya está. Pedirá pecho a todas horas durante dos o tres días, y luego se volverá a normalizar.

También puede hacerlo poco a poco, bajando cada día la cantidad de biberón: 180, 150, 120... A veces, en menos de una semana se suprimen por completo; otras veces hay que ir más despacio. Todo esto, por supuesto, controlando el peso. Eso sí, siempre los biberones bien preparados, con una medida de polvo por cada 30 mililitros de agua. No haga los biberones más diluidos; entonces su hijo no estaría tomando suficiente alimento, pero tampoco podría mamar más porque tendría el estómago lleno de agua.

Otra posibilidad es reducir los biberones a demanda. Dele un pecho, comprimiéndolo si es que no mama muy bien (pág. 101). Dele luego el segundo pecho (si es que lo quiere). Si se queda más o menos tranquilo y contento, no le dé biberón. ¿Que al cabo de veinte minutos vuelve a pedir? Pues le vuelve a dar el pecho. Todas las veces que haga falta. Sólo le da biberón si acaba el segundo pecho y en ese momento se queda protestando de hambre. Pero no le da tanto biberón como de costumbre, sólo un poquito, 60 o 30 mililitros. ¿Que se lo acaba todo y sigue llorando de hambre? Pues 30 mililitros más, y otros 30 después si hace falta. Pero si se queda más o menos tranquilo, pues ya está. Y si a los veinte minutos vuelve a pedir, le vuelve a dar el pecho. Es decir, que si realmente el niño llora de hambre, le va a dar (aunque a plazos) la misma cantidad de biberón que le solía dar. Pero si aguanta con menos, pues menos. La idea es que, en vez de tomar cada tres horas el pecho y el biberón, a lo mejor toma el pecho cada hora u hora y media, pero el biberón, cada cuatro o cinco horas. En unos días se los habrá suprimido por completo.

Estoy hablando todo el rato de biberones. En realidad, me refiero a la leche artificial, administrada por cualquier medio. Cuando no queda más remedio que darle un suplemento a un niño de pecho, es mejor no hacerlo con un biberón, porque muchas veces se lían y empiezan a mamar mal. Es mejor dárselo con un vasito o un cuentagotas. Pero si ya lleva varios días dándole biberones, y ahora se los va a quitar, ya no viene de aquí. Puede intentarlo con un vaso, pero si le resulta difícil, no vale la pena que su hijo y usted hagan el esfuerzo de aprender a tomar con vaso, cuando de todos modos en pocos días lo va a dejar.

Además de darle el pecho a todas horas, ¿vale la pena sacarse leche, para estimular la producción? Si el niño mama a todas horas, casi no va a tener tiempo material. Y si el niño mama bien (o si le funciona bien la compresión del pecho), tampoco quedará mucho por sacar. Pero si el niño mama fatal, o rechaza el pecho, o la compresión no le acaba de funcionar, es buena idea sacarse leche y dársela como suplemento, después del pecho y antes de la leche artificial.

Dejé de dar el pecho hace semanas, ¿podría volverle a dar?

Sí. Es posible retirar los biberones innecesarios y volver a la lactancia materna exclusiva, incluso cuando el bebé llevaba semanas o meses sin mamar nada de nada, o cuando no había mamado nunca.

A lo mejor, su hijo nació prematuro o estuvo muy enfermo y no pudo tomar el pecho. O decidió no dar el pecho, y ahora ha cambiado de opinión. Tal vez le recomendaron destetarlo porque el niño *no engordaba*, y ha podido comprobar que con el biberón engorda lo mismo o menos...

El proceso se suele denominar relactación o relactancia. Hay que conseguir dos cosas: que salga leche, y que el niño mame. Ambos objetivos están interrelacionados, pero son relativamente independientes. El bebé probablemente mamará más si sale algo de leche, pero no es imprescindible: del chupete nunca sale nada, y bien que lo chupan; ¿por qué no iban a chupar un pecho vacío? Por otra parte, saldrá más leche si el niño mama, pero tampoco es imprescindible: también es posible estimular la producción sacándose leche, a mano o con un sacaleches.

Por supuesto, al principio saldrá muy poca leche, o nada. Hay que tener paciencia, y perseverancia. No se machaque el pecho; es mejor intentar sacarse leche durante cinco o diez minutos cada vez, pero repetirlo ocho o diez veces al día, o más si tiene tiempo y ganas, que estarse media hora seguida para no sacar nada. Se han probado distintos medicamentos para estimular la lactancia, pero en general no parece que tengan grandes ventajas; se puede relactar sin necesidad de medicamentos.

Producir leche es relativamente fácil; si es constante, acabará saliendo. Otra cosa es que el niño mame, porque, claro, eso ya no depende de usted. Si no le da la gana, no mamará. Cuanto más joven sea el bebé, más fácil será que acabe mamando; antes de los cuatro meses el éxito es altamente probable. Con los niños mayores cuesta un poco más. Algunas madres se sacan leche, pero no consiguen que el niño mame; tienen que darle la leche con un vaso, o mezclada con los cereales. De todos modos, ha habido niños con más de un año que han vuelto a mamar. Vale la pena intentarlo.

A veces basta con ponerse el niño al pecho, y empieza a mamar tan ricamente, aunque lleve semanas sin hacerlo. Pero, muchas veces, el niño acostumbrado a los biberones rechaza el pecho, o no sabe qué hacer con él. Nunca intente rendir al niño por hambre, no darle nada para que se vea obligado a tomar el pecho. Primero, porque es una falta de respeto; segundo, porque además no funciona: cuando tenga más hambre estará nervioso y enfadado, y probablemente mamará aún peor. Es mejor darle de comer (mejor la leche con un vasito; pero si lleva semanas o meses con el biberón, tampoco importa por unos días más) y luego, cuando está contento, dele mucho contacto piel con piel. Métase con su hijo en la cama, desnuda de cintura para arriba, el bebé sólo con el pañal. Póngaselo encima, con la cabecita entre los pechos, como si acabase de nacer. Dígale cosas bonitas, acaríciele, descanse. Muchos niños, al cabo de media hora, o de una hora, se van ellos solitos hacia el pecho y se ponen a mamar. Y si no, al menos ha pasado un buen rato descansando y disfrutando con su hijo, y ya volverá a probar en otro momento. En cambio, si dedica ese tiempo a intentar meterle el pecho en la boca (ponte aquí, ponte allí, abre la boca, ábrela más, no está bien cogido, sácalo y vuelve a empezar...), es probable que acaben los dos llorando, madre e hijo, y, además, la desagradable experiencia hará que la próxima vez tenga todavía menos ganas de mamar.

Muchas madres consiguen volver a la lactancia materna exclusiva. Otras no. Algunas madres tienen que dar lactancia mixta durante unos meses porque si intentan suprimir completamente la leche artificial, el peso se estanca o disminuye. Cuando se empiezan las papillas, pueden ir sustituyendo a la leche artificial, de modo que a los nueve o diez meses el bebé puede tomar sólo pecho y comida sólida, como si nunca hubiera tomado biberones.

Me han dado unas pastillas para cortar la leche...

Aunque haya tomado medicamentos para cortar la leche, podrá volver a dar el pecho. Hace años se usaba bromocriptina (Parlodel®), y antes de eso se usaban estrógenos; su efecto era muy limitado, bastaba con dejar de tomar el medicamento y dar el pecho normalmente, y la leche subía enseguida. Ya casi no se usa la bromocriptina; en Estados Unidos hace años que se prohibió su uso para suprimir la lactancia, debido a sus efectos secundarios. Hoy en día, el medicamento usado para cortar la leche suele ser la cabergolina (Dostinex®); por desgracia, es de efecto muy prolongado; sabemos de madres que han cambiado de opinión y han conseguido dar el pecho, pero han tardado dos semanas o más en tener algo más que unas gotas de leche. Precisamente porque casi no sale leche, puede ponerse al niño al pecho inmediatamente: que no le vengan con que *pasa a la leche* y le puede hacer daño, ¿a qué leche va a pasar?

Dar el pecho a un niño adoptado

En algunas culturas es habitual que, si la madre muere en el parto, la abuela o alguna tía den el pecho al bebé. Entre nosotros, hay muchas madres que dan el pecho a sus hijos adoptados.

El truco es el mismo que para relactar a un hijo propio. Cuanto menor sea la edad del bebé, más fácil es que se agarre. Hay que dar el pecho o sacarse leche con frecuencia, diez veces al día o más. Si sabe con antelación cuándo va a recibir a su hijo, puede empezar a estimular la lactancia con un par de meses de antelación. Partiendo de cero, las primeras gotas de leche pueden aparecer en un periodo de cuatro a siete días, y se puede conseguir una lactancia materna exclusiva en tres o cuatro semanas, si es que se consigue. Es más fácil cuando la madre ha tenido hijos propios y les ha dado el pecho. Si tiene algún trastorno hormonal que le impide tener hijos, tal vez eso también dificulte la lactancia.

En todo caso, incluso en las circunstancias más favorables, no todas las madres consiguen la lactancia materna exclusiva. Muchas tienen que dar lactancia mixta, y algunas no consiguen más que unas simbólicas gotas de leche. No es bueno obsesionarse con la cantidad de leche; lo importante de esta aventura es la especial relación con su hijo, la increíble sensación de tenerlo pegadito a su piel.

En la página web de la Asociación Española de Pediatría encontrará, traducido, un interesante documento de la OMS sobre relactación.

DEPARTAMENTO DE SALUD Y DESARROLLO DEL NIÑO Y DEL ADOLESCENTE. RELACTACIÓN. REVISIÓN DE LA EXPERIENCIA Y RECOMENDACIONES PARA LA PRÁCTICA. OMS, 1998. WWW.AEPED.ES/LACTANCIA-MATERNA/OTROS-DOC.HTM

Cesárea

Las mujeres que dan a luz por cesárea suelen dar el pecho menos tiempo que las que han tenido un parto normal. Pero no tendría que ser así. En la cesárea cortan la barriga, no la leche; los pechos funcionan perfectamente. Lo que ocurre es que, en muchos hospitales, el inicio de la lactancia es muy distinto tras una cesárea. Hay hospitales en que los niños nacidos por cesárea maman antes de una hora; hay hospitales en que el bebé está en contacto piel con piel (y mama, si quiere) mientras el médico acaba de coser la herida. Pero también hay hospitales en que el bebé nacido por cesárea está separado de la madre durante seis o doce horas (¡o más!), en que nadie ayuda a la madre a encontrar una posición cómoda para dar el pecho sin que le duela la cicatriz. Un pequeño problema inicial puede crecer como una bola de nieve; si se pone tarde al pecho, le habrán dado algún biberón en ese tiempo, se cogerá mal, la madre tendrá grietas...

Caída del cabello

El cabello no crece eternamente. Cada pelo tiene un ciclo: nacimiento, crecimiento, reposo y caída. Cada día se nos caen docenas de cabellos, que son sustituidos por otros que van creciendo. En muchos animales, todos los pelos crecen al mismo tiempo: tienen una hermosa pelambrera en invierno, y se quedan pelados en verano. En el ser humano, cada pelo va por libre, y nuestra cabellera tiene el mismo aspecto a lo largo de todo el año.

Pero durante el embarazo, muchos pelos se ponen de acuerdo y entran simultáneamente en fase de reposo. Se caen muy pocos pelos durante el embarazo. La cabellera abundante, la piel suave y elástica, la sonrisa de orgullo... no hay duda de que las embarazadas están guapísimas. El precio es que los cabellos se han sincronizado, y entre uno y cinco meses después del parto entran, también simultáneamente, en fase de caída. Es el llamado efluvio telógeno, un fenómeno completamente normal. ¡No, no se va a quedar calva, por más que el cepillo quede lleno de pelos cada mañana! Entre los seis y los doce meses después del parto, todo vuelve a la normalidad.

La caída del cabello en el posparto no se debe a la lactancia materna, con el biberón se cae igual; no se debe a falta de hierro (si le han hecho análisis y le falta hierro, por supuesto tiene que tomar hierro, pero eso no evitará la caída del cabello) ni de ningún otro nutriente. Algunas almas caritativas insistirán en decirle que está usted *dejándose la salud* y *desgastándose* por su absurda manía de dar el pecho; no haga caso. Desesperadas ante la perspectiva de quedarse calvas (¿por qué tendrán las mujeres tanto miedo a quedarse calvas? Que lo tengamos los varones, se entiende; pero las mujeres, ¿cuántas mujeres calvas ha visto por la calle?), muchas madres recurren a lociones, suplementos y tratamientos comprados en la farmacia, la herboristería o la perfumería. La etiqueta promete detener la caída del cabello, y en este caso al menos cumplen lo prometido: entre los seis y los doce meses después del parto, todo vuelve a la normalidad. Exactamente igual que si no hubiera hecho nada. La diferencia es que se habrá gastado un dinerito (en algunos casos, un dineral) que podría haber usado en cosas más útiles.

AMERICAN ACADEMY OF DERMATOLOGY. EXPECTING A BABY? EXPECT SOME CHANGES IN YOUR SKIN, HAIR AND NAILS. WWW.AAD.ORG

AMERICAN ACADEMY OF DERMATOLOGY. HAIR TODAY, GONE TOMORROW: EARLY DIAGNOSIS IS THE KEY TO TREATING HAIR LOSS IN WOMEN. WWW.AAD.ORG

Radiografías

Los rayos X son radiaciones electromagnéticas, como la luz, y se desplazan a la velocidad de la luz. Unos segundos después de hacernos una radiografía, los rayos que nos acaban de atravesar ya están más allá de la luna. No se nos quedan dentro, no nos volvemos radioactivos y de color verde fosforito, como en los dibujos animados. Al pecho no le afecta para nada, a la leche no le afecta para nada. Puede usted hacerse todas las radiografías que necesite durante la lactancia, incluyendo radiografías de tórax y mamografías, y puede dar el pecho en cuanto salga del médico, sin esperar ni cinco horas ni cinco minutos, sin sacarse leche y tirarla. La leche está totalmente normal después de hacer una mamografía.

No importa que la radiografía sea con contraste. Los contrastes yodados endovenosos no son tóxicos (a usted se lo van a inyectar en vena y no le va a pasar nada), no alteran el tiroides ni para bien ni para mal (el yodo forma parte de una molécula de la que no se puede separar), casi no pasan a la leche y casi no se absorben por vía oral. El bario que se usa para radiografías del estómago o del intestino no se absorbe por vía oral, por lo que es imposible que pase a la leche, y tampoco es tóxico. A los recién nacidos se les hacen radiografías con contraste sin ningún peligro. Puede usted dar el pecho a los dos minutos de ponerle el contraste, no hay que esperar, no hay que descartar la leche.

También puede hacerse ecografías, tomografías computerizadas (TAC o TC) y resonancias magnéticas sin ningún temor, y dar el pecho al momento. El gadopentato y el gadoteridol (contrastes que se usan a veces para la resonancia magnética) casi no se absorben por vía oral y casi no pasan a la leche, y se usan en recién nacidos porque no son tóxicos. Para darle a un recién nacido la cantidad de gadopentato necesaria para hacerle una resonancia, tendríamos que inyectarle varios miles de litros de leche materna. Sin embargo, todavía hay gente que propone sacarse y tirar la leche durante veinticuatro horas. Eso es un verdadero disparate. Dar el pecho después de una resonancia con gadopentato no tiene ningún peligro. Absolutamente ninguno. No estoy diciendo *poco*, estoy diciendo ninguno. En cambio, dejar de dar el pecho durante veinticuatro horas sí que es peligroso. Y dejar de hacerle a una madre una resonancia que necesita, dejar su enfermedad sin diagnóstico y sin tratamiento durante meses porque está dando el pecho, también es peligroso.

KUBIK-HUCH RA, GOTTSTEIN-AALAME NM, FRENZEL T, SEIFERT B, PUCHERT E, WITTEK S, DEBATIN JF. GADOPENTETATE DIMEGLUMINE EXCRETION INTO HUMAN BREAST MILK DURING LACTATION. *RADIOLOGY* 2000;216:555-8.

Teñirse el pelo

No sé de dónde habrá salido esta leyenda urbana, pero muchas veces he oído decir que no te puedes teñir el pelo durante la lactancia, porque el tinte es tóxico y pasa a la leche.

Vamos a ver. El tinte no te lo tragas, te lo ponen en la cabeza. ¿Que parte de ese tinte se absorbe por la piel y pasa a la sangre? Pues no lo sé ni me importa. Tal vez, una centésima o una milésima parte del tinte se absorba, no lo sé, pero es verosímil. Y tal vez una centésima parte de lo que hay en la sangre pase a la leche, tampoco lo sé. En cualquier caso, una cosa está clara: si el tinte fuera tóxico, la primera intoxicada sería la peluquera, que pasa el día tocando tinte y respirando los vapores; aunque usen guantes, veríamos miles de peluqueras intoxicadas por el tinte. Y la segunda intoxicada sería la madre, que es la que tiene todo ese tinte en la cabeza. Puede estar tranquila: si alguna vez hubo tintes tóxicos, hace décadas que están prohibidos. Y si el tinte no le hace a usted ningún daño, mucho menos se lo va a hacer a su hijo.

Ejercicio físico

Puede practicar cualquier tipo de deporte durante la lactancia. Su leche seguirá siendo igual de nutritiva e igual de abundante.

A algunos niños les molesta el sabor salado del sudor en el pezón. Puede limpiarse con una toalla húmeda antes de dar el pecho.

En algunos casos, después de un ejercicio físico intenso, algunos bebés rechazan el pecho durante unas horas. Se cree que podría deberse al aumento del ácido láctico (el que produce las agujetas) en la leche. Pero estamos hablando de ejercicio físico realmente intenso, de deportistas profesionales que entrenan, no de una horita en el gimnasio del barrio, y en todo caso es un problema leve. El ácido láctico no es tóxico (es el del yogur), y si el niño rechaza el pecho ahora, ya mamará un poco más tarde. Puede seguir entrenando, y puede seguir dando el pecho.

El ejercicio físico durante la lactancia puede mejorar el bienestar y la forma física de la madre, sin afectar a la cantidad ni a la composición de la leche ni perjudicar en modo alguno al lactante. La madre que lacta puede practicar cualquier tipo de deporte.

LOVELADY CA, HUNTER CP, GEIGERMAN C. EFFECT OF EXERCISE ON IMMUNOLOGIC FACTORS IN BREAST MILK. *PEDIATRICS* 2003;111:E148-52.
HTTP://PEDIATRICS.AAPPUBLICATIONS.ORG/CGI/CONTENT/FULL/111/2/E148
WRIGHT KS, QUINN TJ, CAREY GB. INFANT ACCEPTANCE OF BREAST MILK AFTER MATERNAL EXERCISE. PEDIATRICS 2002;109:585-9.
HTTP://PEDIATRICS.AAPPUBLICATIONS.ORG/CGI/CONTENT/FULL/109/4/585

Cremas depilatorias

Las cremas depilatorias son muy cáusticas. Comer crema depilatoria produce quemaduras mucho más graves que beber lejía. Hay que limpiarse bien antes de tomar al bebé en brazos, y se han de guardar en lugar seguro, pues los niños pequeños podrían confundirlas con pasta de dientes. De hecho, es prudente que en una casa donde hay niños pequeños no haya cremas depilatorias. Pero no se absorben a través de la piel, no pasan a la sangre y mucho menos a la leche. Puede depilarse con crema durante la lactancia. También puede depilarse con cera, con láser o con cualquier otro método.

Rayos UVA

Los rayos ultravioletas UVA, usados en las cabinas de bronceado, no son buenos para la piel. Su abuso, lo mismo que el de tomar el sol, puede producir cáncer de piel. La Academia Americana de Dermatología recomienda desde hace años que se prohíban los aparatos de rayos UVA.

En cualquier caso, todo el peligro es para la madre. Puede aplicarse rayos UVA, incluso en los pechos, y puede dar el pecho a continuación. No hay ningún peligro para el bebé.

AMERICAN ACADEMY OF DERMATOLOGY TANNING SALON EXPOSURE CAN LEAD TO SKIN CANCER.
WWW.AAD.ORG/PUBLIC/NEWS/NEWSRELEASES/PRESS +RELEASE+ARCHIVES/SKIN+CAN-CER+AND+SUN+SAFETY/ EXPOSURE.HTM

CAPÍTULO DIECIOCHO

Lactancia y fertilidad

Efecto anticonceptivo de la lactancia

Hay quien ha oído decir que la lactancia es un anticonceptivo, y cree entender: «No te puedes quedar embarazada mientras das el pecho.» Eso es absurdo, claro que puedes. Si da el pecho tres o cuatro años, y mantiene relaciones sexuales y no hace nada por evitarlo, es prácticamente seguro que se quedará embarazada durante la lactancia.

Lo que ocurre es que durante la lactancia es más difícil quedarse embarazada. No imposible, pero sí más difícil. Sobre todo al principio.

Es lógico que sea así. Durante millones de años, nuestros antepasados no han tenido ningún método anticonceptivo y casi ninguna restricción sobre la actividad sexual. Las mujeres se quedaban embarazadas simplemente todas las veces que podían. Si una mujer del paleolítico hubiera tenido un hijo cada diez meses desde la pubertad, probablemente habrían muerto ella y todos sus hijos. Tenía que existir un anticonceptivo natural. La selección natural eligió a aquellas mujeres que tenían un hijo cada dos, tres o incluso cada cuatro años; de ese modo les podían cuidar mejor y a la larga tenían más descendencia con menos partos.

Pero hoy en día hay muchas mujeres que tienen el segundo hijo al año del primero, incluso un poco antes. ¿Qué pasó con el anticonceptivo natural? Pues pasó que lo dejamos de usar. El anticonceptivo era la lactancia.

Es una de esas soluciones elegantes, aparentemente sencillas pero tremendamente adaptables, a las que llega la naturaleza cuando tiene suficientes millones de años para trabajar. Si el anticonceptivo tuviera una duración fija: «La mujer no puede quedarse embarazada durante x años después del parto», no podría adaptarse a las circunstancias, al ritmo de desarrollo del bebé, y sobre todo, a la supervivencia del niño. Nos hemos acostumbrado a dar por sentado que casi todos los bebés sobreviven, pero durante toda la historia de la humanidad hasta el siglo xx, la mortalidad infantil ha sido altísima. Todavía lo es en gran parte del mundo, para nuestra vergüenza. A la naturaleza no le interesa que una hembra pierda a su cría y tarde tres años más en volver a tener otra. Si la cría muere, la madre debe volverse a quedar embarazada lo antes posible.

Por eso, el anticonceptivo de la naturaleza no es fijo, sino que depende de la lactancia: la mujer puede quedarse embarazada cuando el cese brusco de la lactancia indica que el bebé ha muerto, o cuando la disminución gradual de la lactancia indica que el bebé ya está comiendo otras cosas, y que por tanto ya no depende exclusivamente de la leche de su madre. Durante los primeros meses, cuando el bebé mama mucho y a todas horas, el embarazo es casi imposible. A medida que va disminuyendo el número de tomas y la producción de leche, la posibilidad de embarazo es cada vez mayor. Los niños bosquimanos Kung maman con gran frecuencia, varias veces por hora, y comen muy pocos alimentos complementarios durante los primeros años (¿qué iban a comer, viviendo en el desierto?). Sus madres se quedan embarazadas aproximadamente cada cuatro años. Otros pueblos que viven en condiciones menos adversas pueden dar más comida a sus hijos pequeños, y suelen tener un hijo cada dos o tres años.

Entre nosotros, muchos niños comen abundantes papillas desde los seis meses, y muchas madres que dan el pecho quedan embarazadas antes del año (y por tanto dan a luz hacia el año y medio). La madre que no da el pecho puede quedar embarazada antes de dos meses.

La disminución de la fertilidad se produce por tres mecanismos:

1. Durante muchos meses la madre no tiene la regla. Eso se llama *amenorrea*, falta de menstruación.

   Puede haber menstruación sin ovulación previa. Pero lo que no puede haber es ovulación sin menstruación posterior. Cada vez que la mujer ovula, sólo pueden pasar dos cosas: o se queda embarazada, o tiene la regla en dos semanas. De hecho, la mujer que conoce la fecha de la ovulación (porque se toma la temperatura), y a los veinte días no ha menstruado, puede estar segura de que está embarazada. En las mujeres que tienen ciclos irregulares, lo que varía es la primera parte del ciclo, desde la regla hasta la ovulación. La segunda fase, desde la ovulación hasta la siguiente regla, es siempre muy constante.

   Por tanto, si una mujer tiene la primera regla a los ocho meses del parto, sólo hay dos posibilidades: o bien ovuló una sola vez, quince días antes, o bien no ha ovulado ninguna vez. Cuanto más se retrasa la regla, más fácil es que ovule antes. La que tiene la regla a los cuatro meses, es casi seguro que no ha ovulado. La que tiene la primera regla a los quince meses, es muy probable que sí que haya ovulado. Es posible quedarse embarazada sin ver la regla.

2. Cuando vuelve la menstruación es probable que haya varios ciclos anovulatorios, sin ovulación. Es tanto más probable cuanto más pronto vuelve la regla.

3. Cuando regresa la ovulación es posible que haya varios ciclos infértiles, en que el óvulo fecundado no se puede implantar.

En algunos casos hay uno o varios meses de insuficiencia lútea. El cuerpo lúteo es la zona del ovario por la que acaba de salir el óvulo. Fabrica grandes cantidades de hormonas que permiten que el óvulo fecundado anide en el útero y comience la gestación. Cuando el cuerpo lúteo desaparece, baja la regla. Si el cuerpo lúteo se consume demasiado deprisa, y la regla baja antes de diez días de la ovulación, el embarazo no es posible.

La lactancia materna es el anticonceptivo más usado del planeta y el que más embarazos evita. En la mayoría de los casos no es usado conscientemente, pero contribuye a espaciar los nacimientos, disminuyendo el total de hijos que tiene una mujer a lo largo de su vida. Cientos de millones de mujeres no usan ningún otro anticonceptivo; si en ciertos países las mujeres dejasen de dar el pecho, se produciría un aumento explosivo de la natalidad.

El MELA

Otra cuestión sería si la lactancia materna se puede usar como anticonceptivo seguro a título individual. En 1988, basándose en los datos hasta entonces conocidos, los expertos reunidos en Bellagio (Italia) propusieron el método de la lactancia y la amenorrea (MELA, en inglés LAM).

La mujer tiene menos de un 2 por ciento de probabilidades de quedarse embarazada si cumple al mismo tiempo los siguientes criterios:

1. Su hijo tiene menos de seis meses.
2. Lactancia materna exclusiva o casi exclusiva.
3. Todavía no le ha vuelto la regla.

Lo de la regla a veces se presta a confusión en el posparto. Durante los primeros cincuenta y seis días después del parto, por definición no es posible la menstruación. Cualquier pérdida de sangre en ese tiempo se considera *loquio* (la pérdida de sangre normal después del parto). Pasados los cincuenta y seis días, se distingue entre pérdida de sangre normal (sangrado) o pérdida mínima, sólo unas gotas (manchado). Como una golondrina no hace verano, para llamarle menstruación necesitamos al menos dos días seguidos de sangrado, o uno de sangrado y dos de manchado, o tres días seguidos de manchado.

Lo de la lactancia *casi exclusiva* se refiere a algún suplemento ocasional (una vez por semana) y de pequeña cantidad, incluso aunque ese suplemento sea de leche de la propia madre (por ejemplo, si va al cine y deja un poco de leche en la nevera para que la abuela se la dé al niño).

Cuando pasan muchas horas entre toma y toma, la probabilidad de embarazo aumenta. Se puede admitir un intervalo de diez horas o dos intervalos de seis horas por semana (aquello de «no sé qué ha pasado esta noche, que ha dormido de un tirón»), pero si el niño duerme sin mamar ocho horas cada noche (lo que es muy raro, por suerte), el método puede fallar.

Varios estudios posteriores encuentran que la eficacia del MELA es aún mayor de lo esperado. De cien mujeres que cumplan los tres criterios, probablemente se quedarán embarazadas una o ninguna. Algo menos eficaz que la píldora, pero similar al DIU y bastante más eficaz que el preservativo. Además, es un método relativamente robusto: incluso cuando no se usa del todo bien (cuando la madre da algún biberón más de la cuenta, o cuando sigue sin tener la regla y sin usar otros anticonceptivos hasta el año), el porcentaje de embarazos aumenta, pero no se dispara (al contrario de, por ejemplo, el preservativo: basta con olvidárselo una sola vez).

Cuando deje de cumplir esos criterios, si le vuelve la regla (poco probable antes de los seis meses si la lactancia es exclusiva, pero desde luego puede ocurrir), si empieza a darle lactancia mixta o papillas, o si trabaja y por tanto está cada día muchas horas sin dar el pecho, o cuando su hijo cumpla seis meses, si no quiere quedarse embarazada, más vale que use algún otro método.

El MELA no es un método para el Tercer Mundo. En diversos estudios, la tasa de fallos en Europa o Estados Unidos es todavía más baja que en los países en desarrollo. Como cualquier método anticonceptivo, funciona mejor cuando la mujer tiene más estudios y dispone de mejor asistencia profesional.

Información en español de Family Health International:

HTTP://WWW.FHI.ORG/SP/RH/FAQS/LAM_FAQ.HTM

Otros métodos anticonceptivos

Usaremos el término *anticonceptivo* en un sentido amplio. Estrictamente, un anticonceptivo es el que impide la concepción, la unión del óvulo y el espermatozoide (ya sea interponiéndose entre ambos o impidiendo la ovulación). Pero algunos anticonceptivos pueden actuar, al menos en algunas ocasiones, impidiendo la nidación, es decir, impidiendo que el embrión se implante en la mucosa del útero, varios días después de la concepción. Para algunas personas, esto es un detalle sin importancia; para otras, es fundamental. Todo depende de en qué momento piense usted que comienza la vida humana. Usted decide. La anticoncepción de emergencia o *píldora del día después* suele impedir la nidación, aunque a veces impide la ovulación. Los anticonceptivos que sólo tienen gestágenos, ya sean orales o implantados, así como el DIU, suelen impedir la ovulación, pero también impiden la nidación con bastante frecuencia. Los anticonceptivos orales combinados (gestágenos y estrógenos) son casi siempre anovulatorios, pero en algunos casos impiden la nidación.

LARIMORE WL, STANFORD JB. POSTFERTILIZATION EFFECTS OF ORAL CONTRACEPTIVES AND THEIR RELATIONSHIP TO INFORMED CONSENT. ARCH FAM MED 2000;9:126-133. HTTP://ARCHFAMI.AMA-ASSN.ORG/CGI/CONTENT/FULL/9/2/126

Los preservativos, el diafragma (incluso con espermicidas) y el dispositivo intrauterino o DIU (incluso con hormonas) se pueden usar durante la lactancia sin ningún problema, igual que los anticonceptivos orales que sólo contienen gestágenos (derivados de la progesterona) o los implantes de gestágenos. Ni que decir tiene que la esterilización (masculina o femenina) también es plenamente compatible con la lactancia.

Los anticonceptivos orales con estrógenos (que son la mayoría) se decía que pueden disminuir la producción de leche. La cosa no está nada clara, y muchos ponen en duda ese efecto, pero por si acaso se suele recomendar no usarlos hasta los seis meses, en que el niño empieza a comer otras cosas. Si en algún caso se considera indispensable usarlos antes, tómelos y a ver qué pasa. Personalmente, sospecho que no pasaría nada del otro mundo. Si la producción de leche disminuye, el niño tiene hambre y mama más veces, y si el niño mama más veces, la producción de leche vuelve a aumentar. El problema se daría sólo cuando la madre sigue un horario fijo, dando el pecho cada tres horas, y por tanto el bebé no tiene ningún medio para *encargar* más leche a la fábrica. Tal vez por eso hace años, cuando muchas mujeres daban el pecho con horario, parecía que había un problema, y ahora, cuando el pecho se da a demanda, más bien parece que no pasa nada.

En todo caso, el único posible efecto perjudicial de los anticonceptivos sería la disminución de la cantidad de leche. No existe, insisto, no existe ni la más mínima posibilidad de que las hormonas perjudiquen al lactante, ni a la niña ni al niño. Las primeras pastillas, hace décadas, llevaban más estrógenos que las que se fabrican ahora, y los estudios demuestran que los niños que tomaron el pecho en aquella época, mientras sus madres tomaban anticonceptivos, son ahora adultos completamente normales. Los chicos no se feminizan ni les pasa nada raro.

La llamada *píldora del día después* también se puede usar durante la lactancia. Aunque las dosis de hormonas son muy altas, se usa durante muy poco tiempo, y no perjudican al lactante. No es necesario (ni conveniente) interrumpir la lactancia durante unas horas.

Lactancia y embarazo, lactancia en tándem

Muchos niños se destetan durante el embarazo de forma más o menos voluntaria, por una combinación de tres factores:

— Ya le tocaba. Un día u otro se tenía que destetar; y si la madre vuelve a estar embarazada, es que el bebé ya no es tan bebé...

— La cantidad de leche disminuye y su sabor cambia, o al menos eso se rumorea, a mediados del embarazo. Algunos niños dicen «¡puagh!» y no quieren más.

— A muchas madres les duelen los pezones durante el embarazo, así que no ponen muy buena cara cuando su hijo mama, y éste capta la indirecta.

Pero otros muchos niños superan todos los obstáculos. Permanecen impasibles ante indirectas y directas (o tal vez a sus madres no les duele), desean seguir mamando, y si notan algún cambio de sabor parece que no les importa. Muchas mujeres siguen dando el pecho durante todo el embarazo, y luego dan el pecho a los dos niños, lo que se conoce como lactancia en tándem.

Existen todavía muchos prejuicios al respecto, es probable que más de uno le diga que tiene que destetar inmediatamente. Veamos algunos de los argumentos que le pueden dar:

— ¿Dar el pecho provoca abortos? No. Es cierto, como dijimos más arriba, que poco después de reanudarse los ciclos menstruales puede haber algunos meses de insuficiencia lútea, en que el embrión no puede implantarse porque, cuando llega al útero, la menstruación ya ha comenzado. Pero en esos casos la madre ni sospecha que está embarazada; no hay un retraso, sino un adelanto de la regla. Una vez implantado el embrión, y consciente la madre de su embarazo, dar el pecho no puede producir un aborto. Se había creído así porque la oxitocina provoca contracciones del útero. Pero el útero sólo es sensible a la oxitocina al final del embarazo; en los abortos provocados no se usa oxitocina porque no hace efecto. Recuerde que la actividad sexual también produce oxitocina, y no está prohibida durante el embarazo.

385

— ¿Podría la lactancia provocar un parto prematuro? Que yo sepa, nunca se ha visto tal cosa, aunque teóricamente podría ocurrir. Cuando una embarazada tiene amenaza de parto prematuro, se le recomienda reposo absoluto en cama. No puede trabajar, ni salir a la calle. Es decir, que caminar puede provocar un parto prematuro. Pero sólo a la que tiene una amenaza de parto. El resto de las embarazadas puede caminar, trabajar o subir escaleras hasta el último día. Si su embarazo discurre normalmente, puede usted dar el pecho y pasear sin temor. Si le han recomendado reposo absoluto, entonces hay que comprobar si la lactancia es perjudicial o no. La oxitocina sólo dura unos minutos en la sangre, se elimina rápidamente. Por eso, cuando se administra oxitocina durante el parto, se hace con un gotero; poner una inyección cada dos horas, o cada media hora, no serviría de nada. Por tanto, si la lactancia produce contracciones, tiene que ser mientras el niño mama, en el mismo momento en que, meses atrás, notaba los entuertos y le goteaba el otro pecho. Si está usted en reposo absoluto por amenaza de parto prematuro, y justo en el momento de dar el pecho nota fuertes contracciones, será mejor que deje de dar el pecho. Pero si las contracciones no coinciden con la toma, si se producen veinte minutos o dos horas después, puede dar el pecho tranquilamente.

— ¿No será mucho *desgaste* dar el pecho durante el embarazo? No. Más desgaste es estar embarazada de gemelos, y no digamos de cuatrillizos. Frente al esfuerzo que representa para el organismo un embarazo, la lactancia sólo añade un poquitín más. Y de todas maneras, las madres europeas de ahora raramente pasan de los tres hijos; piense que nuestras bisabuelas solían tener cinco o siete, y muchas veces daban el pecho durante el embarazo, en una época en que no todo el mundo comía todos los días. Simplemente, coma lo necesario para ganar peso normalmente.

— En la lactancia en tándem, ¿el mayor no le quitará la leche al pequeño? No. Habrá leche para los dos. Incluso es probable que el mayor, con su fuerte succión, estimule mejor el pecho y gracias a ello haya más leche para el bebé. Al principio es razonable darle siempre primero al bebé, pero al cabo de unas semanas probablemente ya no tendrá importancia.

— ¿No le contagiará el mayor sus virus, dejando las babas en el pezón? El mayor le contagiará sus virus al pequeño, haga lo que haga. En general basta con estar en la misma casa, pero es que, además, los hermanitos mayores tienen mucha costumbre de abalanzarse sobre los recién nacidos y besuquearlos. Afortunadamente, la leche materna tiene en cada momento anticuerpos contra los virus que están *de moda* en la familia; no es raro que mamá, papá y el hermano tengan la gripe, y el bebé se libre. No necesita desinfectar el pecho entre un niño y otro.

Algunos de los niños que dejan de mamar durante el embarazo vuelven a pedir el pecho cuando ven mamar a su hermanito. Lo mejor es darles el pecho sin rechistar; generalmente intentan mamar un poco, no se acuerdan, les sorprende el sabor casi olvidado, dictaminan: «¡Es leche para bebés pequeñitos!», y no piden más. Probablemente lo han pedido sólo como prueba de amor, para comprobar que su mamá no les rechaza. También hay algunos niños que vuelven a reengancharse para unos meses más de lactancia; es normal.

CAPÍTULO DIECINUEVE

Lactancia y salud

Como comenté en la introducción, hace tiempo que me dejaron de interesar las *ventajas* de la lactancia materna. Muchos se empeñan en cantar las excelencias de la lactancia, pensando que así las madres darán más el pecho. Pero lo cierto es que las madres han dado el pecho durante millones de años sin saber que eso tenía ninguna ventaja; y que justo en el siglo en que se han descubierto tales ventajas y justo en los países en que se descubrieron, la lactancia materna ha estado a punto de desaparecer del mapa.

Muchos expertos critican, además, que se hable de *ventajas de la lactancia materna*, lo que parece implicar que la lactancia artificial es la normal y la lactancia materna es un extra. En realidad, lo normal es la lactancia materna, y cualquier otra forma de alimentación debe compararse con ella. Sería más correcto, por tanto, hablar de *riesgos de la lactancia artificial*, lo mismo que hablamos de *peligros del tabaco*. Pero, aunque el efecto de la lactancia sobre la salud no es el motivo por el que las madres dan el pecho (y menos aún el motivo por el que los niños lo toman), sí que es importante que usted conozca algo sobre esas ventajas. Porque, con demasiada frecuencia, se recomienda a la madre destetar por el motivo más peregrino, por peligros remotos o imaginarios. Como si la lactancia artificial fuera plenamente segura, mientras que la lactancia materna está siempre en un tris de perjudicar al bebé. Pues no, la lactancia artificial está lejos de ser segu-

ra, y antes de recomendar el destete habría que pensárselo
dos veces.

Lactancia y salud infantil

Según los cálculos de Ball y Wright, entre 1.000 niños que
no tomen el pecho y otros 1.000 que tomen lactancia materna exclusiva durante tres meses, la diferencia sería de
60 episodios de enfermedad respiratoria, 580 de otitis
media y 1.053 de gastroenteritis durante el primer año,
que generarían 2.033 visitas al médico, 212 días de hospitalización, 609 recetas y 51 radiografías, por un precio total (en 1.999) de 330.000 dólares. Sólo con tres meses de
lactancia, sólo en tres enfermedades y sólo en costos médicos directos (sin tener en cuenta los días de trabajo que
pierden los padres... ni el sufrimiento, que no se paga con
dinero).

UNICEF calcula que un millón y medio de niños mueren cada año en el mundo por falta de lactancia materna.
Estábamos acostumbrados a pensar que todas esas muertes se producen en el Tercer Mundo; pero que en los países desarrollados, gracias a la higiene y la atención médica, la lactancia artificial puede producir algunas diarreas
sin importancia, pero ciertamente no afecta a la mortalidad. Había excepciones, claro, como en el caso de los
prematuros. Lucas y Cole, en 1990, atribuían a la lactancia artificial 100 muertes anuales por enterocolitis necro-
sante entre los prematuros británicos.

Sin embargo, una reciente revisión de Chen y Rogan
encontró que la lactancia materna también se asocia con
una mortalidad significativamente menor en Estados Unidos. Compararon a 1.204 lactantes fallecidos en 1988 con
un grupo control de 7.740 niños. Para intentar evitar la
confusión por causalidad inversa (es decir, que el niño no

389

tomó el pecho porque estaba enfermo), excluyeron las muertes durante el primer mes y las debidas a malformaciones congénitas y a tumores malignos. Encontraron una relación dosis-respuesta: cuanto mayor la duración de la lactancia, menor la mortalidad. Calculan que, si la relación es causal, la promoción de la lactancia podría evitar cada año unas 720 muertes de niños de entre uno y doce meses de edad en Estados Unidos.

Y es que la lactancia materna no sólo previene enfermedades banales. La lactancia artificial también se asocia con un mayor riesgo de meningitis por *Haemophilus*, de leucemia y de muerte súbita.

También se han observado efectos a largo plazo sobre la salud del niño: durante años, los niños que tomaron el pecho siguen teniendo menos enfermedades respiratorias, menos obesidad y un cociente intelectual más alto. La lactancia materna prolongada protege contra la diabetes tipo I (insulinodependiente), probablemente al retrasar la introducción de la leche de vaca y derivados (como la leche del biberón).

La reciente revisión de la OPS (León-Cava), que puede leerse completa en Internet, ofrece información detallada sobre los efectos de la lactancia en la salud del niño y de la madre.

BALL TH, WRIGHT AL. HEALTH CARE COSTS OF FORMULA-FEEDING IN THE FIRST YEAR OF LIFE. *PEDIATRICS* 1999; 103:870-6. HTTP://PEDIATRICS.AAPPUBLICATIONS.ORG/CGI/CONTENT/FULL/103/4/S1/870

LUCAS A, COLE TJ. BREAST MILK AND NEONATAL NECROTISING ENTEROCOLITIS. *LANCET* 1990;336:1519-23.

MCGUIRE W, ANTHONY MY. DONOR HUMAN MILK VERSUS FORMULA FOR PREVENTING NECROTISING ENTEROCOLITIS IN PRETERM INFANTS: SYSTEMATIC REVIEW. *ARCH DIS CHILD FETAL NEO-NATAL* ED 2003;88:F11-4. HTTP://FN.BMJJOURNALS.COM/CGI/CONTENT/FULL/88/1/F11

CHEN A, ROGAN WJ. BREASTFEEDING AND THE RISK OF POSTNEONATAL DEATH IN THE UNITED STATES. *PEDIATRICS* 2004;113:E435-9.
HTTP://PEDIATRICS.AAPPUBLICATIONS.ORG/CGI/CONTENT/FULL/113/5/E435

SILFVERDAL SA, BODIN L, OLCEN P. PROTECTIVE EFFECT OF BREASTFEEDING: AN ECOLOGIC STUDY OF *HAEMOPHILUS INFLUENZAE* MENINGITIS AND BREASTFEEDING IN A SWEDISH POPULATION. *INT J EPIDEMIOL.* 1999;28:152-6.
HTTP://IJE.OXFORDJOURNALS.ORG/CGI/CONTENT/ABSTRACT/28/1/152

BENER A, DENIC S, GALADARI S. LONGER BREAST-FEEDING AND PROTECTION AGAINST CHILDHOOD LEUKAEMIA AND LYMPHOMAS. EUR J CANCER 2001;37:234-8.

SHU XO, LINET MS, STEINBUCH M, WEN WQ, BUCKLEY JD, NEGLIA JP ET AL. BREAST-FEE-DING AND RISK OF CHILDHOOD ACUTE LEUKEMIA. J NATL CANCER INST 1999;91:1765-72.
HTTP://JNCICANCERSPECTRUM.OUPJOURNALS.ORG/CGI/CONTENT/FULL/JNCI;91/20/1765

ALM B, WENNERGREN G, NORVENIUS SG, SKJAERVEN R, LAGERCRANTZ H, HELWEG-LARSEN K, IRGENS LM. BREAST FEEDING AND THE SUDDEN INFANT DEATH SYNDROME IN SCANDINAVIA, 1992-95. ARCH DIS CHILD 2002;86:400-2.
HTTP://ADC.BMJJOURNALS.COM/CGI/CONTENT/FULL/86/6/400

WILSON AC, FORSYTH JS, GREENE SA, IRVINE L, HAU C, HOWIE PW. RELATION OR INFANT DIET TO CHILDHOOD HEALTH: SEVEN YEAR FOLLOW UP OF COHORT OF CHILDREN IN DUNDEE INFANT FEEDING STUDY. BR MED J 1998;316:21-5.

VON KRIES R, KOLETZKO B, SAUERWALD T, VON MUTIUS E, BARNERT D, GRUNERT V, VON VOSS H. BREAST FEEDING AND OBESITY: CROSS SECTIONAL STUDY. BR MED J 1999; 319:147-50. HTTP://BMJ.BMJJOURNALS.COM/CGI/CONTENT/FULL/319/7203/147

ANGELSEN NK, VIK T, JACOBSEN G, BAKKETEIG LS. BREAST FEEDING AND COGNITIVE DEVELOPMENT AT AGE 1 AND 5 YEARS. ARCH DIS CHILD 2001;85:183-8. HTTP://ADC.BMJJOURNALS.COM/CGI/CONTENT/FULL/85/3/183

ZIEGLER AG, SCHMID S, HUBER D, HUMMEL M, BONIFACIO E. EARLY INFANT FEEDING AND RISK OF DEVELOPING TYPE-I DIABETES-ASSOCIATED AUTOANTIBODIES. JAMA 2003;290: 1721-8

LEÓN-CAVA N, LUTTER C, ROSS J, MARTIN L. CUANTIFICACIÓN DE LOS BENEFICIOS DE LA LACTANCIA MATERNA: RESEÑA DE LA EVIDENCIA. WASHINGTON, ORGANIZACIÓN PANAMERICANA DE LA SALUD, 2002.

WWW.PAHO.ORG/SPANISH/HPP/HPN/BENEFITS_OF_BF.HTM

WWW.IBFAN-ALC.ORG/NUESTRO_TRABAJO/APOYO_LM.HTM

Lactancia y salud materna

La madre que lacta tiene que oír con frecuencia comentarios del tipo: «Te estás desgastando» o «estás perdiendo la salud.» En tiempos no muy lejanos, se usaron similares argumentos para afirmar que las mujeres no deben trabajar, hacer deporte o estudiar (¡se les iba a sobrecargar el cerebro!).

Sin embargo, la lactancia también es beneficiosa para la salud de la madre. En páginas anteriores ya hemos señalado que dar el pecho disminuye el riesgo de fracturas por osteoporosis (pág. 212) y las pérdidas de hierro (pág. 210), y que no provoca caída del cabello (pág. 371). Pero, probablemente, la mayor ventaja de la lactancia es la prevención del cáncer de mama y de ovario.

Tras reanalizar los datos de 47 estudios en 30 países, con más de 50.000 casos de cáncer de mama y más de 90.000 controles, se ha llegado a la conclusión de que, sólo en los países desarrollados, se podrían evitar cada año 50.000 casos de cáncer por cada doce meses de aumento en la duración media de la lactancia. Obsérvese que lo que solemos considerar prevención del cáncer de mama, a base de mamografías periódicas, en realidad no es más que diagnóstico precoz. El cáncer ya lo tiene, y falta ver si se cura. En cambio, la lactancia permite la auténtica prevención, evitar la aparición del cáncer.

COLLABORATIVE GROUP ON HORMONAL FACTORS IN BREAST CANCER. BREAST CANCER AND BREASTFEEDING: COLLABORATIVE REANALYSIS OF INDIVIDUAL DATA FROM 47 EPIDEMIOLOGICAL STUDIES IN 30 COUNTRIES, INCLUDING 50302 WOMEN WITH BREAST CANCER AND 96973 WOMEN WITHOUT THE DISEASE. *LANCET* 2002;360:187-95.

TUNG KH, GOODMAN MT, WU AH, MCDUFFIE K, WILKENS LR, KOLONEL LN, NOMURA AM, TERADA KY, CARNEY ME, SOBIN LH. REPRODUCTIVE FACTORS AND EPITHELIAL OVARIAN CANCER RISK BY HISTOLOGIC TYPE: A MULTIETHNIC CASE-CONTROL STUDY. *AM J EPIDEMIOL* 2003;158:629-38.

ROSENBLATT KA, THOMAS DB. LACTATION AND THE RISK OF EPITHELIAL OVARIAN CANCER. THE WHO COLLABORATIVE STUDY OF NEOPLASIA AND STEROID CONTRACEPTIVES. *INT J EPIDEMIOL* 1993;22:192-7.

LABBOK MH. EFFECTS OF BREASTFEEDING ON THE MOTHER. *PEDIATR CLIN NORTH AM* 2001;48:143-58.

LEÓN-CAVA N, LUTTER C, ROSS J, MARTIN L. CUANTIFICACIÓN DE LOS BENEFICIOS DE LA LACTANCIA MATERNA: RESEÑA DE LA EVIDENCIA. WASHINGTON, ORGANIZACIÓN PANAMERICANA DE LA SALUD, 2002.

WWW.IBFAN-ALC.ORG/NUESTRO_TRABAJO/APOYO_LM.HTM

CAPÍTULO VEINTE

Protección legal

Son muchas las causas que, a lo largo del siglo xx, llevaron al abandono de la lactancia materna. La interferencia en el parto y posparto, los cambios sociales, el trabajo..., pero la publicidad de los fabricantes de leche artificial merece un lugar destacado.

En 1981, la OMS promulgó el Código Internacional de Comercialización de Sucedáneos de la Leche Materna, cuyas principales disposiciones son:

— Se aplica a todos los sustitutos de la leche materna, incluso a los inadecuados (como zumos o infusiones), y a los biberones y tetinas.
— Prohíbe a los fabricantes distribuir material educativo (folletos, libros, vídeos...), salvo que las autoridades sanitarias se lo hayan solicitado previamente por escrito; y aún entonces limita el contenido de tales materiales, que deben advertir de los peligros del biberón y no pueden mencionar marcas concretas.
— No habrá publicidad al público por ningún medio, ni ofertas o descuentos.
— La publicidad para profesionales se limitará a datos científicos y objetivos.
— Prohíbe el contacto profesional del personal de comercialización de estos productos con las madres y embarazadas.

— Prohíbe las muestras gratuitas, y especialmente su distribución a través del sistema de salud.
— Los centros sanitarios no exhibirán carteles ni productos.
— Prohíbe los términos *maternizada* o *humanizada*, así como las imágenes que idealicen estos productos.

Posteriores resoluciones de la OMS aclaran o modifican algunos puntos. Todos los textos pueden consultarse en Internet.

En España es de aplicación el Real Decreto 867/2008, que recoge la mayor parte de las disposiciones del Código, pero no se aplica a la leche de continuación ni a los biberones y tetinas.

Todas estas normas intentan proteger a las madres y a los niños contra la publicidad engañosa. Que usted pueda decidir libremente, sin presiones ni *comidas de coco*, cómo prefiere alimentar a su hijo.

La publicidad utiliza estrategias sutiles. Los carteles, calendarios y folletos de la industria suelen traer la foto de un bebé hermoso y sonriente (¿qué habrá comido, para estar tan sano?), que está solo, en primer plano. La imagen de un bebé solo no aparece en nuestra cultura hasta el siglo xx, de la mano de la publicidad; hasta entonces, los bebés se representaban siempre en el regazo de su madre. Cuando en un anuncio o folleto de la industria aparece un niño tomando el pecho, siempre es un bebé muy pequeño, casi recién nacido (lo que también contrasta con los cuadros clásicos de vírgenes lactantes, en que el Niño Jesús suele tener un par de años). En las imágenes y folletos publicitarios, la madre que da el pecho suele estar en su dormitorio, en camisón o casi desnuda, con ropa y peinado pasados de moda. En cambio, la madre que da el biberón viste ropa moderna, de calle, y parece una mujer activa y dinámica. El lenguaje sugiere siempre que dar el pecho es difícil («a poco que puedas, inténtalo», «si por cualquier motivo tu leche fuera inadecuada o insuficiente...»).

IBFAN es una red internacional de grupos que defienden el derecho a la lactancia. Pásese por su web, verá cosas interesantes.

ORGANIZACIÓN MUNDIAL DE LA SALUD. «CÓDIGO INTERNACIONAL DE COMERCIALIZACIÓN DE SUCEDÁNEOS DE LA LECHE MATERNA. GINEBRA», OMS, 1981.
WWW.IBFAN-ALC.ORG/CODIGO/MAIN.HTM
REAL DECRETO 867/2008, DE 23 DE MAYO, POR EL QUE SE APRUEBA LA REGLAMENTACIÓN TÉCNICO-SANITARIA ESPECÍFICA DE LOS PREPARADOS PARA LACTANTES Y DE LOS PREPARADOS DE CONTINUACIÓN.
HTTP://NOTICIAS.JURIDICAS.COM/BASE_DATOS/ADMIN/RD867-2008.HTML#ANEXO7
IBFAN, «INTERNATIONAL BABY FOOD ACTION NETWORK».
WWW.IBFAN.ORG
IBFAN «AMÉRICA LATINA Y CARIBE».
WWW.IBFAN-ALC.ORG/

CAPÍTULO VEINTIUNO

Separación y divorcio

Algunos jueces parece que sólo conciben una forma de compartir la custodia en caso de divorcio: fines de semana alternos y dos semanas en verano. Sean cuales sean las circunstancias, sea cual sea la edad. He visto a un niño de un año sometido a semejante régimen, separado de su madre para pasar el fin de semana (y poco después las dos semanas enteras) con un padre que había abandonado el hogar durante el embarazo. Es fácil imaginar (pero algunos parece que carecen de imaginación) el sufrimiento del niño. En cada separación se pasaba las primeras horas llorando y los siguientes días como ausente, perdía peso, a su regreso tan pronto se pegaba a la madre como la rechazaba, retrocedía en el habla y en la autonomía, se despertaba aterrorizado...

Algunas madres intentan alegar que están dando el pecho y por tanto no se pueden separar tanto tiempo de su hijo. Ilusas. En ocasiones, el juez ha oído por ahí que lo de la lactancia no es problema, que la madre se puede sacar la leche y darle al padre una nevera portátil de leche congelada, que luego puede seguir sacándose leche durante los quince días que dura la separación, y que finalmente podrá volver a ponerse al niño al pecho como si no hubiera pasado nada. Más frecuentemente, la madre descubre que el padre también ha alegado lo de la lactancia ante el juez, pero con la intención opuesta: esta madre que *todavía* da el pecho es evidente que está loca, que está abusando de su hijo y que le está produciendo un trauma y una dependencia, por lo que es urgente separarlos. En nuestra sociedad todavía hay mucha gente dispuesta a creer semejantes razonamientos.

Estas separaciones son terribles para el niño y dolorosas para la madre, pero también son terribles para el padre. Si lo que quiere es mantener una relación normal y amistosa con su hijo, ¿cree que lo va a conseguir así? Si cada visita a su padre es un infierno, el niño aprende a aborrecerle.

Por el amor mutuo que alguna vez sintieron, por el amor que ambos dicen profesar a su hijo, por favor, no hagan eso. Diga lo que diga el juez, busquen un acuerdo distinto, más racional, más adaptado a las necesidades de su hijo. Ambos tendrán que ceder, y ambos tendrán que esforzarse.

Un bebé no puede establecer una relación con fines de semanas alternos. Es imposible. Necesita un contacto mucho más frecuente. Una o dos horas cada día, o a días alternos. Probablemente, al principio, ese contacto deberá ser en presencia de la madre, porque a la más mínima separación, el bebé se pondrá a llorar y rechazará al padre. Ya sé que se han divorciado y no quieren vivir juntos, pero ¿qué hay de malo en coincidir un rato en el parque, o en ir juntos a ver las marionetas o los payasos? En esas horas, el padre tendrá que esforzarse por establecer un vínculo: jugar con su hijo, sentarse a su lado, columpiarle, leerle cuentos... No caigan en la absurda carrera de *comprar* al niño con juguetes y regalos; lo que el niño quiere y necesita son caricias y palabras. Con el tiempo podrá empezar a pasar ratos solo con el padre, la respuesta del niño y su comportamiento les dirá si lo está llevando bien o si es demasiado pronto. Tal vez el padre pueda recoger cada día al niño en la guardería, llevarlo una horita de paseo o al parque y dejarlo luego en casa de la madre. Hacia los tres años, si la relación ha sido constante y satisfactoria durante meses, probablemente el niño estará listo para pasar una noche con su padre. La primera vez, esté dispuesto a volverlo a llevar con la madre antes de medianoche si ve que su hijo lo pasa mal, y en tal caso no vuelva a intentarlo en tres o cuatro meses.

Las vacaciones con el padre se pueden ir ampliando gradualmente. Hacia los seis o siete años es posible que el niño ya esté preparado para pasar dos semanas con su padre, pero también es probable que prefiera hacerlo en dos semanas no consecutivas.

Hay un libro muy interesante sobre estos temas:

BRAZELTON TB, GREENSPAN SI: *LAS NECESIDADES BÁSICAS DE LA INFANCIA*. EDITORIAL GRAÓ, BARCELONA, 2005.

CAPÍTULO VEINTIDÓS

La culpa

Cuando era un médico joven e inexperto (ahora soy de mediana edad e inexperto) y comencé a interesarme por esto de la lactancia, me sorprendió la reacción de muchos de mis maestros, jefes y compañeros: cuidado, que las madres no se vayan a sentir culpables. Había que decir cosas como: «La lactancia materna es la mejor, pero la artificial es igual de buena» o «si no puede usted dar el pecho, no se preocupe, hoy en día los niños se crían igual de bien con el biberón». Yo mismo llegué a escribir, en el borrador de un folleto que nunca vio la luz, algo así como «más vale dar el biberón con cariño que el pecho con resentimiento».

No solemos mostrar los médicos tanta delicadeza en otros casos. El tabaco produce cáncer, así, con todas las letras, sin paliativos, y si el fumador se siente culpable, pues que se sienta. Y no es sólo porque muchos médicos han dado el biberón a sus propios hijos; los médicos fumadores no tienen reparo en decir que el tabaco produce cáncer.

Cuando se recomienda la lactancia materna, parece obligatorio preparar una vía de escape. Un reciente folleto distribuido en España para prevenir la muerte súbita del lactante incluía consejos como: «Acueste al niño boca arriba», «no permita que se fume en su entorno» o «si puede, dele de mamar». ¿Por qué sólo la lactancia es optativa? ¿Por qué no «si puede, acuéstelo boca arriba» o «intente que no se fume en su entorno»? O, en el otro extremo, ¿qué tal «no permita que tome el biberón»?

El caso es que las mujeres, en general, tienden a sentirse culpables de muchas cosas, al menos en nuestra cultura. Ignoro si es una cosa genética o puramente cultural (es decir, si son realmente así o si las enseñamos a ser así desde pequeñitas), pero algo hay. Una experta en lactancia, Diane Wiessinger, explica que ha planteado a mucha gente el siguiente caso: «Vas de pasajero en una avioneta, y el piloto tiene un infarto. Tú has hecho una sola clase de vuelo; intentas aterrizar y te estrellas; ¿te sentirías culpable?» Los varones suelen contestar: «¿Culpable? ¡Claro que no! Pilotar un avión es muy difícil, yo he hecho lo que he podido...» Las mujeres, en cambio, tienden a contestar que sí, que deberían haber estado más atentas en su primera clase, que el avión se estrelló por su culpa... Una incluso se sentía culpable de sentirse culpable: «Bueno, ya sé que no debería sentirme culpable, pero creo que sí me sentiría.»

Cuando la mujer se convierte en madre, parece que el sentido de la culpabilidad se agudiza, y no sólo en lo referente a la lactancia. Atiendo el consultorio de una revista, y muchas de las cartas hablan explícitamente de culpabilidad.

Muchas madres se sienten culpables no por cosas que han pasado, sino que podrían haber pasado. Y no sólo por algo grave, como «por mi culpa casi se muere mi hijo», sino también por lo que a cualquier otra persona le parecería una tontería sin importancia. Marta, por ejemplo, se siente culpable porque su hija no se come la carne:

Me produce algún que otro sentimiento de culpabilidad pensar que privarla de la introducción de las carnes esté exponiendo a mi hija a una anemia.

Según el proverbio, quien hace lo que puede, dice lo que sabe y da lo que tiene no está obligado a más. Pero el sentimiento de culpa no entiende de lógica; Beatriz se siente culpable de haber estado mal informada (en vez de echarle la culpa a quienes la informaron mal):

> Soy una mamá de una niña de un mes que amamanto a pecho y a biberón, por una falta de clara información a su tiempo (mea culpa).

¿Puede uno sufrir una desgracia imprevisible y, en vez de sentirse víctima, sentirse culpable? Las madres sí. Ibone se siente culpable por haber sufrido una depresión:

> Considero que no le he dado a la niña la tranquilidad y la alegría que todo crío necesita y sobre todo, un recién nacido, me siento culpable y no sé si esto a la niña le puede afectar en su personalidad, o sistema nervioso, o desarrollo.

También es verdad que los sentimientos injustificados de culpabilidad constituyen uno de los síntomas de la depresión. La auténtica depresión posparto es relativamente rara; pero muchas madres sufren una forma leve, a la que se ha llamado tristeza posparto.

Las madres consiguen sentirse culpables por lo que *hacen mal*, pero también por lo que no hacen, por lo que hacen otras personas, e incluso por lo que *hacen bien*. Julia ha recibido tantas críticas por coger a su hijo en brazos y *malcriarlo*...

> ... que incluso me han llegado a hacer sentir culpable de quererle tanto.

Si se sienten culpables por casi todo, ¿a quién sorprende que se sientan culpables por no dar el pecho? Laura ha llegado a sentirse culpable porque sí da el pecho:

¿No sería mejor suspender la lactancia, a mi pesar, porque realmente la niña esté alimentándose de mis nervios, depresiones, etc., y no la estoy favoreciendo nada con mi leche?

Isabel, porque le da a su hijo pecho siempre que quiere, pese a que el pediatra le ha dicho que dé el pecho sólo dos veces al día:

El caso es que me siento un poco culpable por desobedecer a mi pediatra.

Montse, que se mete a su hijo en la cama cuando llora por la noche, se alegra de haber leído mi libro *Bésame mucho*:

Tras leer su libro, me siento menos culpable (¡maldita palabra!).

Pero no me atribuyo ningún mérito; me consta que otras madres, que habían dejado llorar a su primer hijo, se han sentido culpables al leer mi libro...

¿Por qué todo el mundo intenta protegernos de ciertas culpas, pero no de otras? El mismo pediatra que jamás diría: «Si no le da el pecho, a su hijo le faltarán inmunoglobulinas» (lo que es absolutamente cierto), no tiene ningún reparo en decir: «Si no le da carne, a su hijo le faltará hierro» (lo que sólo es cierto a veces), o incluso: «Si no le da fruta, a su hijo le faltará vitamina C» (lo que es completamente falso). Si en una reunión familiar dice usted: «Me siento culpable por llevarlo a la guardería tan pequeño», casi todos intentarán tranquilizarla: «No te preocupes, en la guardería se lo pasan muy bien.» En cambio, si se atreve a decir: «Me siento culpable porque duerme con nosotros, en nuestra cama», ¿cuánta gente le dirá: «No te preocupes, en la cama de los padres se lo pasan muy bien»? Algunas madres que dan el biberón se sienten mal al leer en una revista un artículo que habla de las ventajas de la lactancia materna; pero al menos esos artículos están escritos de forma impersonal, y si no quieres, no te los lees. En cambio, la madre que da el pecho dos años tiene muchas probabilidades de oír comentarios negativos y personales, a veces decididamente hostiles o insultantes, de labios de familiares, amigos y profesionales.

Por supuesto, no estoy diciendo que los partidarios de la lactancia materna seamos más amables y respetuosos. Lo que ocurre es que dar el biberón o dejar llorar al niño forma parte, hoy por hoy, de la corriente mayoritaria en nuestra sociedad. Dar el pecho más de un año o dormir con el niño se consideran extravagancias propias de *gente rara*. Algunas personas son amables y respetuosas por naturaleza, respetan tanto a la mayoría como a la minoría, al que piensa igual como al que piensa distinto. Pero muchos otros no son respetuosos, sólo lo fingen. Son humildes ante el poderoso, y arrogantes ante el débil. Están acobardados cuando se sienten en minoría, pero se envalentonan cuando se sienten respaldados por un grupo. Dentro de unas décadas, si la lactancia materna sigue aumentando, tal vez las madres que no den el pecho empezarán a recibir críticas directas. Ojalá usted, amiga lectora, no participe en ello.

Sospecho que a veces, con nuestros esfuerzos para que las madres no se sientan culpables, conseguimos todo lo contrario. Imagine, por ejemplo, que sufre un accidente de automóvil en el que su hija de tres años se rompe un brazo. ¿Cuál de los siguientes comentarios haría que se sintiera más culpable?:

a) ¿El brazo roto? ¡Pobrecita! Espero que se ponga bien enseguida.
b) No tienes por qué sentirte culpable. Yo también he llevado muchas veces a mi hijo sin sillita de seguri-

dad. Verás como no le quedan secuelas; digan lo que digan, hoy en día romperse un brazo no es nada grave. Y a los niños les encanta llevar un yeso.

El caso es que la madre que deseaba dar el pecho y, por lo que sea, no ha podido no puede sentirse bien. No es lógico sentirse culpable, cuando precisamente ha sido víctima de la falta de información, la falta de ayuda o la simple mala suerte. Pero tampoco es lógico sentirse bien, cuando deseas algo y no lo consigues. Nos sentimos mal si suspendemos un examen, si nos ponen una multa, o si simplemente llueve en nuestro día de playa. Y el dar el pecho es algo mucho más importante; es algo muy especial que la madre quería hacer por su bebé porque pensaba que es lo mejor para él, y también es una parte de su ciclo sexual, una parte de su vida.

Para muchas mujeres, el fin de la lactancia representa casi un proceso de duelo, similar (aunque por supuesto más leve) al que provoca la muerte de un ser querido. He visto madres que se sienten mal cuando su hijo se desteta al año y medio o a los cuatro años; madres que sienten que han perdido algo importante que ya no volverá. Aunque era un destete esperado, aceptado, incluso buscado y provocado, se sienten mal. ¿Cómo no se va a sentir mal la que desteta en las primeras semanas, contra su voluntad, tras muchos esfuerzos y muchos sufrimientos?

Por desgracia, nuestra sociedad no suele comprender ese malestar. Con la mejor voluntad insisten en negarlo, eliminarlo, borrarlo. Creo que es un error. Imagine que se queda usted sorda, y que médicos y amigos se empeñan en negar su dolor: «No te preocupes, hoy en día hay unos audífonos muy avanzados.» «Pues mira, ahora al menos estás tranquila, porque ya sabes lo que te pasa.» «Una tía mía también se quedó sorda, y decía que estaba mejor que antes, porque tenía más paz interior.» «Total, para lo que hay que oír...» «No sé por qué te empeñas tanto; cuando no se oye, no se oye, y hay que aceptarlo.» ¿A que daría rabia?

A la pena de no haber podido dar el pecho, muchas madres han de sumar la pena de sentirse incomprendidas. En vez de tanto falso consuelo, necesitan oír un comentario sensato y comprensivo: «Tenías muchas ganas de dar el pecho, ¿verdad? Qué lástima, cómo lo siento...»

WIESSINGER D. WATCH YOUR LANGUAGE! J HUM LACT 1996;12:1-4.

CAPÍTULO VEINTITRÉS

Cómo cambiar el mundo

Si la lactancia ha sido para usted una especie de carrera de obstáculos, si ha tenido que discutir con médicos y enfermeras, abuelas y cuñadas, amigas y vecinos, o incluso con todos ellos a la vez, tal vez quiera usted hacer algo para cambiar las cosas y allanar el camino a las que vienen detrás. Aquí van algunas sugerencias.

El poder de la pluma

Aunque no lo crea, se pueden conseguir muchas cosas con una carta, si se tienen en cuenta varios detalles importantes:

— El destinatario. ¿Está acostumbrado a recibir cartas, tal vez cientos o miles? Cuantas menos reciba, más fácil es que la lea y que haga algo. ¿Cómo se sentirá al leerla? No ofenda a quien espera ganarse para su causa, no vaya por las malas si antes no lo ha intentado por las buenas. ¿Cuál es la persona clave en este caso concreto?

— La presentación. Tiene que ser esmerada, sobre todo si es una queja. Una carta de verdad, con su sobre y su sello, impacta mucho más que un correo electrónico (hay gente que envía los correos electrónicos como churros, y se apunta a cualquier cruzada que esté de moda. Una carta indica que esa persona de verdad se preocupa por la cuestión, se ha tomado ciertas molestias y ha gastado algunos céntimos). Use un papel adecuado, no una página arrancada de una libreta. Cuide la ortografía y la sintaxis, el lenguaje, los márgenes. Especialmente si se trata de una queja o una reclamación, es muy importante demostrar que es una persona culta y razonable.

— El tono. Sea siempre amable y mesurada, jamás insultante u ofensiva. Las moscas se cazan con miel, y es mucho más útil una carta de agradecimiento que diez quejas. Pero incluso cuando se trate de una queja, mantenga el tono. No quiere crearse enemigos, sino conseguir cambios.

— La firma. Sólo el más extraordinario de los peligros justificaría una carta anónima («permítame que no le dé mi nombre, pero la mafia me persigue...»). En cualquier otro caso, ponga su nombre y dirección, especialmente si es una carta de queja. Nadie hace caso de una queja anónima. No olvide poner también su nombre en los correos electrónicos.

— A un elogio se le puede dar la mayor difusión posible. Si alguien la ayuda especialmente, le puede enviar una carta personal, la guardará como un tesoro toda su vida. Pero probablemente, por modestia, no la enseñará a casi nadie. En cambio, una carta al jefe de servicio, al director del hospital, o a la Consejería de Sanidad tendrá influencia sobre mucha gente. Una carta a un periódico local hará que otras madres sepan qué esperar y qué pedir (los periódicos no publican todas las cartas; si ve que no aparece la suya en un par de semanas, envíela directamente al interesado).

— En cambio, a una queja (si es que la queja es imprescindible) es mejor darle poca difusión: hablar directamente con ese médico o esa enfermera, y sólo si le contestan de mala manera y no le hacen ni caso, pasar a un escalón superior. Nunca quejarse en la prensa sin antes haber escrito a la dirección del hospital. Si hace pública su queja, los implicados pueden pensar que les ha traicionado, que les ha ninguneado: «Si le molestó algo, podría habérnoslo dicho, y no ir por ahí con el cuento.»

— Piense qué objetivo espera conseguir, y qué efecto puede tener su queja sobre el destinatario, sobre sus compañeros y colegas, sobre el público en general. Piense que el que tiene enfrente también es un ser humano, también tiene sentimientos. Muy raramente es conveniente quejarse, es más útil repartir elogios.

Imagínese un hospital donde mucha gente ha estado esforzándose desde hace años para mejorar la atención a la lactancia. Un representante de un laboratorio ha traído una caja con muestras gratuitas de leche. La supervisora de enfermería las ha escondido en un armario para devolverlas la semana que viene, porque el centro no acepta ni distribuye muestras. Un estudiante las encuentra, y con la mejor voluntad se le ocurre repartir unas cuantas. Y al cabo de quince días el director recibe una carta de la Consejería de Sanidad pidiendo un informe por escrito, porque les ha llegado una denuncia furibunda de que en su hospital se reparten muestras gratuitas, lo que está prohibido por la ley. ¿Se imagina las recriminaciones en cadena, los malos humores? ¿Cree que eso aumentará el entusiasmo del personal por la lactancia? Hubiera sido mucho mejor hacerle un comentario amistoso a la persona adecuada.

Una queja puede resultar muy contraproducente. Por ejemplo: «Tuve que insistir mucho para que me dejasen al niño en la habitación por la noche, y me miraban como si estuviera loca. Y suerte que una de las enfermeras de la noche me ayudó con la posición y pude superar las grietas, porque el resto del personal me daba consejos absurdos y contradictorios.»

Muchos pensarán que es una exagerada y se queja sin motivo («¿Se queja por cómo la miraron? ¿Le dan la razón en lo de dejarle al niño, le ayudan con las grietas, y a pesar de todo va y se queja?»). Es probable que se dé curso a la queja, y eso puede resultar muy desagradable para todo el personal. El director convoca en su despacho al jefe de servicio, la supervisora de planta o ambos, y les pide explicaciones. Tal vez por escrito. Estos, a su vez, piden explicaciones a los implicados. Se revisa la historia del paciente que se ha quejado, se establece qué médicos y enfermeras estuvieron de guardia aquel día. Si de verdad se hizo algo mal, alguien va a recibir una buena reprimenda, y se va a sentir muy enfadado. La enfermera que lo hizo bien preferiría que se la tragase la tierra antes que recibir un elogio dentro de una queja; eso puede traerle conflictos con sus compañeras. Algunas personas que han estado esforzándose por hacerlo mejor, que tal vez de hecho ya lo están haciendo mucho mejor que hace un año, se sienten decepcionadas, casi traicionadas («te preocupas por ellas y te lo pagan así...»). Los que no se habían preocupado nada y pensaban que esto de la lactancia o de la relación madre-hijo son tonterías mirarán ahora a sus compañeros con una sonrisa de superioridad («¿ves como no valía la pena?»).

En cambio, esa madre podría haber escrito una carta de agradecimiento:

Director Médico
Hospital de la Salud
Apreciado señor director:
El pasado 12 de marzo di a luz en su hospital.
Quisiera felicitarle por la excelente atención que recibí. Fue muy emocionante tener a mi hija en brazos en la misma sala

de partos y poder darle el pecho nada más nacer. Y el poderla tener en mi habitación día y noche me resultó muy cómodo. Mucho mejor que hace cuatro años, cuando tuve al mayor; entonces se lo llevaban por la noche a los nidos, y me pasaba toda la noche preocupada por él. Comprendo que estos cambios han representado un gran esfuerzo, pero ha valido la pena.

Todos fueron muy amables y me ayudaron mucho con la lactancia. Una de las enfermeras del turno de noche dedicó media hora a ayudarme a colocar al niño al pecho, creo que es por eso por lo que esta vez no he tenido grietas. Y eso de que el pediatra revisara al bebé en la habitación, delante de mí, y me lo fuera explicando todo, la verdad es que me dio mucha tranquilidad.

Le ruego transmita mi agradecimiento a todo el personal de maternidad, y les anime a continuar con esta maravillosa labor.

Un cordial saludo:

Maite Pérez
Calle Rosal 13
87654 Valdearriba

¿Y qué cambia eso, si habla de lo que ya están haciendo? Ni se lo imagina. Para empezar, es muy probable que esos cambios no hayan sido unánimes. Algunas enfermeras, algunos médicos, y puede que hasta el director, decían que todo esto eran tonterías. Y como a la gente le gusta más protestar que dar las gracias, es posible incluso que alguna madre proteste porque le dejaron al niño en la habitación y no pudo dormir. Así que una carta como esta (¡o varias!) dará la razón a los que querían cambiar, acabará de convencer a los indecisos y acallará a los que se quejaban. Como los directores reciben más quejas que felicitaciones, la secretaria que abre el correo se la pondrá encima del montón para alegrarle la mañana y que no esté de mal humor. Incluso puede que insista: «Fíjese qué carta ha llegado hoy.» El director se fijará, y lo comentará con el jefe de maternidad y con la supervisora de enfermería en la primera reunión que tengan, formal o informal (si los encuentra en la cafetería). Alguien colgará una fotocopia de la carta en el tablón de anuncios de la sala de enfermeras, alguna quisquillosa rezongará: «¡Hombre, por fin alguien se acuerda de dar las gracias!», otra hará memoria: «Maite Pérez... ¿no es aquella rubita tan simpática que estaba en la 312?» La enfermera que la ayudó media hora sabrá que se refiere a ella, y se le subirá la moral hasta las nubes; las otras harán cábalas: «¿Y esa que estuvo media hora con la teta quién sería?» «Magda, seguro; siempre las ayuda con el pecho, cuando hay uno que no se coge, la llamo a ella y, chica, no sé cómo lo hace...» La supervisora, que igual no conoce tanto a las de noche, oye esa conversación por casualidad y toma nota mental de que Magda es un buen elemento. El pediatra que estaba revisando a los niños delante de la madre se queda contentísimo, el otro pediatra que todavía se los llevaba para revisarlos en el nido puede que se decida a probar...

Nuestros actos cambian el mundo, no le quepa la menor duda. Con sus palabras, con su ejemplo, con su paciencia y su amabilidad, usted allana el camino a otras madres que vienen detrás.

Bibliografía general

PARA PROFESIONALES (¿BUSCABA UN REGALITO
PARA SU PEDIATRA O SU ENFERMERA?)

Comité de Lactancia Materna de la Asociación Española de Pediatría. *Lactancia materna: guía para profesionales.* Monografías de la A.E.P. n.º 5. Madrid: Ergón, 2004.
www.aeped.es/lactanciamaterna/libro1.htm
González C. *Manual práctico de lactancia materna.* Barcelona: ACPAM, 2004 (no se vende en librerías, pedidos a acpam@ono.com).
Mohrbacher N, Stock J. *The breastfeeding answer book.* 3rd ed. Schaumburg: La Leche League International, 2003 (en español la segunda edición: *Lactancia materna, libro de respuestas*).
www.llli.org/LangEspanol.html

PARA MADRES

La Liga de la Leche Internacional. El arte femenino de amamantar. México: Pax, 2001.
Renfrew M, Fisher C, Arms S. *Dar el pecho es lo mejor. Guía práctica de lactancia natural.* Girona: Ediciones Tikal, 1999.

Sólo unas cuantas en desorden. Ya sabe cómo van estas cosas, haciendo clic encontrará muchas más páginas.

EN ESPAÑOL

Hospital de Denia
   www.e-lactancia.org
Asociación Española de Pediatría, Comité de Lactancia
   www.aeped.es/lactanciamaterna/
Iniciativa Hospital Amigo de los Niños (IHAN)
   www.ihan.es
Alba Lactancia Materna
   www.albalactanciamaterna.org
Fundación LACMAT
   www.lacmat.org.ar
Consejos sobre lactancia materna
   www.terra.es/personal/mariachuss/home.htm
La lactancia, necesidad humana y divina
   www.egiptologia.com/medicina/354-la-lactancia-necesi-
   dad-humana-y-divina.html
Dar de mamar
   www.dardemamar.com
FEDALMA
   www.fedalma.org
Crianza natural
   www.crianzanatural.com
ACPAM
   www.acpam.org

EN INGLÉS Y ESPAÑOL

Organización Mundial de la Salud
   www.who.int

IBFAN
   www.ibfan.org
World Alliance for Breastfeeding Action
   www.waba.org.my
La Leche League
   www.lalecheleague.org

EN INGLÉS

ILCA, International Lactation Consultant Association
   www.ilca.org
Academy of Breastfeeding Medicine
   www.bfmed.org
Breastfeeding online
   www.breastfeedingonline.com
Thoughts on Breastfeeding
   www.kathydettwyler.org
Mother-Baby Behavioral Sleep Laboratory
   www.nd.edu/~jmckenn1/lab
007 Breasts
   www.007b.com
Promom, Promotion of Mother's Milk, Inc.
   www.promom.org
OMS Europa – BFHI
   www.euro.who.int/nutrition/Infant/20020730_2

Índice temático

417

Índice

427

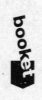